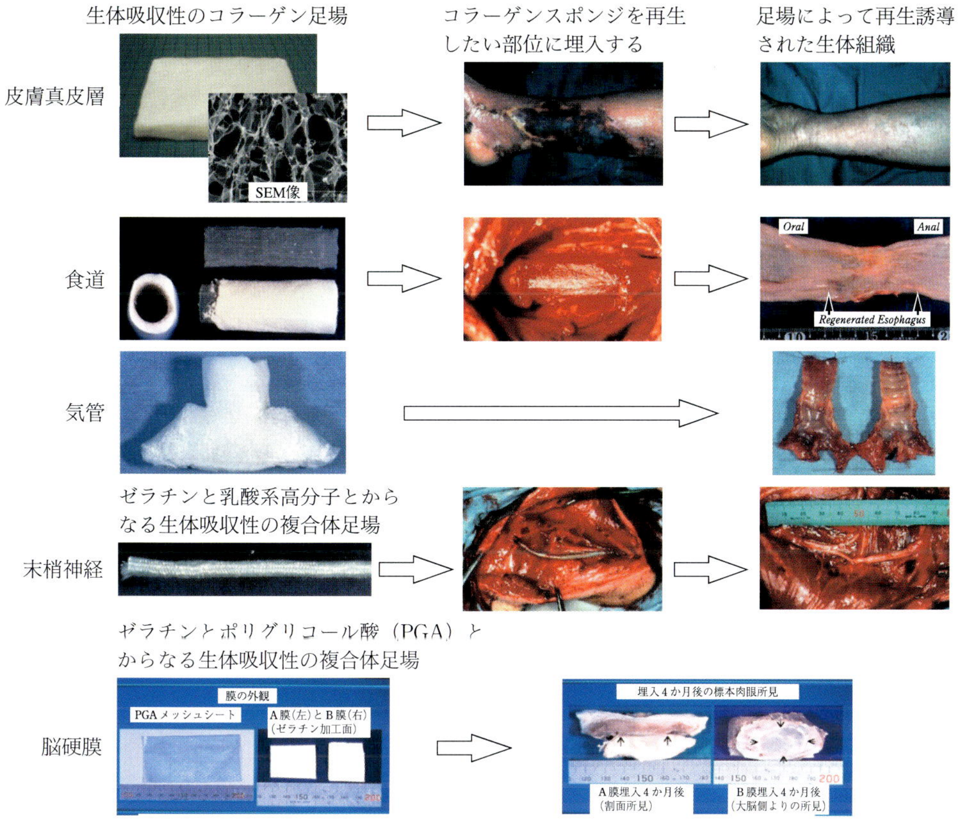

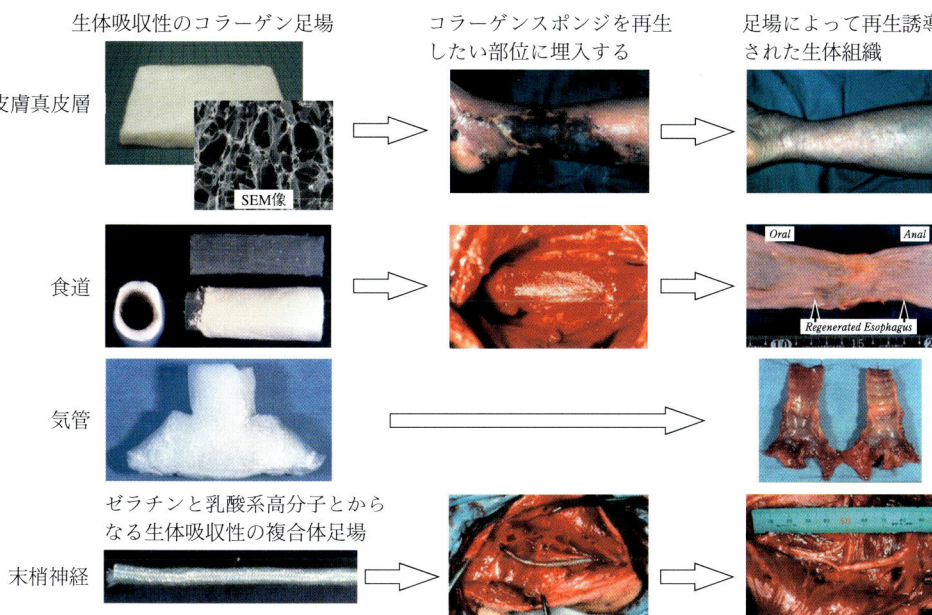

欠損部周辺の生体組織の再生誘導能が高い場合には生体吸収性足場のみで，欠損部組織の再生誘導が起こる。

**口絵1** 生体吸収性の足場材料を利用した生体組織の再生誘導の例（図1.2）

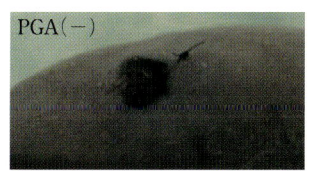
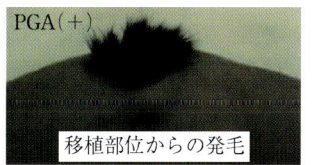

（a） PGA繊維を組み込んだコラーゲンスポンジによる毛髪の再生誘導。マウス胎仔の表皮細胞および毛乳頭細胞の混合物をスポンジ内に入れ，ヌードマウスの背部皮下埋入の18日後，PGA繊維を組み込み，力学補強したコラーゲンスポンジ（PGA（＋））では，コラーゲンスポンジ（PGA（－））と比べて，埋入細胞がスポンジ内で効率よく相互作用し，毛髪の密度が増加した。

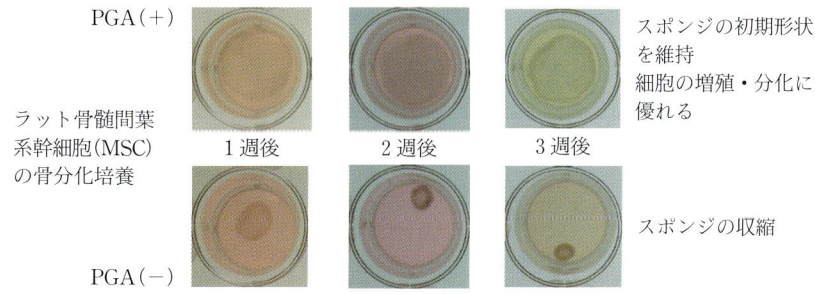

（b） PGA繊維を組み込んだコラーゲンスポンジによる幹細胞の培養。PGA繊維を組み込み，力学補強したコラーゲンスポンジ（PGA（＋））は，培養中，変形することなく，幹細胞はスポンジ内で増殖，骨分化活性も高められた。

**口絵2** 生体吸収性のポリグリコール酸（PGA）繊維を組み込むことによるコラーゲンスポンジの力学補強。コラーゲンの細胞親和性を損なうことなくスポンジの力学特性を改良（図1.3）

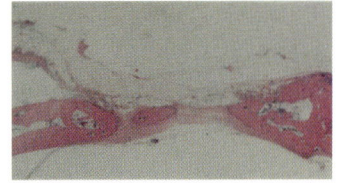 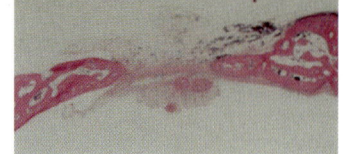 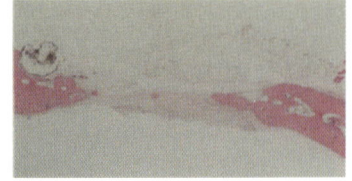

（a） bFGF 100 ng　　　（b） TGF-β1 10 ng + bFGF 100 ng　　　（c） bFGF 10 ng

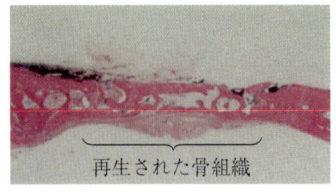 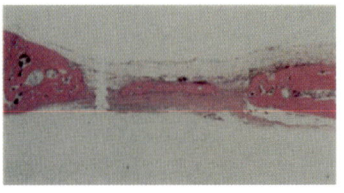

（d） TGF-β1 10 ng + bFGF 10 ng　　（e） TGF-β1 10 ng

ウサギ頭蓋骨欠損部にbFGFおよびTGF-β1含有ゼラチン粒子を埋入。単独の細胞増殖因子の徐放では骨再生は認められなかったが，bFGFとTGF-β1との同時徐放化によって骨の再生誘導が実現された。

**口絵3　骨再生誘導能に対する徐放化細胞増殖因子の相乗効果（図1.6）**

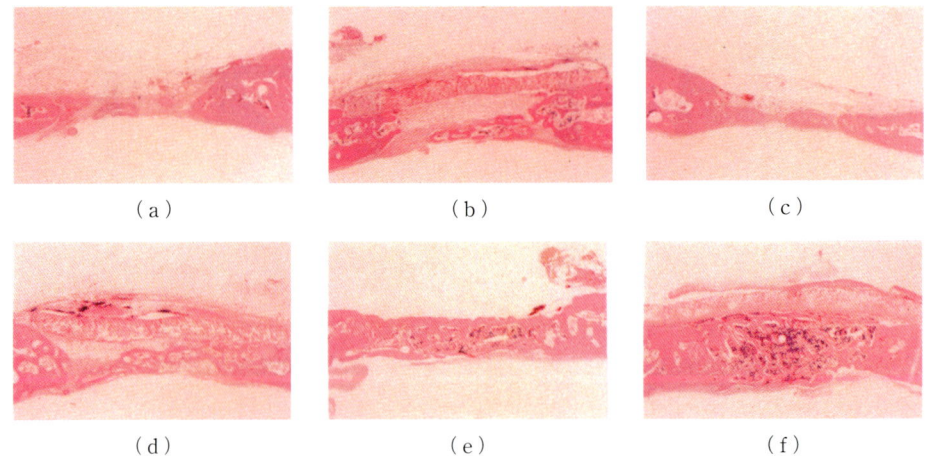

図（a），（c），（e）はスペース確保膜なし。図（b），（d），（f）はスペース確保膜あり。図（a），（b）は未処理群。図（c），（d）は0.1 μg TGF-β1水溶液処理群。図（e），（f）は0.1 μg TGF-β1含有ゼラチンハイドロゲル粒子処理群。スペース確保膜により欠損部をカバーし，外部からの不要な細胞の侵入をブロックする。加えて，その欠損部内でTGF-β1を徐放化することによって，骨再生誘導が実現された。

**口絵4　TGF-β1含有ゼラチンハイドロゲル粒子とスペース確保膜との組合せによるウサギ頭蓋骨欠損部の再生（図1.7）**

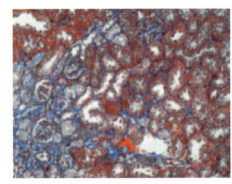 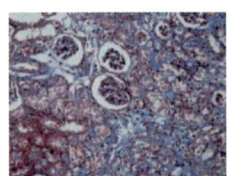 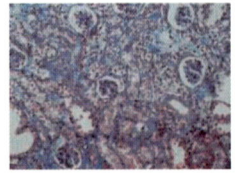 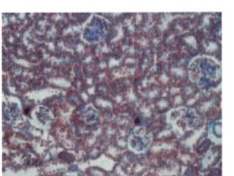

（1） PBS　　（2） ゼラチンハイドロゲル粒子のみ　　（3） MMP-1プラスミドDNA溶液　　（4） 徐放化MMP-1プラスミドDNA

**口絵5　慢性腎炎モデルマウスにおけるMMP-1遺伝子を用いた腎組織の再生誘導。MMP-1プラスミドDNAを含むゼラチンハイドロゲル粒子を腎皮膜下に投与し，4週間後に観察した腎組織（マッソントリクローム染色）。MMP-1遺伝子を慢性腎炎組織内で徐放化することによって，局所でMMP-1タンパク質を発現させ，線維性組織の消化・分解を促す。周辺組織の再生誘導能によって，もともと線維組織のあった部位に正常組織が再生修復していく（図1.8（b））**

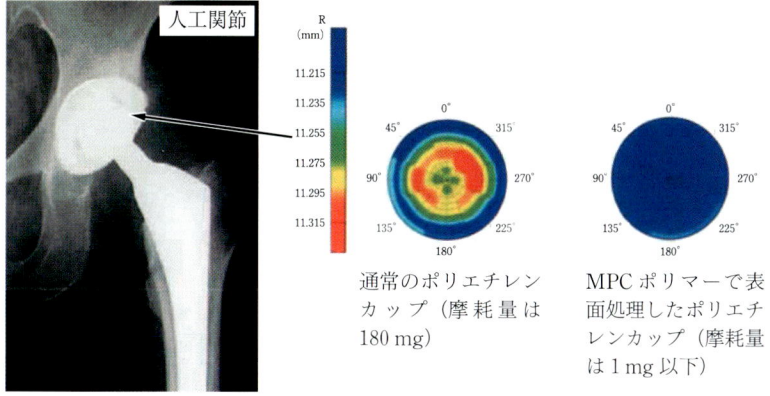

通常のポリエチレンカップ（摩耗量は180 mg）

MPCポリマーで表面処理したポリエチレンカップ（摩耗量は1 mg以下）

表面粗さ測定の結果（300万回のシュミレーター試験後）。荒れているところが色が変化して観察される。

**口絵6** リン脂質ポリマーの修飾によるポリエチレンの摩耗抑制（図2.11）

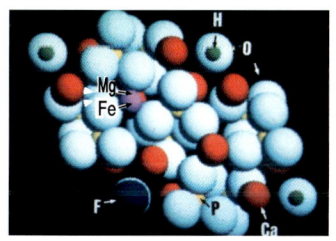
（a） c軸真上から見た図

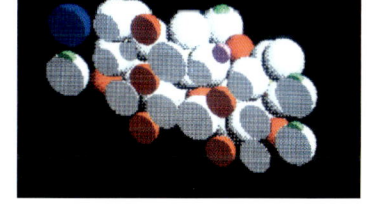
（b） c軸に沿って切断した空間モデル図

**口絵7** ハイドロキシアパタイトのコンピュータグラフィックス（図5.8）

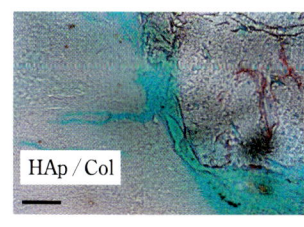

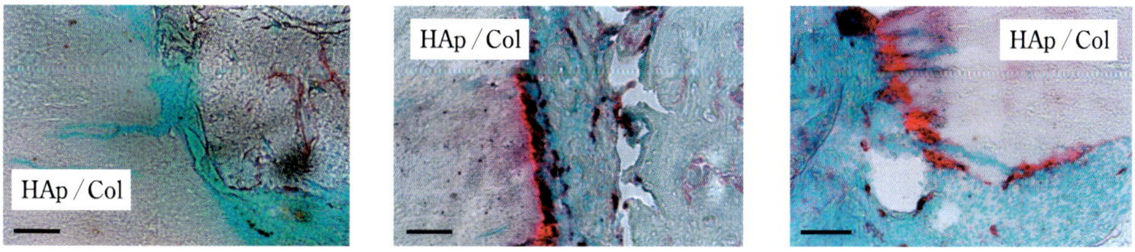

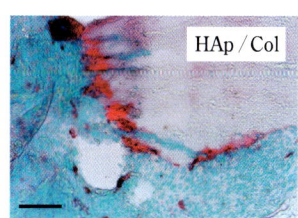

3日目　　　　　5日目　　　　　7日目

HAp/Col複合体が破骨細胞で吸収されていることを示す。バーの長さは0.01 mm

**口絵8** TRAP染色によるラット脛骨内でのHAp/Col自己組織化ナノ複合体の組織反応（図6.9）

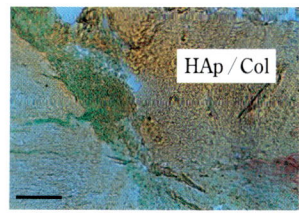 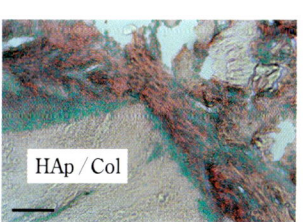 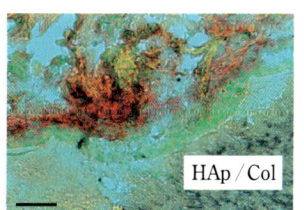

3日目　　　　　5日目　　　　　7日目

破骨細胞による吸収後に新生骨が形成されていることがわかる。バーの長さは0.01 mm

**口絵9** AlP染色によるラット脛骨内でのHAp/Col自己組織化ナノ複合体の組織反応（図6.10）

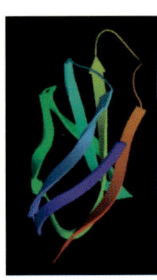

口絵10 フィブロネクチンタイプⅢ第10モジュールの3D構造図(図8.2(a))〔Protein Data Bank より〕

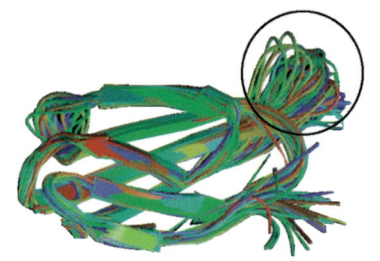

この構造はNMRにより決定され，円内のターン部分にRGDS配列が存在し，ターン構造とある程度のゆらぎが活性発現に必要とされている。

口絵11 フィブロネクチンタイプⅢ第10モジュールの水溶液中での3D構造図(図8.3)〔Protein Data Bank より〕

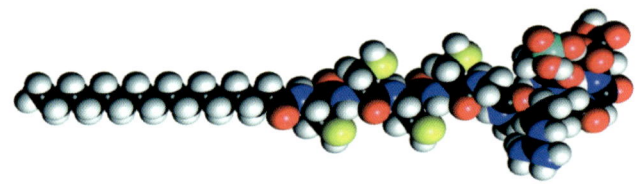

(b) 分 子 模 型 図

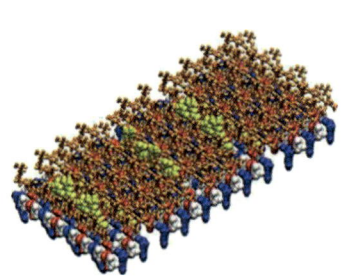

β-シート構造と疎水性相互作用により自己組織化している。

口絵12 ペプチドの自己組織化膜の分子構造(図8.10)

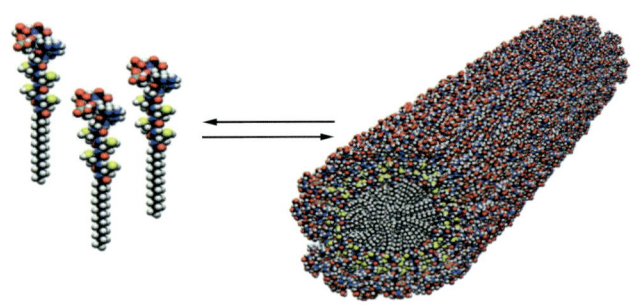

(c) 自己組織化しナノファイバーを形成する様子

口絵13 自己組織化により形成されたナノファイバー(図8.11(b)，(c))

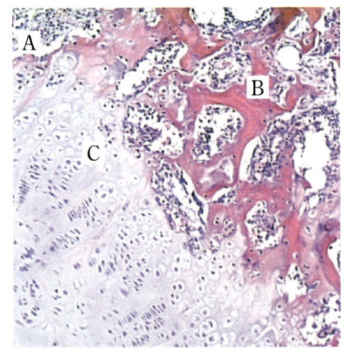

アルギン酸カルシウムゲル内に骨芽細胞と軟骨細胞の両者を内包して，マウス背部にインジェクションして得られた組織の切片。A：アルギン酸，B：骨組織，C：軟骨組織

口絵14 機能性足場内で形成した組織の切片(図8.14)

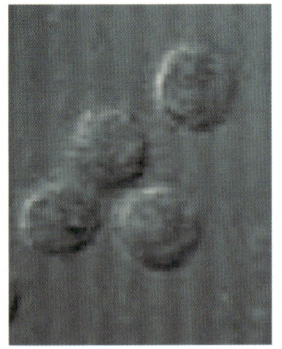 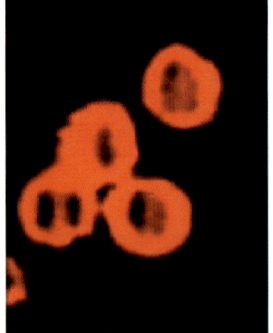

—2 μm

口絵15 細胞より微細な領域にEGFを固定化し，EGFレセプター過剰発現細胞を培養し，抗体チロシンリン酸化抗体で染色すると，固定化EGFで活性化された領域のみ(2マイクロメートルのストライプ)と細胞周辺(輪郭)でのみリン酸化が観察され，情報伝達が部位特異的に起こっていることがわかる(図13.14)

コロナ社創立 80 周年記念出版
〔創立 1927 年〕

再生医療の基礎シリーズ 5
——生医学と工学の接点——

# 再生医療のための
# バイオマテリアル

工学博士
医学博士　田畑泰彦 編著
薬学博士

コロナ社

## 再生医療の基礎シリーズ―生医学と工学の接点―
## 編集委員会

| | | |
|---|---|---|
| **編集幹事** | 赤 池 敏 宏 | （東京工業大学） |
| | 浅 島 　 誠 | （東京大学） |
| **編集委員** | 関 口 清 俊 | （大阪大学） |
| （五十音順） | 田 畑 泰 彦 | （京都大学） |
| | 仲 野 　 徹 | （大阪大学） |

（2007年2月現在）

## 編著者・執筆者一覧

### 編著者
田畑　泰彦（京都大学）

### 執筆者（執筆順）

| | |
|---|---|
| 田畑　泰彦（京都大学，1, 10章） | 立石　哲也（物質・材料研究機構，7章） |
| 石原　一彦（東京大学，2章） | 平野　義明（関西大学，8章） |
| 木村　良晴（京都工芸繊維大学，3章） | 澄田　政哉（旭化成株式会社，9章） |
| 堝　隆夫（東京医科歯科大学，4章） | 山本　雅哉（京都大学，10章） |
| 岡崎　正之（広島大学，5章） | 横山　昌幸（東京慈恵会医科大学，11章） |
| 菊池　正紀（物質・材料研究機構，6章） | 藤本　啓二（慶應義塾大学，12章） |
| 田中　順三（東京工業大学，6章） | 伊藤　嘉浩（理化学研究所，13章） |
| 陳　国平（物質・材料研究機構，7章） | 岸田　晶夫（東京医科歯科大学，14章） |

（2009年7月現在）

# 刊行のことば

　近年，臓器の致命的な疾患や損傷に対して臓器移植が実施されてきたが，移植手術の進歩に伴い，移植を希望する患者は激増している。その一方で，臓器のドナーは相変わらず少数のままであり，移植医療はいわば絵に描いた餅の状況で，デッドロックに陥っている。このような背景のもとで，工学的にプロセッシングあるいは再構成した細胞さらには組織を移植し，レシピエント（患者）側の再生能力を発揮させ治癒させようとするアプローチへの期待が高まっている。

　日常的に繰り返される小腸壁粘膜の摩耗と再生，創傷の治癒，肝炎状態や部分切除された肝臓の再生の例にみられるように，体は壊れた組織の再生力（復原力）をもつ。したがって，臓器移植や人工臓器埋入が必要となるような不可逆的な重症疾患の場合でも適切な細胞やサイトカインか，またはその遺伝子を移植してやれば組織を治癒・再生の方向に向かわせることが可能になる。こうして組織再生を助ける医療，すなわち再生医療へのチャレンジが活発化している。火傷による重篤な皮膚損傷，交通事故などによる脊髄損傷による下半身不随，心筋梗塞，重症肝疾患，重症糖尿病など，臓器組織再建の医療技術を待ち望む患者は数多い。

　このような再生医療のニーズは高まりつつあり，それに応えようとする研究は年々活発化している。ところが，再生医療の現状はES細胞や間葉系幹細胞，羊膜細胞などの臓器・組織形成のための"種さがし"すなわち細胞のハンティング（狩）と，各種サイトカインの振りかけ実験によるそれらの"手品的変換"ともいえる分化誘導すなわち"錬金術"に終始している状況にある。個体の発生や臓器の形成過程に関する分子シナリオすなわち発生に関する時間的・空間的情報がきわめて不十分にしかわかっていないというのが，再生医療分野における"細胞の狩人"や"錬金術師"の言い訳となっていた感がないわけではない。

　生体組織の大半を占める中胚葉組織（筋肉，骨，血管，間質細胞，腎など）を筆頭に，各種胚葉組織の発生に関する分子生物学的かつ時間的・空間的情報の解析と蓄積は年々高まっている。例えば，脊椎動物初期胚の尾芽領域中胚葉に存在する幹細胞システムを再生のためのリソースとして利用していくための，発生的，細胞生物学的あるいは分子生物学的進展は急速であり，その応用に向け，準備状況はしだいに整いつつある。

　一方，人工臓器，血液適合性材料の開発とともに，生体機能材料（バイオマテリアル）設計が急速に進歩するなど細胞や組織をプロセッシングする工学，エレクトロニクス，レーザ

—技術など理工学サイドの進展ぶりも目を見張るものがある。器官形成の本質をその応用を志す工学サイドの入門者や組織工学研究者に適正に伝達することが不可欠である。一方，その反対に発生生物学や臨床に近い立場の再生医学研究者に，前述の工学の進展ぶりをきちんと理解してもらうことも重要な作業である。再生医療という前人未踏の学際領域を発展させるためには，発生生物学・細胞分子生物学から，ありとあらゆる臨床医療分野，基礎医学，さらには材料工学，界面科学，オプトエレクトロニクス，機械工学などいろいろな学問の体系的交流が決定的に不足している。

　以上のような背景から私たちは再生医療の基礎シリーズと銘打ち生医学（生物学・医学）と工学の接点を追求しようと決意した。すなわち，① 再生医療のための発生生物学，② 再生医療のための細胞生物学，③ 再生医療のための分子生物学，④ 再生医療のためのバイオエンジニアリング，⑤ 再生医療のためのバイオマテリアルの五つのカテゴリーに分けて生医学側から工学側への語りかけ，そして工学側から生医学側への語りかけを行うことにした。すなわち両者間のクロストークが再生医療の堅実なる発展に寄与すると考え，コロナ社創立80周年記念出版として本企画を提起した。

2006年1月

再生医療の基礎シリーズ　編集幹事
赤池　敏宏，浅島　誠

# ま え が き

—— 再生医療はバイオマテリアル学の一つの発展型である ——


　米国マサチューセッツ工科大学の材料工学者と米国ハーバード大学医学部附属病院小児肝臓移植外科医の二人が，細胞とその増殖のための足場材料とを組み合わせることによって，生体組織を再生修復できないかと考えた。この tissue engineering（邦訳は（生体）組織工学）が再生医療の始まりである。彼らは，移植肝臓がないために肝不全により命を落としていく子供たちを目の前にして，生体吸収性のポリ乳酸からなるスポンジ足場材料内で肝細胞を培養することで肝臓様構造体を作り，それを移植肝臓の代わりに利用しようと考えた。これまでにも，肝臓機能の補助手段として肝細胞と材料との組合せからなる人工肝臓の研究が行われている。しかしながら再生医療では，細胞が増殖するとともに足場材料は分解吸収され，細胞のみからなる組織が形成される。細胞を患者から採ることができれば，細胞に対する免疫拒絶反応の心配はなく，また，足場材料も生体吸収性であるため材料に対する異物反応もなく，理想的な治療法となる。体が本来もっている自然治癒力を誘導し高め，それによって体を治すという体にやさしい治療法である。この治療法に，生体内および生体成分と触れて使われるバイオマテリアルが中心的な役割を果たしている。

　近年の再生現象にかかわる細胞の基礎生物医学（再生医学と呼ばれる）の進歩は，増殖・分化能力の高い幹細胞・前駆細胞の利用を可能にしている。しかしながら，細胞の移植のみでは，生体組織の再生誘導が難しいことも多い。これは，体内では，細胞はその局所環境（場）と相互作用しながら，生存・機能を発揮していることを考えると当然である。すなわち，細胞の増殖・分化能力に依存する生体組織の再生誘導治療（＝再生医療）では，細胞の周辺環境の設定が不可欠である。例えば，3次元の足場材料内で細胞の増殖・分化が促され，生体組織の再生を誘導させることができて初めて，再生医療は実現できる。この足場材料の創製に，これまでの医療用材料の開発研究の成果とその臨床応用実績の上に成り立つバイオマテリアル学が大きく貢献している。足場材料・技術以外にも，再生誘導の空間スペースを確保するための隔離・細胞の培養，あるいは細胞の増殖・分化を促す作用をもつ生体シグナル因子（細胞増殖因子あるいは遺伝子など）のドラッグデリバリーシステム（DDS）などに，多くのバイオマテリアルがさまざまな技術・方法論で活用されている。

　本書を編集した動機は，tissue engineering におけるバイオマテリアルの重要性・必要性

などの理解の助けとなればと考えたことである．この目的を果たすために，さまざまな分野で活躍されているバイオマテリアルの研究者にそれぞれの専門についてわかりやすくご執筆いただいた．本書は，「再生医療を支えるバイオマテリアルと基盤技術」，「バイオマテリアルとしてのポリマー」，「バイオマテリアルとしての吸収性材料」，「バイオマテリアルとしての金属」，「バイオマテリアルとしてのセラミックス」，「バイオマテリアルとしての複合材料」，「3次元多孔質材料の作製技術」，「機能性足場」，「分離膜・隔離膜」，「ドラッグデリバリーシステム（徐放化）」，「ドラッグデリバリーシステム（ターゲティング，安定化）」，「微粒子からなるバイオマテリアル」，「マイクロパターン技術」，「表面改質」の14の章からなり，いずれの章も独立してまとまった内容となっている．興味のある章から読んでいただいてもその内容を理解していただけるであろう．本書は，再生医療に興味をもつあらゆる分野の方々に，バイオマテリアルの基礎から応用までを広く学んでいただき，また，バイオマテリアル関連の研究者には知識の整理に役立つと考える．再生医療のためのバイオマテリアルを学びたい人にとって必須の書，何か調べたいときの座右の書となれば幸いである．

再生医療は種々の研究領域の研究開発成果の集大成によって初めて実現化されるものであるが，それぞれの基盤研究分野もまだヨチヨチ歩きを始めたばかりであり，共通の言葉ももたない段階である．しかし，この分野の将来性に学術的・社会的・経済的な大きな期待が寄せられていることは疑いない．tissue engineeringの観点からは，「バイオマテリアル」が共通の言語となり得ると強く信じている．本書を読むことで，一人でも多くに方々が「再生医療がバイオマテリアル学の一つの発展型である」，「生体組織の再生誘導能力をもつ新しいバイオマテリアルの必要性」を再認識していただき，tissue engineeringを基盤とした再生医療が1日も早く実現することを願ってやまない．

最後になってしまったが，本書の趣旨を理解し，貴重な時間を割いて執筆していただいた諸氏に心よりお礼を申し上げるとともに，「再生医療の基礎シリーズ」編集の機会を与えていただいた，東京工業大学の赤池敏宏先生，企画から出版に至るまでご尽力をいただいたコロナ社の方々には心より感謝の意を表したい．

2006年6月

田畑泰彦

# 目　　　次

## 1.　再生医療を支えるバイオマテリアルと基盤技術

1.1　再生医療の原点はバイオマテリアルを利用した生体組織の再生誘導である ………… 1
1.2　先端医療のなかでの再生医療の位置づけと再生医療を支える二つの研究分野 ………… 2
1.3　生体組織工学におけるバイオマテリアルの役割と基盤技術 ………………………… 3
1.4　生体組織工学を利用した再生医療の実際 …………………………………………… 9
1.5　お わ り に …………………………………………………………………………… 16
引用・参考文献 …………………………………………………………………………… 17

## 2.　バイオマテリアルとしてのポリマー

2.1　ポリマーの機能と分子設計 ………………………………………………………… 20
　2.1.1　ポリマーの特徴 ………………………………………………………………… 20
　2.1.2　天然のポリマーと人工のポリマー …………………………………………… 21
2.2　医療におけるポリマーマテリアル ………………………………………………… 24
　2.2.1　医療分野へのポリマーの応用 ………………………………………………… 24
　2.2.2　人工臓器のポリマーマテリアル ……………………………………………… 24
　2.2.3　細胞工学とポリマーマテリアル ……………………………………………… 29
2.3　ポリマーマテリアルの創製 ………………………………………………………… 31
　2.3.1　ラジカル付加重合 ……………………………………………………………… 31
　2.3.2　重　縮　合 ……………………………………………………………………… 33
　2.3.3　重　付　加 ……………………………………………………………………… 33
　2.3.4　開　環　重　合 ………………………………………………………………… 33
2.4　生体環境でのポリマーの安定性 …………………………………………………… 34
　2.4.1　生体環境の影響 ………………………………………………………………… 34
　2.4.2　加水分解によるポリマーの劣化 ……………………………………………… 35
　2.4.3　生体環境下での酸化反応 ……………………………………………………… 36
引用・参考文献 …………………………………………………………………………… 37

## 3.　バイオマテリアルとしての吸収性材料

3.1　生体の代謝と分解吸収性 …………………………………………………………… 38
　3.1.1　代謝経路と分解吸収性 ………………………………………………………… 38
　3.1.2　吸収性材料の構造と種類 ……………………………………………………… 39
　3.1.3　吸　収　速　度 ………………………………………………………………… 40

3.2 酵素分解型生体吸収性高分子 …………………………………………………… 41
　3.2.1 ペ プ チ ド ………………………………………………………………… 42
　3.2.2 多　　　　糖 ………………………………………………………………… 43
　3.2.3 核　　　　酸 ………………………………………………………………… 44
3.3 自然分解型生体吸収性高分子 …………………………………………………… 45
　3.3.1 ポリエステル類 ……………………………………………………………… 45
　3.3.2 ポリ（エステル-エーテル） ……………………………………………… 48
　3.3.3 ポリ-ω-ヒドロキシカルボン酸（poly（ω-hydroxy acids）） ……… 49
　3.3.4 ポリ（アミド-エステル） ………………………………………………… 49
　3.3.5 そ　の　他 ………………………………………………………………… 49
3.4 生体吸収性材料の用途 …………………………………………………………… 50
　3.4.1 吸収性縫合糸 ………………………………………………………………… 51
　3.4.2 縫合補強材とステント ……………………………………………………… 52
　3.4.3 骨 折 固 定 材 ……………………………………………………………… 52
　3.4.4 人 工 靭 帯 ………………………………………………………………… 52
　3.4.5 創 傷 被 覆 材 ……………………………………………………………… 52
　3.4.6 癒 着 防 止 材 ……………………………………………………………… 52
　3.4.7 人 工 硬 膜 ………………………………………………………………… 53
　3.4.8 接着・接合用材料 …………………………………………………………… 53
　3.4.9 DDS 用 材 料 ……………………………………………………………… 53
　3.4.10 組織再生用スキャホールド ……………………………………………… 53
引用・参考文献 ………………………………………………………………………… 54

# 4. バイオマテリアルとしての金属

4.1 再生医療と金属 …………………………………………………………………… 57
4.2 機械的性質を担う相変態と組織 ── 内部構造 ── …………………………… 57
4.3 耐食性と組織適合性を担う表面構造 …………………………………………… 60
4.4 金属-生体組織界面 ………………………………………………………………… 62
4.5 生体環境での耐久性 ……………………………………………………………… 64
　4.5.1 化学的耐久性（耐食性） …………………………………………………… 64
　4.5.2 力学的耐久性 ………………………………………………………………… 65
4.6 新 合 金 開 発 …………………………………………………………………… 68
　4.6.1 チ タ ン 合 金 ……………………………………………………………… 68
　4.6.2 Ni フリーステンレス鋼 …………………………………………………… 69
　4.6.3 Ni フリー Co-Cr-Mo 合金 ………………………………………………… 69
　4.6.4 Ni フリー形状記憶・超弾性合金 ………………………………………… 69
4.7 表 面 処 理 ……………………………………………………………………… 70
　4.7.1 ドライプロセス ……………………………………………………………… 70
　4.7.2 ハイドロプロセス …………………………………………………………… 71
4.8 表面形態制御 ……………………………………………………………………… 71

4.9　機能性高分子固定化 …………………………………………………… 72
引用・参考文献 …………………………………………………………… 72

## 5. バイオマテリアルとしてのセラミックス

5.1　バイオセラミックスとは ……………………………………………… 75
5.2　セラミックスの基礎 …………………………………………………… 76
5.3　生体材料用セラミックス ……………………………………………… 78
5.4　生体硬組織の構造 ……………………………………………………… 79
5.5　アパタイト結晶 ………………………………………………………… 81
5.6　アパタイト支持体としてのコラーゲン ……………………………… 83
5.7　生体親和性の概念 ……………………………………………………… 84
5.8　組織工学との連携 ……………………………………………………… 85
5.9　発生学との融合 ………………………………………………………… 87
引用・参考文献 …………………………………………………………… 88

## 6. バイオマテリアルとしての複合材料

6.1　は じ め に ……………………………………………………………… 90
6.2　組織誘導再生法のための複合材料 …………………………………… 91
　　6.2.1　組織誘導再生法とは ……………………………………………… 91
　　6.2.2　組織誘導再生法のための複合材料 ……………………………… 92
6.3　組織工学のための複合材料 …………………………………………… 96
6.4　お わ り に ……………………………………………………………… 101
引用・参考文献 …………………………………………………………… 101

## 7. 3次元多孔質材料の作製技術

7.1　は じ め に ……………………………………………………………… 105
7.2　ポローゲンリーチング法 ……………………………………………… 106
7.3　相 分 離 法 ……………………………………………………………… 108
7.4　乳濁液凍結乾燥法 ……………………………………………………… 110
7.5　ファイバー融着法 ……………………………………………………… 111
7.6　不　織　布 ……………………………………………………………… 112
7.7　エレクトロスピニング法 ……………………………………………… 112
7.8　発　泡　法 ……………………………………………………………… 113
7.9　固体自由形成法 ………………………………………………………… 114
　　7.9.1　3次元プリント法 ………………………………………………… 115
　　7.9.2　光 造 形 法 ………………………………………………………… 116

viii 目次

　　7.9.3　レーザー焼結法 ………………………………………………… 117
　　7.9.4　熔融沈着法 ……………………………………………………… 117
　　7.9.5　相変化ジェットプリンティング ……………………………… 117
　　7.9.6　組織プリンティング …………………………………………… 118
7.10　複合化技術 ………………………………………………………………… 118
7.11　お わ り に ………………………………………………………………… 120
引用・参考文献 ………………………………………………………………… 120

## 8. 機 能 性 足 場

8.1　は じ め に ………………………………………………………………… 122
8.2　足場の特性と役割 ………………………………………………………… 123
8.3　機能性足場へのアプローチ ……………………………………………… 125
　　8.3.1　細胞接着性タンパク質 …………………………………………… 125
　　8.3.2　細胞接着性ペプチド ……………………………………………… 127
　　8.3.3　生理活性ペプチドの合成方法 …………………………………… 128
8.4　生理活性ペプチド・機能性タンパク質を固定化した機能性足場の設計 … 131
　　8.4.1　吸 着 法 ………………………………………………………… 131
　　8.4.2　共 有 結 合 法 ………………………………………………… 132
　　8.4.3　機能性タンパク質を内包した機能性足場の設計 ……………… 133
8.5　再生医療を目指した機能性足場 ………………………………………… 135
　　8.5.1　*in vitro* における機能性足場 …………………………………… 135
　　8.5.2　*in vivo* 系における機能性足場 ………………………………… 138
引用・参考文献 ………………………………………………………………… 141

## 9. 分離膜・隔離膜

9.1　はじめに ── そもそも「膜」とは何か ── …………………………… 145
9.2　再生医療と分離膜・隔離膜 ……………………………………………… 146
9.3　分　離　膜 ………………………………………………………………… 150
　　9.3.1　*in vitro* 細胞採取 ………………………………………………… 150
　　9.3.2　体外循環型バイオ人工臓器 ……………………………………… 152
9.4　隔　離　膜 ………………………………………………………………… 153
　　9.4.1　埋込み型人工臓器免疫隔離膜 …………………………………… 153
　　9.4.2　歯周組織再生誘導膜 ……………………………………………… 156
9.5　膜の素材について ………………………………………………………… 157
9.6　お わ り に ………………………………………………………………… 158
引用・参考文献 ………………………………………………………………… 159

## 10. ドラッグデリバリーシステム（徐放化）

10.1 薬物の徐放化技術 ……………………………………………………… 160
  10.1.1 ドラッグデリバリーシステムとは ………………………… 160
  10.1.2 薬物徐放化のメカニズム …………………………………… 160
10.2 薬物の徐放化のためのバイオマテリアル …………………………… 163
  10.2.1 非吸収性高分子材料 ………………………………………… 163
  10.2.2 生体吸収性高分子材料 ……………………………………… 167
  10.2.3 そのほかの材料 ……………………………………………… 169
10.3 タンパク質の徐放化技術 ……………………………………………… 169
10.4 タンパク質・遺伝子の徐放化による再生医療 ……………………… 170
  10.4.1 細胞増殖因子の徐放化技術を利用した再生誘導 ………… 170
  10.4.2 細胞増殖因子あるいは遺伝子の徐放化を利用した細胞の機能化と再生医療 ……… 174
10.5 ま　と　め ……………………………………………………………… 175
引用・参考文献 ……………………………………………………………… 176

## 11. ドラッグデリバリーシステム（ターゲティング，安定化）

11.1 ターゲティング ………………………………………………………… 179
  11.1.1 ターゲティングとは ………………………………………… 179
  11.1.2 ターゲティングの方法論 …………………………………… 180
  11.1.3 ターゲティングの原理，システムの設計論 ……………… 183
  11.1.4 ドラッグキャリヤーの形態 ………………………………… 188
  11.1.5 ターゲティングの実例 ……………………………………… 189
11.2 安　定　化 ……………………………………………………………… 196
  11.2.1 安定化とは …………………………………………………… 196
  11.2.2 安定化の方法論と実例 ……………………………………… 196
引用・参考文献 ……………………………………………………………… 199

## 12. 微粒子からなるバイオマテリアル

12.1 は じ め に ……………………………………………………………… 204
12.2 微粒子を作る …………………………………………………………… 205
12.3 微粒子の機能と用途 …………………………………………………… 208
  12.3.1 微粒子で見る ………………………………………………… 209
  12.3.2 微粒子で検出する …………………………………………… 210
  12.3.3 微粒子を集める ……………………………………………… 211
  12.3.4 微粒子で分ける ……………………………………………… 211
  12.3.5 微粒子で作る ………………………………………………… 212
  12.3.6 微粒子で運ぶ ………………………………………………… 213
  12.3.7 微粒子で増やす ……………………………………………… 214

12.3.8 微粒子で操作する ……………………………………………… 216
12.4 お わ り に …………………………………………………………… 217
引用・参考文献 ……………………………………………………………… 217

## 13. マイクロパターン技術

13.1 は じ め に …………………………………………………………… 221
13.2 マイクロパターン素材 ……………………………………………… 221
13.3 マイクロパターン化法 ……………………………………………… 222
   13.3.1 2元系マイクロパターン化 ………………………………… 222
   13.3.2 多元系マイクロパターニング（マイクロアレイ） ………… 226
13.4 生体成分のマイクロパターン化とその応用 ……………………… 227
   13.4.1 核 酸 固 定 化 ………………………………………………… 228
   13.4.2 タンパク質固定化 …………………………………………… 229
   13.4.3 そのほかの分子のパターニング …………………………… 230
   13.4.4 細胞マイクロパターン ……………………………………… 231
13.5 立体的パターニングの応用例 ……………………………………… 234
13.6 お わ り に …………………………………………………………… 234
引用・参考文献 ……………………………………………………………… 235

## 14. 表 面 改 質

14.1 バイオマテリアルにおける表面改質の位置づけ ………………… 236
14.2 バイオマテリアルと生体成分との相互作用の基礎 ……………… 237
   14.2.1 は じ め に …………………………………………………… 237
   14.2.2 タンパク質との相互作用 …………………………………… 238
   14.2.3 細胞との相互作用 …………………………………………… 239
   14.2.4 ま と め ……………………………………………………… 242
14.3 バイオマテリアルの表面改質 ……………………………………… 242
   14.3.1 表面改質の基礎 ……………………………………………… 242
   14.3.2 機能別のバイオマテリアルの表面改質 …………………… 243
   14.3.3 ま と め ……………………………………………………… 247
引用・参考文献 ……………………………………………………………… 247

索 引 …………………………………………………………………………… 251

# 1 再生医療を支えるバイオマテリアルと基盤技術

## 1.1 再生医療の原点はバイオマテリアルを利用した生体組織の再生誘導である

　再生医療の発想の原点は何であったのか。移植肝臓の不足により，肝不全で命を落としていく子供たちを目の前にして，米国ハーバード大学医学部附属病院小児肝臓移植外科医のVacanti博士が米国マサチューセッツ工科大学のLanger博士（材料工学）と知恵を出し合った。彼らが考えたことは，肝細胞をその増殖のための生体吸収性高分子からなるスポンジ状足場材料内で培養，3次元の肝細胞集合塊を作り，それを肝移植に利用することであった。このとき，足場材料が生体吸収性のバイオマテリアルで作られている点がミソである。細胞の増殖とともに，足場は消失し，最終的にはバイオマテリアルを含まない細胞と細胞自身の作った細胞外マトリックス（天然の足場）とからなる3次元の組織様構造物が形成される。もしも細胞を患者自身から採取することができれば，細胞，形成された組織様構造物に対する免疫拒絶応答もなく，また足場も吸収されるため，足場材料に対する異物反応もなく理想的な治療法となる。

　しばしば再生医療の具体例として登場するヒトの耳を背中にもつマウスの写真。これもヒトの耳の形をした生体吸収性の足場材料のなかで軟骨細胞を培養・増殖させたあと，マウスの背部皮下に埋入したものである。つまり，生体組織（tissue）の再生誘導を手助けするための細胞の周辺環境（場）を作り与える医工学（engineering）技術，方法論であるtissue engineeringが再生医療の発想の原点である。tissue engineeringの日本語訳は生体組織工学であるが，その言葉からは「生体組織を再生修復させるための医学治療医療」という最終目的がわかりにくいため，日本では再生医学という名前がつけられた。折から，経済あるいは金融機構の再生など"再生"という言葉が多く使われていた背景もあり，この言葉は，よいネーミングであり急速に広まった。しかしながら，「tissue engineeringの存在意義と重要性」および「最終目標は病気の治療」といった点があいまいとなっている感はぬぐえない。再生医学と再生医療とは大きく異なる。再生現象にかかわる細胞およびその関連事象についての基礎生物医学研究が発展し，再生誘導のメカニズムが解明されたとしても，それが直接

には患者の治療（医療）につながらない。たとえ増殖・分化能力に優れた細胞が得られたとしても，それを体内に注入するだけでは生体組織の再生誘導を期待することが難しい場合が多い。再生医療の実現には，幹細胞に関する基礎研究成果と再生誘導のための細胞の周辺環境を作り与える生体組織工学との有機的な組合せが必要不可欠であることを忘れてはいけない。

## 1.2 先端医療のなかでの再生医療の位置づけと再生医療を支える二つの研究分野

　完全には体になじまない人工臓器に100％依存した再建外科医療および移植組織・臓器の慢性的な不足と免疫拒絶抑制剤による副作用，発がんなどに問題のある移植医療は，これまで，病気の治療に大きく貢献していることは疑いない。しかしながら，現在，この二大先端医療にも技術上・治療上の限界がみえてきていることも事実である。このような状況のなかで，細胞の増殖・分化ポテンシャルを活用，生体本来の自然治癒能力を最大限に発揮させ，欠損あるいは荒廃した生体組織や臓器を再生修復するという，新しい試みが始まっている[1]†。この再生医療は，人工臓器，免疫拒絶抑制剤を用いない点で，前述の先端医療とは大きく異なる。もちろん，再生医療は決してオールマイティではなく，欠点も利点もあり，これまでの医療をすべて置き換えるものではないが，現行の治療法の欠点を補ったり，新しい治療選択肢を増す可能性も大きいことから，第3の治療法として期待されている。

　この再生医療が現実味を帯びてきた背景には二つの研究分野の進歩が大きく関与している。その一つめは，再生現象の正しい理解を目的とした幹細胞，細胞増殖因子，細胞外マトリックスなどに関する基礎生物医学研究である。近年，ヒトを含む哺乳動物にも，再生現象がよく知られているプラナリアやイモリのような生物と同様に，高い増殖および分化（細胞が特定の組織・臓器を形成している機能細胞に変化すること）能力をもつ幹細胞が組織・臓器中に存在すること，その組織幹細胞の能力が卵から採取される胚性幹細胞（ES細胞）に匹敵することなどがわかってきている。また，再生誘導にかかわる細胞増殖因子のはたらきも明らかになっている[2]。これらの科学的基礎知見は再生医療の実現には必要である。現在，細胞の増殖・分化のための知見も蓄積され，かつ再生誘導能力の高い幹細胞の利用もできるようになっている。これにより，再生医療の始まったころに比べて，細胞移植による生体組織の再生誘導効率は高くなっている。

　それではなぜ哺乳動物では組織・臓器の再生がみられないのか。一般に，生体内では，細胞はその周辺環境（細胞増殖因子や細胞外マトリックスなどからなる）と相互作用しながら生存，機能している。さらにこの環境が細胞の増殖・分化を制御していることもわかってき

---

† 肩付き数字は，章末の引用・参考文献の番号を表す。

ている。哺乳動物では，この細胞と周辺環境との相互作用の様式が異なっているのか。あるいは創傷治癒過程があまりにも早く進行するため，組織・臓器の再生が行われる場が奪われ，本来もっている再生能力が発揮できないのか。例えば，慢性疾患では，病巣がコラーゲン線維で埋めつくされ，治癒過程が阻害されているようにもみえる。そこで幹細胞による自己組織・臓器の再生誘導を期待するのであれば，細胞の増殖・分化を促すための適当な環境（場）を細胞に作り与えることが不可欠となる[1),3)]。例えば骨髄移植がうまくいっているのは，体内に投入された骨髄細胞が増殖・分化できる天与の場としての骨髄組織がもともと体内に存在しているからである。すなわち，再生過程の初期の環境を適切に設定，再生誘導に伴う自己修復の自然カスケードを発動させてやれば，組織や臓器の欠損部は正常な姿に再生修復される。この再生誘導の場を作るための技術・方法論が再生医療を支える二つめの研究分野であり，前述した生体組織工学である。この生体組織工学の根幹をなすものがバイオマテリアルである。体になじむ，生体安全性の高い，しかも生体内で吸収される材料とは何かなど，これまでのバイオマテリアルに関する基礎的な研究成果の蓄積とバイオマテリアルの臨床実績とに支えられ，現在では，バイオマテリアルを利用することによって，細胞の増殖・分化能力を利用した生体組織の再生誘導の場を創製できるようになりつつある[1),3)~5)]。生体組織工学はバイオマテリアル学の一つの発展型である。

## 1.3　生体組織工学におけるバイオマテリアルの役割と基盤技術

　再生医療の最終目的は生体組織の再生誘導と臓器機能の代替による病気の治療である。この目的を行う場所により，生体外（*in vitro*）と生体内（*in vivo*）とに分けると全体像を理解しやすい[1),3)~5)]。生体外アプローチでは，細胞を3次元の足場材料のなかで，必要であれば細胞増殖因子とともに培養し，生体組織様の構造物を作る。これがもし可能となれば，必要な組織や臓器の大量生産が可能であるが，前述の再生誘導の場の設定に大きな工夫が必要となり，現在の細胞生物学・分子生物学の基礎科学的知見や細胞培養技術のみでは限界がある。皮膚・骨・軟骨・血管などを対象としたアプローチが進められているが，臨床応用レベルに達しているのは皮膚真皮代替物だけである。もう一つは臓器機能の代替であるが，肝臓・膵臓・腎臓などの物質収支に関与する臓器となると，その再生はきわめて難しく，同種あるいは異種の機能細胞を利用したハイブリッド人工臓器の研究が行われている。これに対して生体内では，再生誘導に必要な物質が自動的に供給される可能性があり，現在ではほとんどすべての生体組織の再生誘導は生体内アプローチで進められている[1),3)~5)]。組織・臓器の種類・部位によって，細胞・細胞の足場・細胞増殖因子，および隔離膜などを組み合わせて再生誘導の場を構築し，生体組織の再生と臓器機能の代替を行う（**表1.1**）。このとき，

**表1.1** 再生医療の対象となる生体組織と臓器の生体組織工学からみた分類

| 行われる場所 | 生体組織の再生 | | | | 臓器機能の代替 |
|---|---|---|---|---|---|
| | 細胞 | 細胞の足場 | 細胞の足場＋細胞増殖因子 | 隔離膜 | 隔離膜 |
| 生体外 (in vitro) | 要 | 皮膚（真皮＋表皮），関節軟骨，骨，血管，心筋 | | | 肝臓，膵臓，腎臓 |
| 生体内 (in vivo) | 不要 | 真皮，硬膜，気管，食道 | 骨（頭蓋骨，顎骨，長管骨），毛髪，小血管，平滑筋，膀胱，歯周組織 | 末梢神経，歯周組織，歯槽骨 | |
| 生体内 (in vivo) | 要 | 皮膚，角膜，網膜，軟骨（関節軟骨，線維軟骨），骨（頭蓋骨，顎骨，長管骨），中血管，心筋，気管，食道，小腸，胃，平滑筋，膀胱，尿管，中枢神経 | 乳房，脂肪，毛髪，心筋，肝臓，腎臓 | 末梢神経 | 肝臓，膵臓，クロマフィン細胞（新生血管誘導） |

種々のバイオマテリアルがさまざまな技術・方法論で利用されている。以下に生体組織工学におけるバイオマテリアルの役割と基盤技術について具体例を示しながら述べる。

バイオマテリアルの第1の役割は細胞の増殖・分化のための足場材料である（図1.1（a））[6]。これは細胞の分離・増殖を目的とした培養基材（図1.1（b）），またはハイブリッド人工臓器における機能細胞の高密度充てん，その生物機能の維持のためにも用いられる（図1.1（d））。

血液細胞以外の体を構成するすべての細胞は，タンパク質，多糖などからなる細胞外マトリックス（天然の足場）と相互作用して存在している。通常の生体組織の欠損部では，細胞とともにこの天然の足場までもなくなってしまっているため，組織の再生誘導のためには人工的な3次元構造をもつ足場材料を図1.1（a）のように，欠損部に与えなければならない。再生場所で細胞を立体的に配置し，そこで増殖・分化・形態形成を促進させるような人工の細胞外マトリックスが必要である。足場として要求される条件は，生体吸収性・多孔性・細胞親和性などである。生体吸収が遅すぎると材料は長くその場所に残ってしまい，組織再生を物理的に邪魔することになる。逆に早すぎると足場として機能しない。多孔性が必要なのは，細胞を足場内部まで入りやすくさせるとともに，細胞への十分な酸素や栄養物の供給と細胞からの老廃物の除去を可能にするためである。材料の細胞親和性がよいことは当然である。バイオマテリアルはこの人工細胞外マトリックスとしての役割を果たす。現在，コラーゲンスポンジ，ゼラチンシートおよび生体吸収性のポリ乳酸系材料などを足場として与えることで，皮膚真皮・気管・食道・末梢神経・脳硬膜・心膜・胸膜・腹膜，などを体内で再生誘導することが可能となっている（図1.2）[5]。

この研究分野においては，足場に利用できる生体吸収性バイオマテリアルの研究開発が必

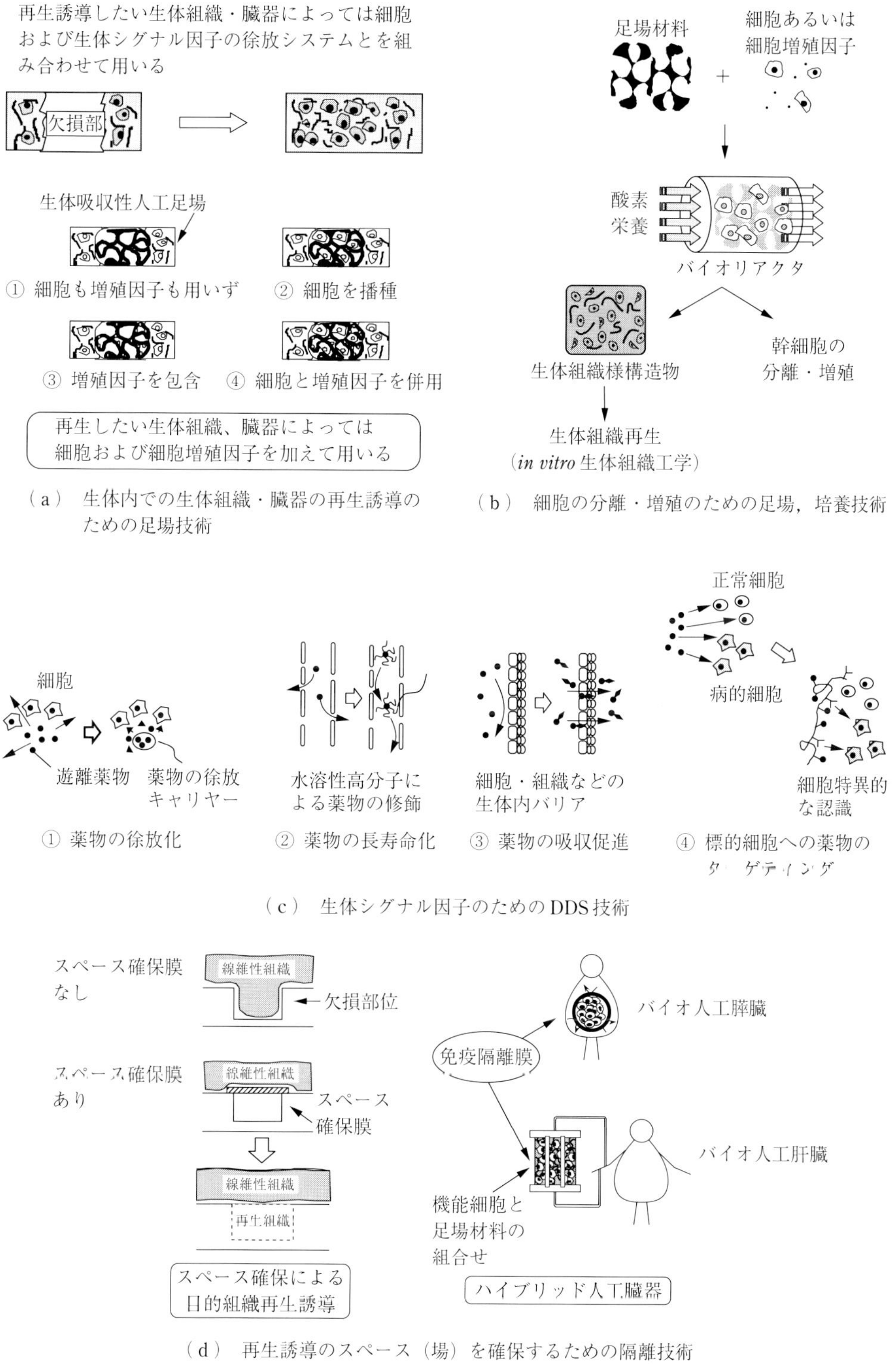

1.3 生体組織工学におけるバイオマテリアルの役割と基盤技術

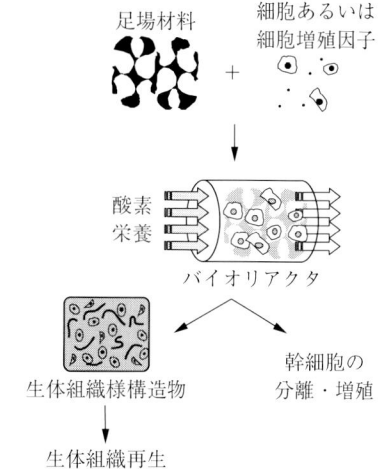

(a) 生体内での生体組織・臓器の再生誘導のための足場技術

(b) 細胞の分離・増殖のための足場, 培養技術

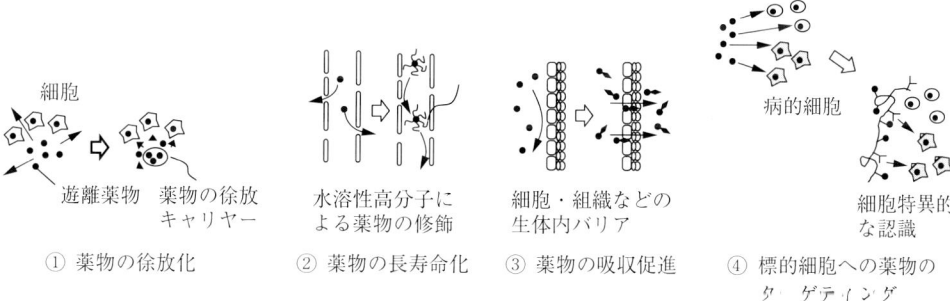

(c) 生体シグナル因子のためのDDS技術

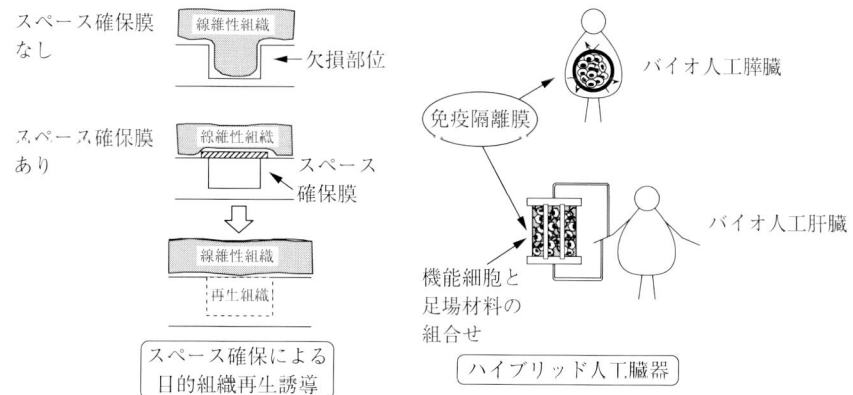

(d) 再生誘導のスペース（場）を確保するための隔離技術

図1.1 生体組織工学におけるバイオマテリアルの役割と基盤技術

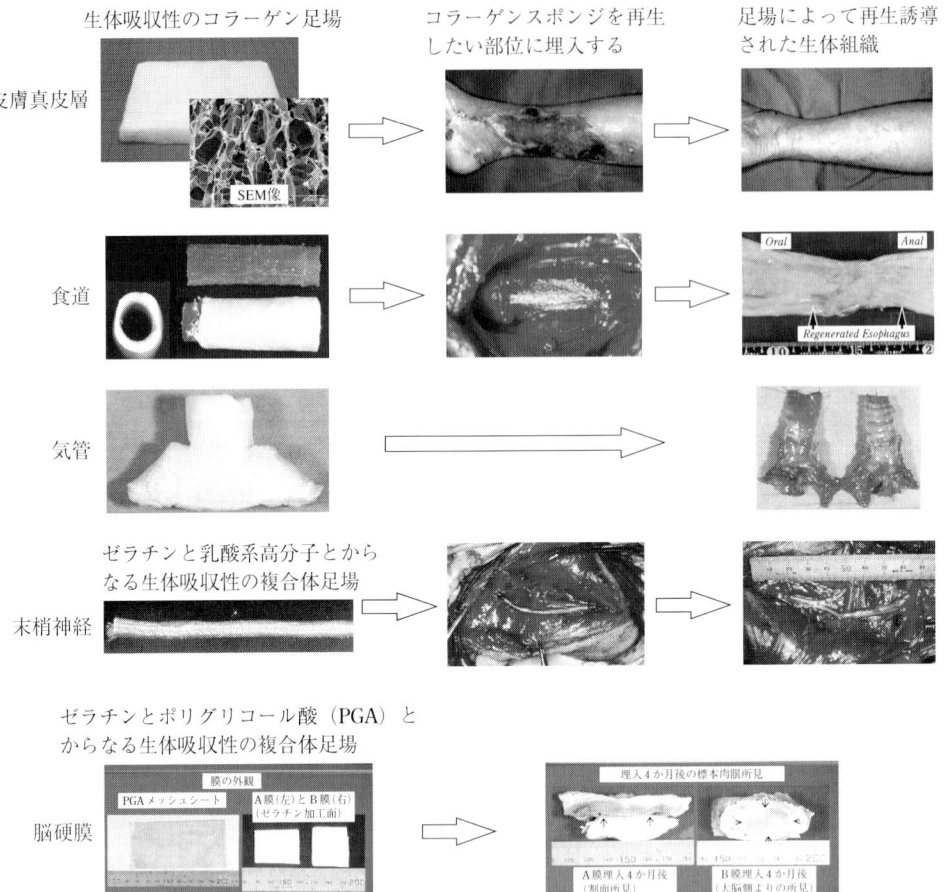

欠損部周辺の生体組織の再生誘導能が高い場合には生体吸収性足場のみで，欠損部組織の再生誘導が起こる。

図1.2 生体吸収性の足場材料を利用した生体組織の再生誘導（口絵1参照）

要であることはいうまでもなく，それらの材料からの足場の作製技術も重要である。例えば，従来の材料を組み合わせ，足場の力学的特性を改良することで，細胞の相互作用による毛髪の再生誘導の効果が上がることがわかってきている（図1.3（a））。すなわち，3次元構造，力学的特性，生体吸収性，化学特性，生物特性などを制御するための材料の3次元加工技術がこの分野の基盤技術である。再生誘導させたい生体組織の種類によって足場材料は，細胞あるいは細胞増殖因子などと組み合わせて体内での再生誘導に利用される（図1.1（a）参照）。

再生誘導に必要な細胞数が少なかったり，細胞を増殖・分化させる生体シグナル因子の濃度が低すぎたりすれば，いかに優れた足場材料を用いたとしても生体組織の再生誘導は期待できない。そこで，つぎに利用されるのが細胞あるいは細胞増殖因子である。臨床応用でき

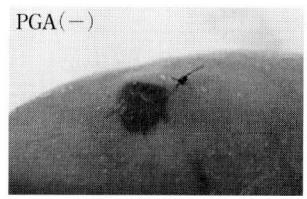
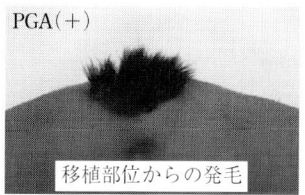

（a） PGA繊維を組み込んだコラーゲンスポンジによる毛髪の再生誘導。マウス胎仔の表皮細胞および毛乳頭細胞の混合物をスポンジ内に入れ，ヌードマウスの背部皮下埋入の18日後，PGA繊維を組み込み，力学補強したコラーゲンスポンジ（PGA(+)）では，コラーゲンスポンジ（PGA(−)）と比べて，埋入細胞がスポンジ内で効率よく相互作用し，毛髪の密度が増加した。

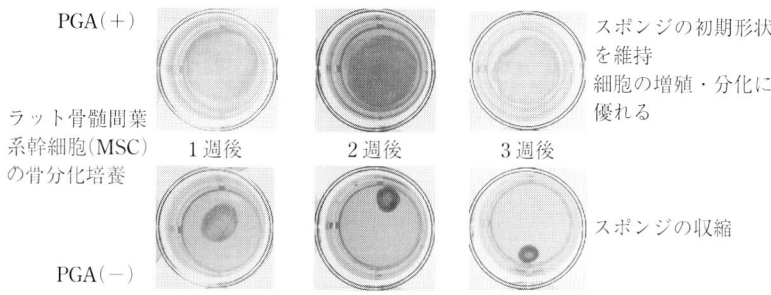

（b） PGA繊維を組み込んだコラーゲンスポンジによる幹細胞の培養。PGA繊維を組み込み，力学補強したコラーゲンスポンジ（PGA(+)）は，培養中，変形することなく，幹細胞はスポンジ内で増殖，骨分化活性も高められた。

**図1.3** 生体吸収性のポリグリコール酸（PGA）繊維を組み込むことによるコラーゲンスポンジの力学補強。コラーゲンの細胞親和性を損なうことなくスポンジの力学特性を改良（口絵2参照）

る十分な量の細胞を効率よく確保するための細胞の分離・培養法が，第2の基盤技術である。3次元の足場材料および細胞培養技術，装置（バイオリアクタ）を利用することで，生体内環境を模倣，細胞を効率よく増やすための研究開発が進められている（図1.1（b）参照）。細胞の接着・増殖・分化は，足場材料の表面・バルク性状に大きく依存するため，この分野においては細胞と材料との相互作用の研究はきわめて重要となる。細胞を足場とともに培養し得られた生体組織様構造物を体内に戻すという in vitro 生体組織工学においても，足場材料，細胞培養技術がその成績を左右する。例えばコラーゲンスポンジ内に繊維を組み込み，スポンジの変形を防ぐことで，スポンジ内での幹細胞の増殖・分化状態が改善される（図1.3（b）参照）。また，足場材料の3次元構造の工夫，力学刺激の付加，バイオリアクタの利用などが，in vitro における皮膚・骨・軟骨・血管などの生体組織様構造物の作製効率と質を高めるとの報告がある。

第3の基盤技術は，生体内寿命が短く，不安定な生体シグナル因子の投与方法である。細胞増殖因子の再生誘導活性を体内で効率よく発揮させるためには，その濃度を必要な場所で必要な期間にわたって有効値に保たなければならない。これを可能にする技術がドラッグデ

リバリーシステム（薬物送達システム，drug delivery system：DDS）である[7,8]。このDDSにはバイオマテリアルが必要不可欠である（図1.1（c）参照）。例えば，細胞増殖因子を生体吸収性のキャリヤー材料内に含ませ再生の場に投与する。キャリヤー材料の分解とともに細胞増殖因子は持続的に放出（徐放）され，それによって効率よく因子の生物活性が発揮され，組織の再生は促進される。この徐放システムは足場あるいは細胞と組み合わせて用いることもできる（図1.1（a）参照）。

DDSの目的には，薬物を持続的に放出（徐放）すること，不安定で体内半減期の短い薬物の寿命を延長すること（薬物の長寿命化），種々の部位での薬物の吸収を促進すること（薬物の吸収促進），あるいは薬物を標的細胞・組織に運ぶこと（薬物のターゲティング）などがある（図1.1（c）参照）。これらのいずれの目的も再生医療には有用である。例えば「薬物」を「生体シグナル因子」と読み替えてみると，長寿命化技術を用いて組織再生にかかわる生体因子の生体内安定性を向上させたり，それらを必要な部位へターゲティングすることによって，組織再生を補助したりすることなども考えられる。再生医療に細胞を利用する限り，その増殖・分化・形態形成・機能発現などにかかわる細胞増殖因子および遺伝子だけでなく，転写因子あるいはほかの核酸物質を利用することも必要となる。この際にはDDSは不可欠な技術である。

DDSはこれまでの基礎・応用研究の発展の経緯から，治療薬物の投与・方法論というイメージが強く，ほかの治療法である外科治療，内科治療，放射線治療，免疫化学療法，再生医療など，加えて予防あるいは診断医療とはまったく無関係であると考えられてきた。しかしながら，体内で不安定で，しかも作用部位の特異性もない生体シグナル因子などの生物活性をもつ物質，あるいは抗原・診断薬を図1.1（c）の治療薬物と置き換えて考えれば，それらの生物効果を最大限に発揮させるためにはDDSは不可欠な技術・方法論であることが容易に理解できるであろう。DDSを活用することで，治療・予防・診断の効率を上げることができる。さらに，DDSは生物活性物質を扱う基礎生物医学研究にも必要不可欠な基盤技術である[8]。

生体内に組織欠損が生じると，例えば創傷治癒反応としてその空間は線維性組織で充てんされる。この応急的に形成された組織は，時として目的の組織の再生誘導を物理的に邪魔をする。そこで，目的としない細胞の侵入と線維性組織の形成から再生誘導の場を隔離・確保することが必要となる（図1.1（d）参照）。図1.1（a）で示した足場材料がこのスペース確保の役割を兼ねている場合もある。ハイブリッド人工臓器で用いられる免疫隔離膜は，宿主のタンパク質，細胞の攻撃から移植機能細胞を守り，その生存・生物機能維持のためのスペース確保の役割をもっている。

## 1.4 生体組織工学を利用した再生医療の実際

生体組織工学をベースとした再生医療で最も簡単な in vivo アプローチは，生体吸収性の足場材料のみを用いた生体組織の再生誘導（図 1.1（a）の（1）参照）である。欠損部周辺組織の再生誘導能力の高いときには，足場を埋入するだけで組織の再生修復が実現できる（図 1.2 参照）。ところが，欠損部周辺組織の能力が低い場合には，足場と細胞あるいは細胞増殖因子を組み合わせて用いることが必要となる（図 1.1（a）の（2）および（3）参照）。生体吸収性のチューブに骨髄細胞を播種，子供の肺動脈の欠損部位にグラフトした。グラフト後，チューブ内で細胞が増殖・分化して血管構造が再生され，それとともに足場として用いたチューブは分解消失した。これは，足場と細胞とを用いた再生誘導の一例である。細胞増殖因子などを用いる場合には，DDS 化された因子と足場，細胞との組合せが必要となる。

細胞の増殖・分化，あるいは移動などを促す作用をもっている生体シグナル因子をうまく利用すれば，組織の再生誘導が期待できる。例えば，DDS 技術のなかの徐放化を利用した細胞増殖因子による生体組織の再生誘導が実現している。一方，細胞増殖因子自身を利用する代わりに，それらをコードする遺伝子を用いて，それを生体内で発現させることによって骨の再生あるいは血管新生を試みた例もある。加えて，遺伝子操作によって細胞増殖因子を分泌する性質をもつ細胞を作り，その細胞を用いた再生誘導治療の試みもある。このように遺伝子を用いたいろいろな試みが行われているが，いずれの場合にも，遺伝子発現により細胞から分泌された細胞増殖因子による再生誘導効果を期待している。すなわち，細胞からの細胞増殖因子の徐放である。

タンパク質薬物の DDS における最大の問題は，その生物活性の低下である。疎水性の生体吸収性高分子を用いた製剤化プロセスがタンパク質を変性させ，その生物活性を低下・消失させることがしばしば認められる。そこでタンパク質の活性低下を抑える徐放化バイオマテリアルとして，タンパク質と同じ水溶性の生体吸収性高分子からなるハイドロゲルを考案している[9]。これまでにも，ハイドロゲルからのタンパク質薬物の徐放化の研究は報告されている。ところが，それらの徐放化システムではタンパク質はハイドロゲルから単純拡散で放出されているため，拡散性の制御に限界があり，タンパク質を数日以上にわたって徐放させることは困難であった。ましてや，注射可能な小さなサイズのハイドロゲル粒子の場合には，その体積当りの表面積が大きく，タンパク質の徐放化は事実上，不可能である。そこで，その一つの解決策として，ハイドロゲル内にタンパク質を物理化学的に固定化し，ハイドロゲルの分解に伴うハイドロゲル構成高分子の水可溶化とともに固定化タンパク質を放出

していくアプローチが現実的である。この方法では，タンパク質の徐放性はハイドロゲルキャリヤーの分解のみにより支配されているため，ハイドロゲルの形状に関係なく，タンパク質の徐放期間をコントロールすることができる。

徐放化キャリヤーの分解性により，タンパク質を徐放するハイドロゲルシステムを生体吸収性高分子のゼラチンから作製した[9]。期待どおり，ゼラチンハイドロゲルから種々の細胞増殖因子を徐放することができた。生体内におけるハイドロゲル内に固定化された細胞増殖因子と，ハイドロゲル自体の残存の時間変化がよく対応していることから，このシステムでは徐放キャリヤーの分解とともに細胞増殖因子が徐放されることがわかる（図1.4）。

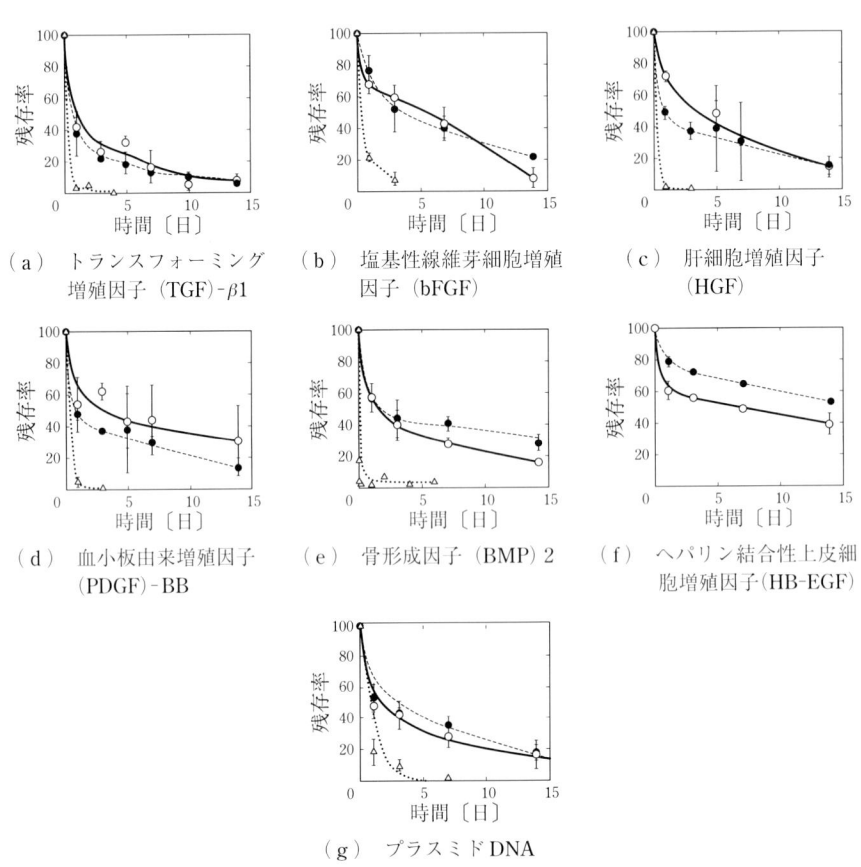

(a) トランスフォーミング増殖因子（TGF）-β1
(b) 塩基性線維芽細胞増殖因子（bFGF）
(c) 肝細胞増殖因子（HGF）
(d) 血小板由来増殖因子（PDGF）-BB
(e) 骨形成因子（BMP）2
(f) ヘパリン結合性上皮細胞増殖因子（HB-EGF）
(g) プラスミドDNA

○：ハイドロゲルに含浸された細胞増殖因子およびプラスミドDNAの残存，●：ハイドロゲルの生体吸収性，△：水溶液投与された細胞増殖因子およびプラスミドDNAの残存

図1.4　生体吸収性のハイドロゲルを用いた細胞増殖因子，遺伝子の徐放

現在まで，このハイドロゲル徐放システムにより種々の細胞増殖因子を生物活性を維持した状態で徐放でき，血管新生・心臓血管・皮膚血管・骨・顎骨・軟骨・脂肪・毛胞・歯周組織などの種々の生体組織の再生誘導が可能となっている[1),7),8),10]（表1.2）。また，細胞増殖

表1.2 細胞増殖因子の徐放化により再生誘導できる生体組織臓器の具体例

| ハイドロゲル材料 | 徐放化細胞増殖因子 | 動物 | 標的組織臓器と効果 | 再生治療目標 |
|---|---|---|---|---|
| 酸性ゼラチン（等電点5.0） | bFGF | マウス，ラット，イヌ | 血管新生 | 糖尿病治療のためのランゲルハンス氏島移植 |
| | | ラット | 〃 | 酸素欠損症治療のための肝細胞移植 |
| | | ラット | 〃 | 腎機能補助のための腎集合管上皮細胞移植 |
| | | ラット | 〃 | 血管柄つき2次移植骨：軟組織による骨，皮膚欠損修復 |
| | | ラット | 〃 | 創傷治癒過程の促進 |
| | | ラット，イヌ | 〃 | 心筋梗塞治療のための心筋細胞移植 |
| | | ラット，モルモット | 〃 | 皮膚真皮層の再生修復促進，培養皮膚の生着促進 |
| | | ラット，ブタ | 〃 | 心筋梗塞治療 |
| | | ウサギ | 〃 | 下肢虚血治療 |
| | | イヌ | 〃 | 肺気腫の再生修復 |
| | | ウサギ | 末梢神経保護 | 末梢神経障害に対する再生治療 |
| | | ラット，イヌ，サル | 骨再生，血管新生 | 胸骨とその周辺軟組織の再生修復 |
| | | ラット，ウサギ，サル | 骨再生 | 頭蓋骨の再生修復 |
| | | ラット，ウサギ，イヌ，サル | 〃 | 長管骨の再生修復 |
| | | ウサギ | 膝半月板の再生 | 膝半月板の再生修復 |
| | | マウス，ウサギ | 脂肪再生 | 乳房の再生修復，組織欠損部の形成外科的補塡修復 |
| | | マウス | 血管新生，毛包組織の活性化 | 毛髪伸長の促進 |
| | | イヌ | 歯根膜再生 | 歯周組織の再生修復 |
| | | ラット，イヌ | 末梢神経再生 | 神経の再生修復 |
| | | ラット，イヌ | 骨再生 | 下顎骨の再生修復 |
| | | ウサギ | 組織器質化促進 | 組織器質化による脳動脈瘤カテーテル治療 |
| | TGF-$\beta$1 | ウサギ，サル | 骨再生 | 頭蓋骨，長管骨，下顎骨の再生修復 |
| | | ヤギ | 軟骨再生 | 気管軟骨輪の再生修復 |
| | HGF | マウス | 血管新生，毛包組織の活性化 | 毛髪伸長の促進 |
| | | ラット，ブタ | 血管新生，アポトーシス抑制 | 拡張型心筋症治療 |
| | | ラット | アポトーシス抑制，線維組織の消化分解 | 肝硬変の再生治療 |
| | bFGF/TGF-$\beta$1 | ウサギ | 骨再生 | 頭蓋骨の再生修復 |
| | bFGF/PDGF, bFGF/HGF | マウス | 血管新生 | 下肢虚血治療 |
| | CTGF | ウサギ | 軟骨再生 | 膝関節軟骨の再生修復 |
| | FGF-10 | ラット | 間葉系細胞の増殖 | 歯周組織の再生修復 |
| | BDNF | マウス | 神経細胞の保護 | 内耳の再生治療 |
| | IGF-1 | ラット | 軟骨再生 | 膝関節軟骨の再生修復 |
| | | | 血管新生，アポトーシス抑制 | 心筋梗塞治療 |
| 塩基性ゼラチン（等電点9.0）コラーゲン | BMP-2 | ラット，イヌ，サル | 骨再生 | 頭蓋骨，下顎骨の再生修復 |
| | | イヌ | 軟骨再生 | 気管軟骨輪の再生修復 |
| | TGF-$\beta$1 | ウサギ | 骨再生 | 頭蓋骨の再生修復 |
| | VEGF | ブタ | 血管新生 | 心筋梗塞治療 |
| | | ウサギ | 〃 | 軟組織移植片の生着促進 |
| | | ウサギ | 骨再生 | 脊柱固定のための骨再生 |
| | | マウス | 血管新生，毛包組織の活性化 | 毛髪伸長の促進 |

注）bFGF：塩基性線維芽細胞増殖因子，TGF：トランスフォーミング増殖因子，HGF：肝細胞増殖因子，CTGF：結合組織増殖因子，VEGF：血管内皮細胞増殖因子，BMP：骨形成因子，PDGF：血小板由来増殖因子，BDNF：脳由来神経成長因子，IGF-1：インシュリン様細胞増殖因子-1

因子の徐放化を利用した，脳動脈瘤内での組織器質化による脳動脈瘤のカテーテル閉塞治療[11]などの内科治療への再生医療の応用も始まっている。

　以下に，細胞増殖因子の徐放システムなどの生体組織工学をベースとした生体組織の再生誘導の具体例を示す。塩基性線維芽細胞増殖因子（bFGF）は血管新生作用をもつことから，bFGF の徐放システムを利用することで虚血性疾患の血管新生治療が可能となる。例えば，イヌ心筋梗塞モデルの心筋内へbFGF 含浸ゼラチンハイドロゲル粒子を投与したところ，心筋内で血管新生が誘導されるとともに，心筋壁の動きも改善した。同じ投与量のbFGF の水溶液投与群では，血管新生も心筋壁の動きも認められなかった[12]。このbFGF 徐放化による血管誘導治療は，正常あるいは糖尿病ラットの下肢虚血モデルに対しても有効であった[13]。

　bFGF は血管だけでなく骨組織の再生誘導も促進することが知られている。心臓バイパス手術では，高い開存性から両側内胸動脈をグラフト血管として使用するが，このバイパス手術により，胸部前壁への血流がなくなり，栄養・酸素が不足し，胸切開部とその周辺軟組織の創傷治癒が遅延する。さらに悪いことには前従隔炎を起こすことが臨床上問題となっている。そこで，bFGF 含浸ゼラチンハイドロゲルによって骨と血管とを同時に再生させることを試みた。糖尿病ラットを麻酔下，胸骨正中切開を行い，両側の内胸動脈を結紮（けっさつ）したのち，

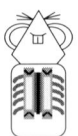
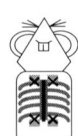

bFGF 含浸ハイドロゲルシート（1）　　未処理コントロール（2）

糖尿病ラット，胸骨の切開と両側内胸動脈剥離

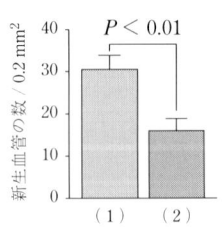

胸骨周辺軟組織の血管再生

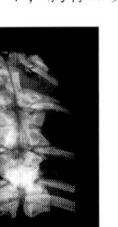
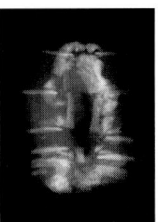

bFGF 含浸ハイドロゲルシート（1）　　未処理コントロール（2）胸骨欠損部が感染

胸骨の再生（X 線，手術 4 週間後）

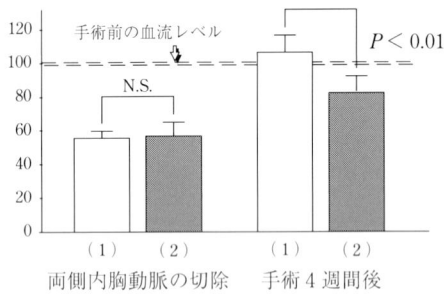

両側内胸動脈の切除　　手術 4 週間後

（a）bFGF 含浸ゼラチンハイドロゲルによる糖尿病ラット胸骨の再生　　（b）胸骨周辺の虚血軟組織での血流

**図 1.5** bFGF の徐放化による骨再生と新生血管の同時誘導（1）：bFGF 含浸ゼラチンハイドロゲル処理群（bFGF 投与量，100 µg/部位），（2）：未処理群

切開面および動脈結紮部を覆うようにbFGF含浸ゼラチンハイドロゲルシートを内側より付着，固定した。6週間後，bFGFの徐放群では，骨欠損部での骨再生治癒率および胸骨周辺軟組織の血流量が有意に増加した。未処置群では，骨欠損部で感染を起こすとともに，血流の改善がみられず，創傷面治癒が遅延あるいは認められなかった（図1.5）[14]。

この徐放化システムは，一つの細胞増殖因子を徐放化するだけではなく，二つ以上の因子を時間・濃度を変えて徐放化することもできる。例えば，bFGFとトランスホーミング増殖因子（TGF）-$\beta$1とを徐放化することによって，骨再生誘導に対する相乗効果が認められた（図1.6）。さらに，二つの血管新生因子を徐放化することによって，新生血管誘導と誘導血管の成熟度をともに高めることも可能となっている。体のなかには複数の細胞増殖因子を含んでいる成分がある。それは血小板である。この血小板中の細胞増殖因子をゼラチンハイドロゲルを用いて徐放化することによって，骨再生が増強されることもわかっている[15]。

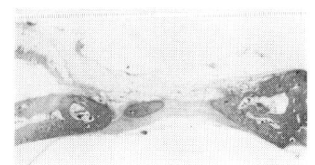
（a）bFGF 100 ng

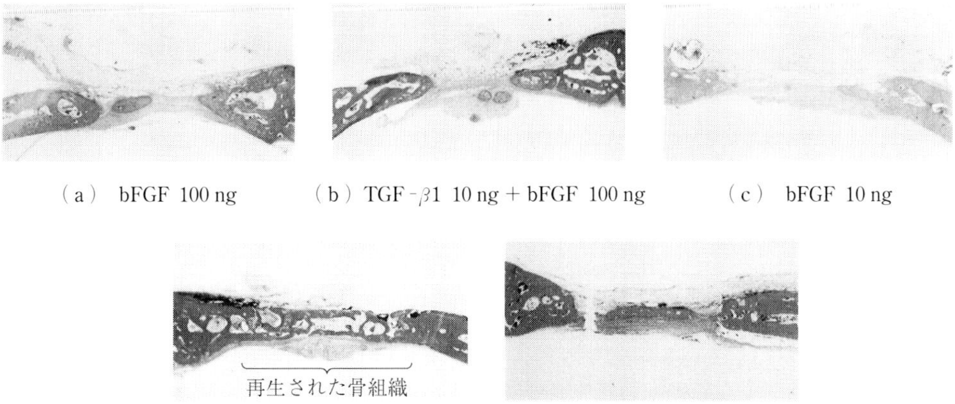

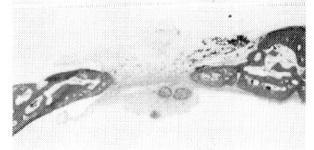
（b）TGF-$\beta$1 10 ng + bFGF 100 ng

（c）bFGF 10 ng

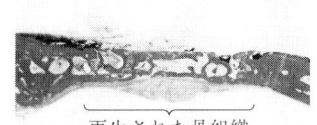
（d）TGF-$\beta$1 10 ng + bFGF 10 ng

（e）TGF-$\beta$1 10 ng

ウサギ頭蓋骨欠損部にbFGFおよびTGF-$\beta$1含有ゼラチン粒子を埋入。単独の細胞増殖因子の徐放では骨再生は認められなかったが，bFGFとTGF-$\beta$1との同時徐放化によって骨の再生誘導が実現された。

**図1.6** 骨再生誘導能に対する徐放化細胞増殖因子の相乗効果（口絵3参照）

細胞移植による生体組織の再生誘導あるいは臓器機能の代替のアプローチでは，移植細胞の生存・機能維持のために酸素・栄養の供給が必要不可欠である。細胞の移植部位へbFGF徐放ハイドロゲルを前投与し，血管を新生しておくことで，移植後の細胞の正着とその生物活性の発現効率が大きく改善される。例えば，bFGFの徐放化により，あらかじめ新生血管が誘導された部位へ移植された心筋細胞[16]・ランゲルハンス島[17]・肝細胞[18]あるいは腎尿細管上皮細胞[19]などは生物機能を発揮，優れた治療効果を示した。また，血管新生が培養表皮-真皮2層皮膚様構造物の生着率も向上させることもわかっている。

ゼラチンハイドロゲルによる徐放化は，TGF-$\beta$1の骨再生修復能も高めた（図1.7）。ま

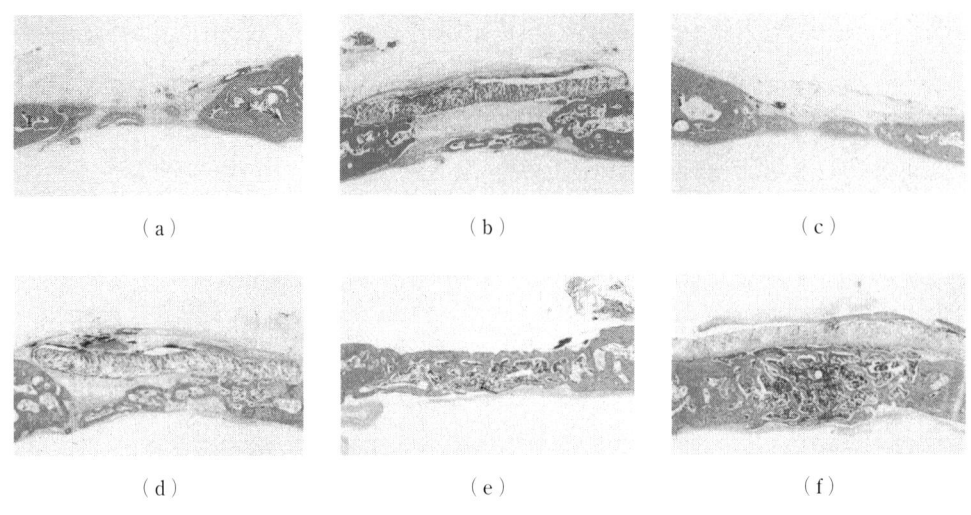

図 (a), (c), (e) はスペース確保膜なし。図 (b), (d), (f) はスペース確保膜あり。図 (a), (b) は未処理群。図 (c), (d) は 0.1 μg TGF-β1 水溶液処理群。図 (e), (f) は 0.1 μg TGF-β1 含有ゼラチンハイドロゲル粒子処理群。スペース確保膜により欠損部をカバーし、外部からの不要な細胞の侵入をブロックする。加えて、その欠損部内で TGF-β1 を徐放化することによって、骨再生誘導が実現された。

**図 1.7** TGF-β1 含有ゼラチンハイドロゲル粒子とスペース確保膜との組合せによるウサギ頭蓋骨欠損部の再生 (口絵 4 参照)

た、この再生能力は図 1.1 (d) で示したスペース確保膜の併用によって増強された。TGF-β1 含有ゼラチンハイドロゲル粒子を骨欠損部へ充てんしたのち、欠損部をポリ乳酸からなるスペース確保膜でカバーしたところ、膜のない場合に比べて、再生骨の厚みが増加した (図 1.7 (e) と (f) の比較)[20]。

細胞増殖因子の徐放システムは細胞と組み合わせて用いることもできる。老齢ウサギでは、若いウサギに比べて生体自体の再生誘導能力が乏しいため、頭蓋骨の欠損部に対してTGF-β1 含有ゼラチンハイドロゲル粒子、あるいは自家未分化間葉系幹細胞の単独で与えた場合には、骨再生効果がみられなかった。しかしながら、これらの両者を混合することにより、老齢ウサギの頭蓋骨の欠損部においても骨組織の再生が認められた[21]。別の例として、単離した脂肪前駆細胞と bFGF 含浸ゼラチンハイドロゲル粒子をコラーゲンスポンジ内に入れ、マウス背部皮下に埋入したところ、スポンジ埋入部位に脂肪組織が新生した (図 1.7 参照)[22]。bFGF 水溶液では脂肪組織の新生量は少なく、脂肪前駆細胞のみ、bFGF 含浸粒子のみ、あるいは細胞と bFGF の入っていない空の粒子との混合物の場合はまったく無効であった。また、脂肪前駆細胞と bFGF 含浸粒子との混合物でも、スポンジがなければ脂肪組織の新生はまったくみられなかった。以上の結果は、再生誘導する部位によって、足場と細胞と徐放化細胞増殖因子との三つの要素をうまく組み合わせることが必要であり、

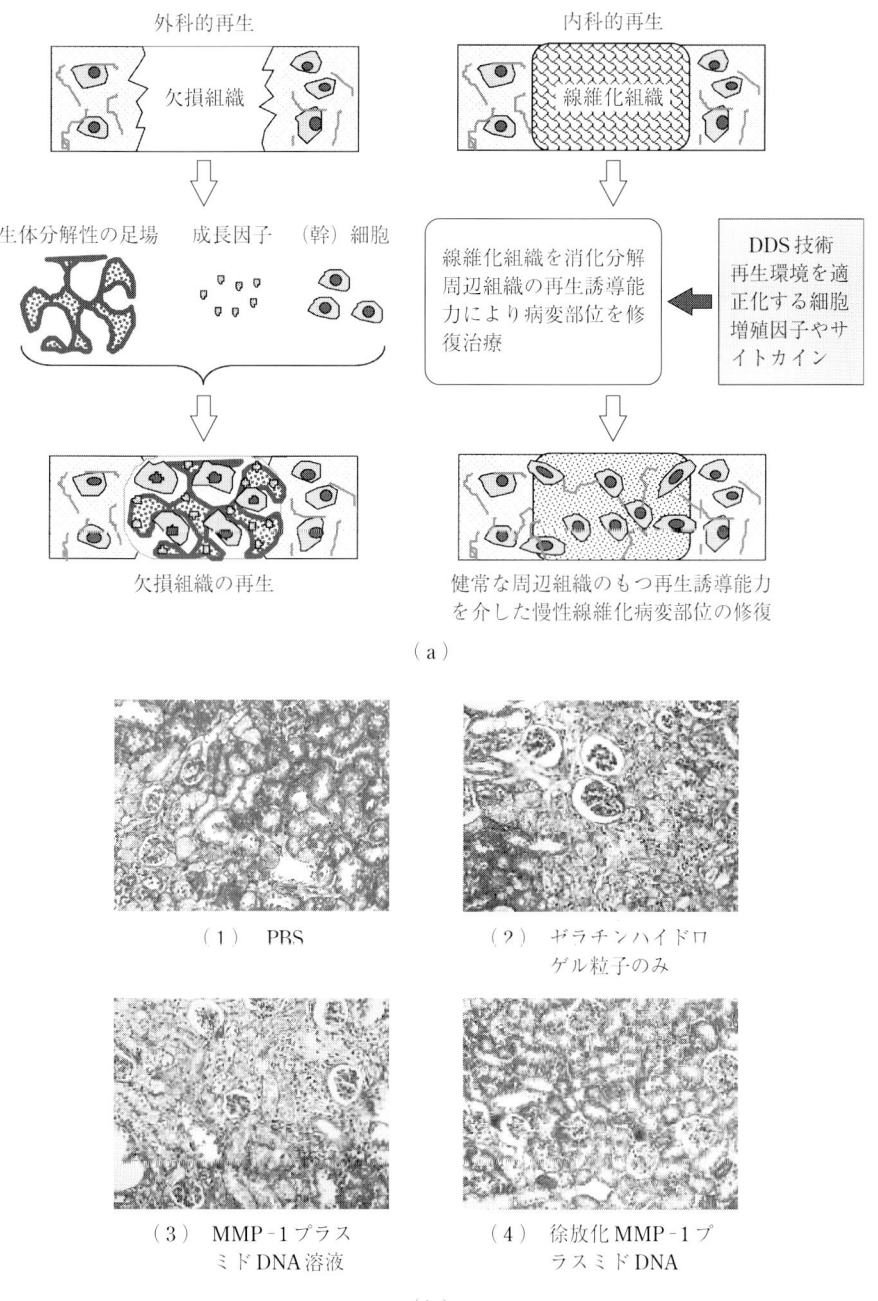

図 1.8 図（a）は外科的再生医療と内科的再生医療との概念図。図（b）は慢性腎炎モデルマウスにおける MMP-1 遺伝子を用いた腎組織の再生誘導。MMP-1 プラスミド DNA を含むゼラチンハイドロゲル粒子を腎皮膜下に投与し、4 週間後に観察した腎組織（マッソントリクローム染色）。MMP-1 遺伝子を慢性腎炎組織内で徐放化することによって、局所で MMP-1 タンパク質を発現させ、線維性組織の消化・分解を促す。周辺組織の再生誘導能によって、もともと線維組織のあった部位に正常組織が再生修復していく（口絵 5 参照）

それによって生体組織の再生が可能となることを示している。

ハイドロゲルは遺伝子の徐放化にも適用できる。アニオン性のプラスミドDNAをカチオン化ゼラチンからなるハイドロゲル内に静電的相互作用で固定化，ハイドロゲルの分解とともにプラスミドDNAを徐放化することができる（図1.4参照）[23]。遺伝子関連の研究の進歩により，新規な遺伝子の発見とともに遺伝子発現の制御が可能となり，それらの治療への応用も始まることは疑いない。それに伴い，新規遺伝子を用いた遺伝子治療に加えて，遺伝子改変された細胞を用いた細胞移植再生療法（遺伝子-細胞ハイブリッド治療）も活発に行われるようになるであろう。このためには，抗原性・毒性の点から臨床に応用するのが難しいウイルスベクターを利用しない遺伝子導入技術の開発研究が不可欠となる。例えば，遺伝子の徐放化技術が遺伝子の発現レベルと期間とを増強・延長できること[24]～[27]，また，ウイルスベクターと同じあるいはそれを超える程度にまで細胞への遺伝子導入効率を高められること[28]などがわかってきている。

生体内の欠損部に外科的に再生の場を作り再生を誘導するアプローチとは異なり，線維化組織を消化吸収することで臓器内に再生誘導の場を確保し，周辺組織の再生誘導ポテンシャルを介して難治性慢性疾患の治療を行うという「内科的再生医療」の試みも始まっている。「外科的再生」と「内科的再生」のいずれも，生体の潜在的な再生能力を引き出すためにきっかけを与えるという点で共通するが，後者はDDSの技術を活用することで，患者本来の組織を病的なものから再生可能な組織へと是正し，より侵襲の少ない組織再生治療の実現が期待できると考えられる（図1.8（a））。線維性コラーゲンを分解するマトリックスメタロプロテアーゼ（MMP）のプラスミドDNAを含浸したカチオン化ゼラチンハイドロゲル粒子を，糖尿病性腎症モデルマウスの腎皮膜化に投与した。その結果，腎組織中のハイドロキシプロリン量は減少し，腎機能を示す血中尿素窒素にも改善が認められた。また，組織学的にMMP-1プラスミド徐放群における腎臓の線維化病域の縮小も確認された（図1.8（b））[29]。HGFを徐放することによって，肝硬変の進行の抑制も報告されている[30]。一方，このような遺伝子治療に加えて，遺伝子改変した細胞を用いた細胞移植再生医療も行われている。このためには，ウイルスベクターを利用しない遺伝子導入技術の開発研究が不可欠であり，遺伝子に対するDDS技術も重要となる。例えば，プラスミドDNAを幹細胞内で徐放化することによって，ウイルスベクターに匹敵する遺伝子発現が達成され，遺伝子改変された幹細胞を用いた細胞移植治療効果が増強されることが報告されている[28]。

## 1.5 おわりに

最初にも述べたように，再生医療は，生体吸収性材料を用いた医工学的な工夫を加えるこ

とで細胞を増殖・分化させ，生体組織の再生を誘導するという生体組織工学がもとになっている。これまでのバイオマテリアルとは違って，長期間にわたって生体内で残存することがなければ，材料に対する生体反応は問題とはならない。生体の再生修復過程の邪魔にならず，かつ細胞の増殖・分化をサポートする生体吸収性材料が設計・利用できるようになってきた現在，生体組織の再生誘導が現実のものとなっている。もちろん，再生誘導に関係する細胞・細胞外マトリックス・生体シグナル因子の基礎生物医学が進歩することも大切であるが，それだけでは再生医療は実現できず，生体組織工学との機能的な連携が必要不可欠である。生体組織工学の基本概念である生体組織の再生誘導のための場の構築には，バイオマテリアルが重要で，しかも不可欠な存在である。

　現在の医療は生物医学だけではなく，多くの研究領域の研究開発成果の上に成り立っていることはいうまでもない。治療学の一つである再生医療も同じである。再生医療の目的は，新しい治療法の確立であり，発生・分化の解明ではない。生物学としての発生・分化の解明も重要であるが，今日の疾病の治療は病因の解明を待って行われるのではなく，むしろそのような例はわずかである。今後，生体組織工学を基盤とした生体組織の再生あるいは臓器機能の代替の研究開発はより活発になり，対象となる組織・臓器も増えていくであろう。ごくわずかの組織を除いては，その再生に細胞のみではなくバイオマテリアルが必要であり，生体組織工学への期待も増していくであろう。bFGFの徐放化技術を用いた血管・骨・皮膚真皮などの再生誘導治療は，大学病院の倫理委員会からの許可申請も得られ，臨床研究も始まっている。加えて，獣医学領域においても骨などの生体組織の再生医療はすでに現実のものとなっている[31),32)]。

## 引用・参考文献

1) 田畑泰彦 編：ここまで進んだ再生医療の実際，羊土社（2003）
2) 原田実根，桜井靖久 監修：最新医学3, 6月増刊号 現代医療の最前線（前・後編），最新医学社（2003）
3) 田畑泰彦：生体材料，生体組織工学を基盤とした再生医療の最前線，日本歯科評論，**736**, 64, 2, pp.167-181（2004）
4) 田畑泰彦：生体吸収性高分子を用いた生体組織の再生治療，高分子加工，**53**, 12, pp.3-11（2004）
5) 田畑泰彦：再生医療の実際と将来への期待，Biotherapy，**18**, 2, pp.91-105（2004）
6) 田畑泰彦：スキャホールド（Scaffold），THE BONE，**17**, 1, pp.29-34（2003）
7) Tabata, Y.：Tissue Regeneration Based on Growth Factor Release, Tissue Engineering, **9**, S-5-15（2003）
8) 田畑泰彦 編：遺伝子医学別冊 ドラッグデリバリーシステム DDS技術の新たな展開とその活

用法，メディカルドゥ（2003）

9) Tabata, Y. and Ikada, Y.：Protein release from gelatin matrices, Adv. Drug Delivery Reviews, **31**, pp.287-301（1998）

10) 田畑泰彦 編：遺伝子医学MOOK1 再生医療へのブレイクスルー ——その革新技術と今後の方向性，メディカルドゥ（2004）

11) Hatano, T. et al.：Acceleration of aneurysm healing by controlled release of basic fibroblast growth factor with the use of polyethylene terephtalate coils coated with gelatin hydrogels, Neurosurgery, **53**, pp.393-401（2003）

12) Iwakura, A., Fujita, M., Kataoka, K., Tambara, K., Sakakibara, Y., Komeda, M. and Tabata, Y.：Intramyocardial sustained delivery of basic fibroblast growth factor improves angiogenesis and ventricular function in rat infarct model, Heart and Vessels, **18**, 2, pp.93-99（2003）

13) Nakajima, H., Sakakibara, Y., Tambara, K., Iwakura, A., Doi, K., Marui, A., Ueyama, K., Ikeda, T., Tabata, Y. and Komeda, M.：Therapeutic angiogenesis by the controlled release of basic fibroblast growth factor for ischemic limb and heart injury：toward safety and minimal invasiveness, J. Artificial Organ, **7**, 2, pp.58-61（2004）

14) Iwakura, A. et al.：Gelatin sheet incorporating basic fibroblast growth factor enhances healing of devascularized sternum in diabetic rats, Circulation, **104**, I-352-I-329（2001）

15) Hokugo, A., Ozeki, M., Kawakami, O., Sugimoto, K., Mushimoto, K., Morita, S. and Tabata, Y.：Augmented bone regeneration activity of platelet-rich plasma by biodegradable gelatin hydrogel, Tissue Engineering, **11**(7/8), pp.1224-1233（2005）

16) Tambara, K., Tabata, Y. and Komeda, M.：Factors related to the efficacy of skeletal muscle cell transplantation and future approaches with control-released cell growth factors and minimally invasive surgery, Int. J. Cardiol., **95**, 1, S 13-15（2004）

17) Gu, Y. et al.：Development of a new method to induce angiogenesis at subcutaneous site of streptozotocin-induced diabetic rats for islet transplantation, Cell Transplant, **10**, 4-5, pp.453-457（2001）

18) Ogawa, K. et al.：The efficacy of prevascularization by basic FGF for hepatocyte transplantation using polymer devices in rats, Cell Transplant, **10**, pp.723-729（2001）

19) Saito, A. et al.：Bioengineered implantation of megalin-expressing cells：a potential intracorporeal therapeutic model for uremic toxin protein clearance in renal failure, J. Am. Soc. Nephrol., **14**, 8, pp.2025-2032（2003）

20) Hong, L., Miyamoto, S., Miyao, M., Hashimoto, N. and Tabata, Y.：Synergistic effect of gelatin microspheres containing TGF-$\beta$1 and a physical barrier for fibrous tissue infiltration on skull bone formation, J. Biomater. Sci., Polym. Ed., **11**, 12, pp.1357-1369（2000）

21) Tabata, Y., Hong, L., Miyamoto, S., Miyao, M., Hashimoto, N., Ilada, Y.：Bone formation at a rabbit skull defecr by autologous bone marrow combined with gelatin microspheres containing TGF-$\beta$1, J. Biomater. Sci. Polym. Ed., **11**, pp.891-901（2000）

22) Kimura, Y., Ozeki, M., Inamoto, T. and Tabata, Y.：Adipose tissue engineering based on human preadipocytes combined with gelatin microspheres containing basic fibroblast

growth factor, Biomaterials, **24**, pp.2513-2521（2003）

23) Kushibiki, T. and Tabata, Y.：A new gene delivery system based on controlled release technology, Current Drug Delivery, **1**, 2, pp.153-163（2004）

24) Fukunaka, Y. et al.：Controlled release of plasmid DNA from cationized gelatin hydrogels based on hydrogel degradation, J. Control Release., **80**, 1-3, pp.333-343（2002）

25) Kushibiki, T. et al.：In vivo release and gene expression of plasmid DNA by hydrogels of gelatin with different cationization extents, J. Control Release., **90**, 2, pp.207-216（2003）

26) Tokunaga, N. et al.：Adrenomedullin gene transfer induces therapeutic angiogenesis in a rabbit model of chronic hind limb ischemia：benefits of a novel nonviral vector, gelatin, Circulation, **109**, 4, pp.526-531（2004）

27) Yamamoto, M., Tabata, Y.：Tissue engineering by moclulated gene delivery, Advanced Drug Delivery Reviews（2006）

28) Nagaya, N. et al.：Hybrid Cell-Gene Therapy for Pulmonary Hypertension Based on Phagocytosing Action of Endothelial Progenitor Cells, Circulation, **108**, pp.889-895（2003）

29) Aoyama, T., Yamamoto, S., Kanematsu, A., Ogawa, O. and Tabata, Y.：Local delivery of matrix metalloproteinase gene prevents the onset of renal sclerosis in streptozotocin-induced diabetic mice, Tissue Engineering, **9**, 6, pp.1289-1299（2003）

30) Oe, S., Fukunaka, Y., Hirose, T., Yamamoka, Y. and Tabata, Y.：A trial on regeneration therapy of rat liver cirrhosis by controlled release of hepatocyte growth factor, J. Controlled Release, **88**, pp.193-200（2003）

31) 岸上義弘，田畑泰彦：獣医臨床にいかす再生医療，Companion Animal Practice，**176**，pp.17-35（2004）

32) 岸上義弘，田畑泰彦：獣医臨床にいかす再生医療，Companion Animal Practice，**178**，pp.32-60（2004）

# 2 バイオマテリアルとしてのポリマー

## 2.1 ポリマーの機能と分子設計

### 2.1.1 ポリマーの特徴

ポリマーとは，単純な構造をした化合物が重合反応して得られる高分子量化合物の総称である。一般的には繊維，ゴム，プラスチックなどの有機材料がこれに当てはまる。石油化学工業の進展とともにポリマーが社会に登場した。ポリエステルやポリアミドを研究して，これを工業化したのは DuPont 社の Carothers 博士で，1930 年代のことであった。当時は，「石炭と水と空気から作られ，鋼鉄よりも強く，くもの糸よりも細い」とうたわれ，世界中の注目を集めた。金属やセラミックスが古代より利用されてきていることを考えると，ポリ

表 2.1 医療デバイスに利用される材料

| | 名 称 | 使用される材料 |
|---|---|---|
| 人工臓器システム | 人工腎臓 | 再生セルロース，酢酸セルロース，PMMA，ポリスルホン，ポリカーボネート，ポリウレタン |
| | 人工肺 | ポリオレフィン |
| | 人工肝臓 | 吸着剤（活性炭/PHEMA 被覆） |
| | 人工血管 | ポリエステル，ポリテトラフルオロエチレン |
| | 人工皮膚 | コラーゲン，シリコーンゴム |
| | 人工弁 | パイロライトカーボン，生体弁 |
| | 人工骨，人工関節 | チタン，ステンレス鋼，セラミックス，UHMWPE，シリコーンゴム，PMMA |
| | 眼内レンズ | PMMA，ポリプロピレン |
| 治療システム | カテーテル | ポリウレタン，ナイロン，超弾性合金（Ni-Ti）|
| 検査・診断システム | センサー | シリコン半導体，セラミックス，ポリマー膜 |
| | 検査用プレート | ポリスチレン |
| | フィルター | 酢酸セルロース，ポリフッ化ビニリデン |
| 治療補助システム | 血液バッグ，輸液バッグ，シリンジ，注射器 | ナイロン，ポリウレタン，軟質ポリ塩化ビニル，ポリエチレン，ステンレス鋼 |

注） PMMA：ポリメチルメタクリレート，PHEMA：ポリ（2-ヒドロキシエチルメタクリレート），UHMWPE：超高分子量ポリエチレン

マーはまだわずか70年あまりの歴史しかない。しかしながら，現代社会においてポリマーが多く利用されていることは周知の事実であろう。衣食住の生活の基本となるどの分野においてもポリマーが利用され，われわれはその恩恵にあずかっている。ポリマーはその開発とほぼ同時に，医療分野への応用についても検討されてきた。現在，使用されている材料は安全性・安定性・滅菌性など，医療用材料としての条件を一応満たしているように思われる。ところが医療に用いられているポリマーは，ほとんど工業用汎用材料として開発された素材をそのまま転用したもので，金属材料やセラミックスも含めて医療用材料として独自に設計されたものではない（表2.1）。ここでは分子としてのポリマーを理解するとともに，医療用として利用する際の要求性能，あるいは再生医療など新しい医療に利用するポリマーについて解説する。

### 2.1.2 天然のポリマーと人工のポリマー

生物の生命活動にもポリマーは重要な役割を果たしている。すなわち，タンパク質，核酸あるいは多糖類などのように高い生理活性をもつ化合物はポリマーである。タンパク質は生体組織を構成したり，組織間の調節機能を担ったりする重要な化合物である。生体内には20種類のL-アミノ酸が存在し，これを組み合わせて高機能をもつタンパク質が合成される（図2.1）。このアミノ酸のようなポリマーの原料となる低分子化合物をモノマーと呼ぶ。モノマーはさまざまな原子から構成される化合物であり，その性質も多岐にわたる。情報分子

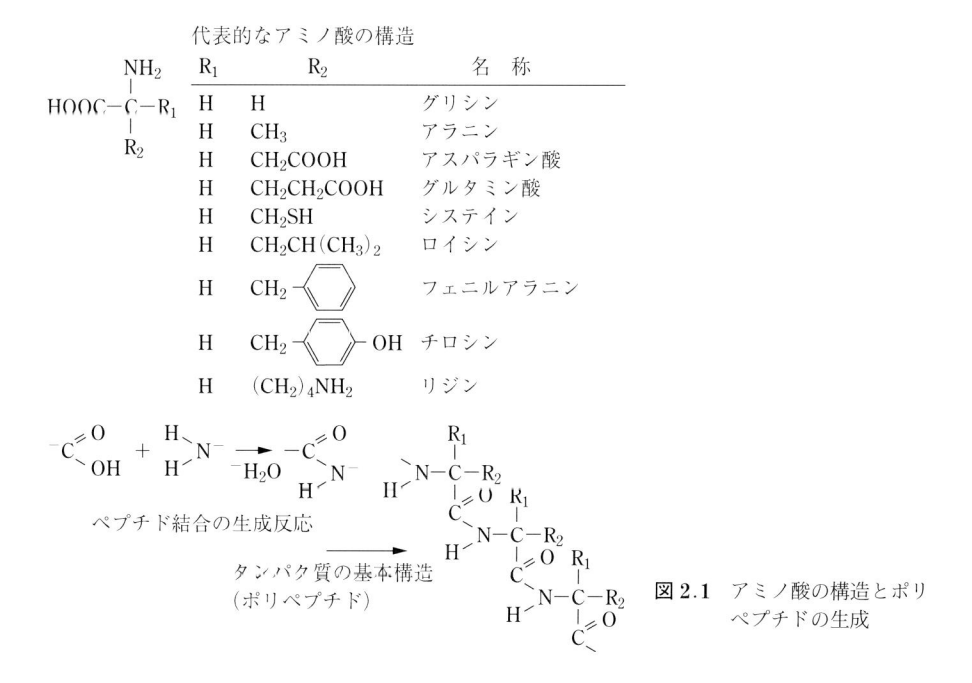

代表的なアミノ酸の構造

| $R_1$ | $R_2$ | 名　称 |
|---|---|---|
| H | H | グリシン |
| H | $CH_3$ | アラニン |
| H | $CH_2COOH$ | アスパラギン酸 |
| H | $CH_2CH_2COOH$ | グルタミン酸 |
| H | $CH_2SH$ | システイン |
| H | $CH_2CH(CH_3)_2$ | ロイシン |
| H | $CH_2-\phenyl$ | フェニルアラニン |
| H | $CH_2-\phenyl-OH$ | チロシン |
| H | $(CH_2)_4NH_2$ | リジン |

図2.1 アミノ酸の構造とポリペプチドの生成

である核酸のモノマーはヌクレオチドである。これは糖，核酸塩基およびリン酸が結合してできたもので，この塩基の種類によりヌクレオチドは4種類存在する（図2.2）。たった4種類のヌクレオチドが結合してできた核酸が，20個のアミノ酸の組合せ・配列を決めてタンパク質合成を行う設計図となっている。このように，ポリマーとなることによりモノマーの種類を越えた多種類の機能をもつ新たなポリマーを作り出している。

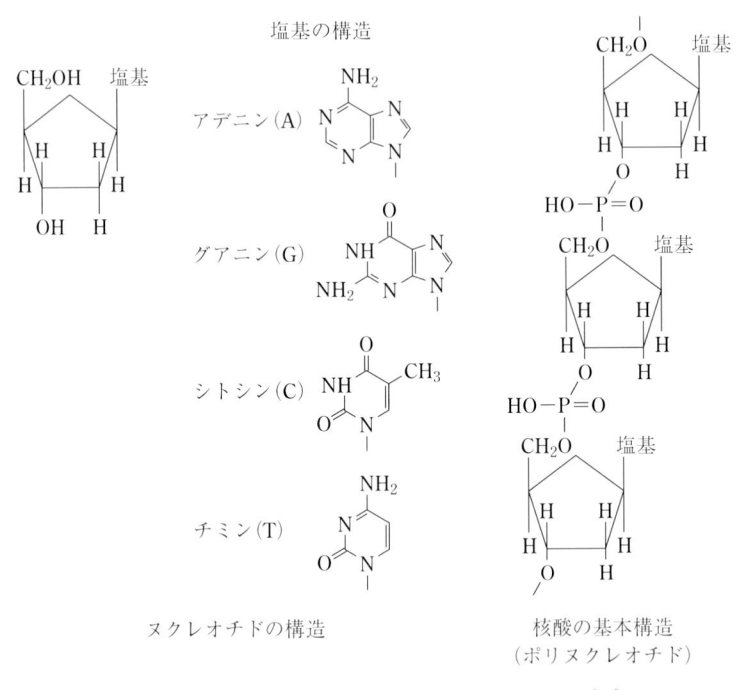

図2.2 ヌクレオチドの構造とポリヌクレオチドの生成

一方，人工系ではさらに多くのモノマーが存在し，これらを用いてポリマーが合成されている。最も簡単な構造をもつモノマーの一つであるエチレンは，重合によりポリエチレンとなる。エチレンは不飽和結合（二重結合）をもつ沸点が$-89℃$の気体である。これが重合反応によりつぎつぎと反応し分子量が徐々に増加すると性質が大きく変化してくる。10個程度結合したポリエチレン（正確にはオリゴエチレンと呼ぶ）では融点が36℃程度の固体，いわゆるワックスのような状態となる。さらに分子量が増加すると融点がこれに伴い増加し，硬い固体へと変化していく。最近では超高分子量ポリエチレンとして，分子量が1 000万を超えるものも製造されるようになってきている。

エチレンのほかにも分子内に不飽和結合をもつモノマーとしては，プロピレン，塩化ビニル，アクロニトリル，スチレンあるいはアクリル酸などが汎用されているが，これらはエチレン分子の炭素に結合している水素原子の一つを，ほかの官能基に置換した構造をもつ（図2.3）。もちろん，複数のモノマーを混合して重合反応を行うことも可能で，この場合にはコ

代表的なモノマーの構造

CH₂=CH  X：H    エチレン
  |     CH₃    プロピレン
  X     Cl     塩化ビニル
        CN     アクリロニトリル
        ⌬      スチレン
        COOH   アクリル酸

図 2.3　代表的なモノマーの構造

ポリマー（共重合体）が得られる。また，その特徴はモノマーの化学構造，組成，および配列の仕方により大きく異なる。例えばスチレンは水に溶解しにくい化合物であり，これから得られるポリスチレンはまったく水には溶解しない。しかしながら，スチレンと水溶性モノマーであるアクリル酸とを共重合反応すると，その組成により水に対するなじみやすさが変化する。アクリル酸の組成が低い場合には，得られるポリマーはほぼポリスチレン（PSt）と同じような性質を示すが，徐々に水に対するなじみがよくなる（図 2.4）。

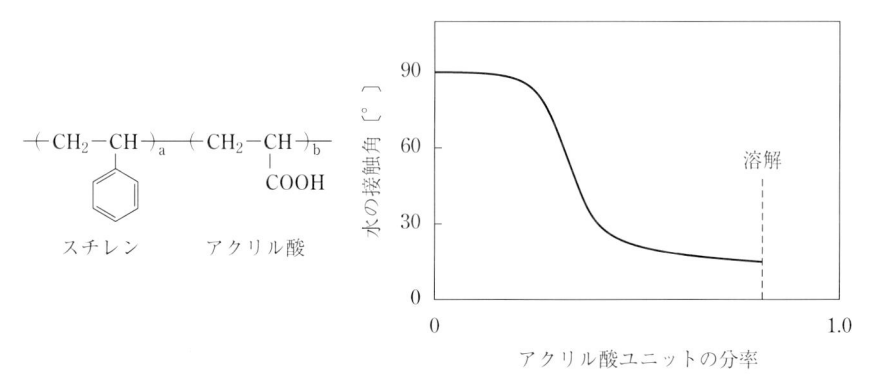

図 2.4　共重合によるポリマー特性の制御

　共重合体のフィルムを作成し，表面に水を滴下してその接触角を測る方法で，水とのなじみやすさを評価することができる。これは表面に極性をもつ官能基が存在すると水の接触角が低下することに基づく。スチレンに対するアクリル酸の組成が高くなってくると表面に極性のカルボキシル基が多く存在するようになり，結果として水の接触角が急激に低下する。また，さらにアクリル酸の組成が高くなると最終的には水に溶解する。すなわち，ポリマー中に存在するモノマーユニットの化学構造と組成を変えると，水に溶解しない状態から，水に溶解する状態にまで性質を変えることができる。細胞培養に利用するポリスチレン培養容器も表面にカルボキシル基をもつことが確認されているが，これは表面にプラズマ照射することにより生成する。しかしながらそのほかの官能基も同時に生成するために，これらを制御することが困難である。ポリマー合成においては求める性能に合わせて，ポリマー分子を設計し作り上げることが大切であり，特に医療用途においては構造を明確にしておかなけれ

ばならない。この分子設計こそが，天然・人工を問わず，ポリマーがもつ最も基本的な特徴であり，現在，社会においても広く利用されるようになってきている原動力である。

## 2.2 医療におけるポリマーマテリアル

### 2.2.1 医療分野へのポリマーの応用

診断・検査・臨床など医療行為を行おうとするとき，現在では必ず医療デバイスを使用している。例えば採血をする際には注射器や真空採血管などを利用するし，点滴をする際にはカテーテルや補液バッグなどが用いられる。医療行為が高度になればなるほど，これら医療デバイスに求められる性能も高くなる。医療デバイスは，生体組織内に埋め込んで長期間利用する (*in vivo*)，生体に装着して比較的短期間使用する (*ex vivo*)，および完全に生体から離れて使用する (*in vitro*) などの場合が想定される。いずれにしても，医療デバイスを作る際には安全性を第一に考えなければならない。したがって，利用する材料も機械的な強度はもちろんのこと，滅菌操作に耐えられること，溶離・溶出などがないことが重要な性質として求められる。最近では安全性の観点から *ex vivo* あるいは *in vitro* で使用する場合には，ディスポーサブル医療デバイスになっている。これには放射線滅菌を施すことが多い。したがって，耐放射線特性に優れたポリマーで，かつ成形加工性の優れたポリエチレン，ポリプロピレンなどのポリオレフィン，あるいは可塑剤を混入させて成形したポリ塩化ビニルなどが広く利用されている。一方で，*in vivo* の利用や *ex vivo* でも繰り返し利用することを前提とした人工臓器や，細胞との反応制御が不可欠な細胞工学用材料には新しい考え方でポリマーが分子設計され，一部で利用されてきている。

### 2.2.2 人工臓器のポリマーマテリアル

生体機能が低下した際や一時的に代替する必要があるときには人工臓器が不可欠である。また医療行為を支える臨床計測機器などの医療デバイスの重要性はますます高まってきている。これらは少なからず生体あるいは生体より取り出した成分と接触して用いられるため，界面での相互作用が生じる。すなわち，生体側には異物に対する防護機構である血栓形成，免疫応答，炎症反応さらにはカプセル化による排除反応が誘起される（図 2.5）。

一方，デバイス側にもこれらの生体反応により著しい機能低下が起こるほか，デバイスに用いた材料の劣化や分解も生じる。生体環境はつねに流動的であり，また個人差も大きい。したがって生体内で利用する医療デバイスには，医療機能のみならず優れた生体適合性を付与しなければならない。現在利用されている医療デバイスを材料の面から眺めてみると，決して必要十分条件を満足しているわけではない。例えば慢性腎不全患者の延命に使用されて

## 2.2 医療におけるポリマーマテリアル

**生体防御システム**
免疫反応
血液凝固反応
炎症反応（異物排除反応）
カプセル化反応

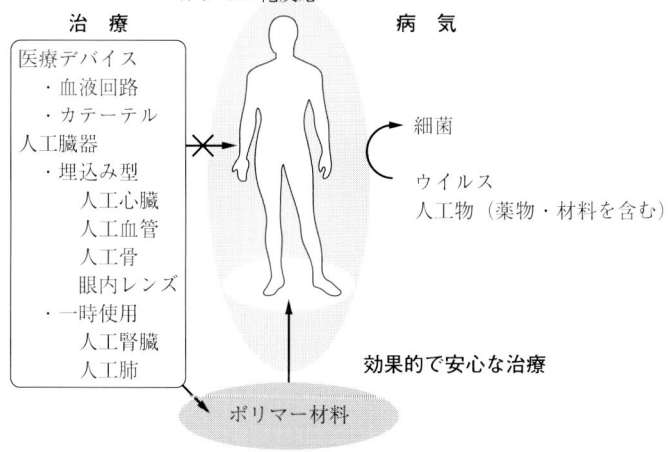

治　療
医療デバイス
　・血液回路
　・カテーテル
人工臓器
　・埋込み型
　　人工心臓
　　人工血管
　　人工骨
　　眼内レンズ
　・一時使用
　　人工腎臓
　　人工肺

病　気
細菌
ウイルス
人工物（薬物・材料を含む）

効果的で安心な治療

ポリマー材料
生体になじむ，生体に影響を与えない
（防衛システムをくぐり抜ける）

図 2.5　生体防御システムと生体適合性

いる血液透析器，いわゆる人工腎臓は中空糸膜を介して血液と透析液との間の物質移動を行うが，この中空糸膜に利用されている材料はポリスルホン，セルロース誘導体，ポリメチルメタクリレート（PMMA），ポリアクリロニトリルなどである。またハウジングの部分もポリカーボネートが主であり，エンドキャップ部分はポリウレタンである。また，心臓手術の際に利用される人工心肺装置のガス交換器（人工肺）にも中空糸が使われているが，これはポリオレフィンが主流である。これらはすべて工業的汎用材料であり，医療グレードになっているものの医療用材料として開発されたものではない。このような現実は，生体に対して厳しい状況を強いている。これらの医療デバイスを利用する場合には，ヘパリンなどの抗凝固剤の投与が不可欠である。これは生体側を使用する医療デバイスに合わせて調節していることにほかならない。技術革新により長期間の延命が可能となってきたが，さらに生体に優しい材料を創製することで自然な状態に近い治療が可能となり，これが患者にとって大きな助けとなることは明白である。

　ポリマーが血液や体液と接触した場合，表面にはタンパク質吸着層が形成され，これを引き金として血球成分の粘着，活性化反応が生じる（図 2.6）。また好ましくない免疫応答の原因ともなる。したがって，究極の生体適合性の獲得は，ポリマー表面のタンパク質吸着をいかに制御するかにかかっている。

　生体組織の 70 % 程度が水環境であることより，親水性表面や疎水性表面のように水に対する親和性をパラメーターとしたポリマーの分子設計がなされた。例えば，ハードコンタク

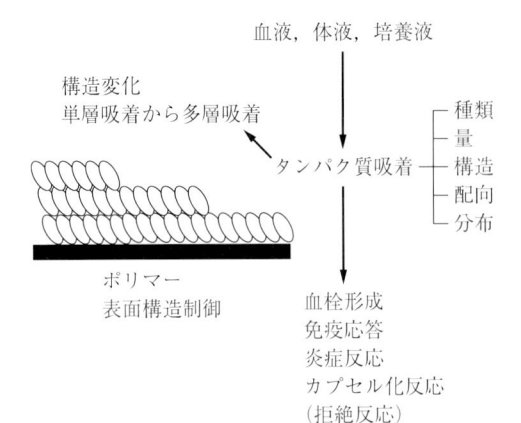

図 2.6 タンパク質の吸着現象

トレンズなどにも利用されている PMMA の側鎖メチル基を，ヒドロキシエチル基に変えたポリ（2-ヒドロキシエチルメタクリレート）（PHEMA）は，40％程度水を含む含水状態となる。これは現在，ソフトコンタクトレンズ素材の一つとして応用されているものの，生体適合性の観点からは必ずしも成功したとはいえない。これらの概念は，血栓形成の初期過程の解釈には有効であるものの，いったんタンパク質吸着が生じたあとについては，表面がポリマーの化学構造で規定できなくなるため現象との不一致が生じてくる。さらに吸着したタンパク質の種類が時間とともに変化する，いわゆるブローマン（Vroman）効果の影響や吸着タンパク質の構造変化の誘起も考慮しなければならない（図 2.7）。親水性表面に関しては血小板の粘着は抑制されるが，活性化反応については阻止することができずに微小血栓として毛細血管を閉塞することが明らかとなってきた。PHEMA やポリビニルアルコールのように，表面に水酸基が存在すると補体系の活性化も顕著となる。これらのことは短時間の抗血栓性は得られるものの，長期間の使用や頻度が高くなる場合には不適当であることを示している。

　ポリオキシエチレン（POE）鎖が有効にタンパク質の吸着を阻止できることが数多くの研究者により報告されている。これまでに，POE を表面にグラフト化することによる排除

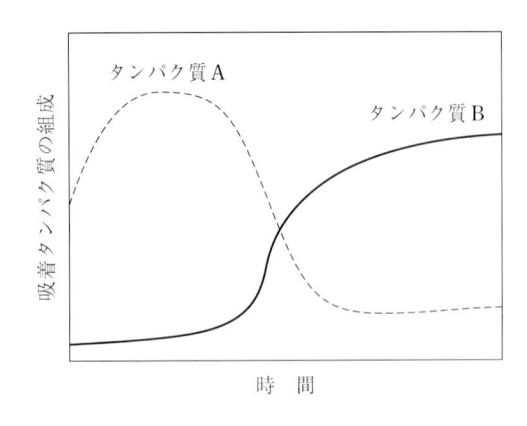

図 2.7　吸着タンパク質の交換反応（Vroman 効果）

体積効果やミクロな運動が，タンパク質の接近を妨げるとの説明がなされてきた（図2.8）。しかしながら最近の報告によると，POE鎖が短い場合，フィブリノーゲンや補体系タンパク質の吸着，活性化を促進することが示されている。POEは水溶性ポリマーであるにもかかわらず，ベンゼンなどの非極性溶媒にも溶解する特殊な性質をもっている。この性質がタンパク質の吸着，活性化の要因となっていると考えられる。

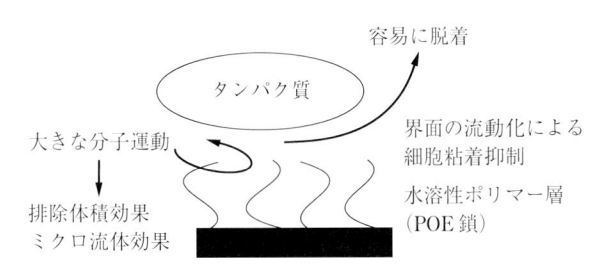

図2.8 POE鎖を固定化した表面のタンパク質吸着抑制機構

生体適合性表面としてのミクロドメイン構造の有効性が示され，親水−疎水型，結晶−非晶あるいは荷電状態などの特性の異なる表面について精力的に研究されてきた（図2.9）。これらのなかで，親水−疎水型のミクロドメイン構造をもつPHEMAとPStとのブロック型ポリマーは，口径3 mmの小口径人工血管表面に被覆することにより2年間以上の開存実績を有している。PHEMA−PStブロックポリマー表面ではタンパク質吸着層が20 nm程度に維持されることが認められ，いわゆるタンパク質の重層吸着が抑制されていることがわかった。またその組成もアルブミンが主であることが，長期にわたる開存を支えていると考えられる。このように血液と接触する表面の安定化も効果的な生体適合性の獲得法といえよう。

また，結晶−非晶構造のミクロドメイン構造を有するポリエーテルナイロンが血小板の活性化を誘起しないことが示されている。さらに，結晶化度の異なるポリオレフィンのタンパク質吸着性を測定した結果，これらの間に明確な相関関係があることが見いだされている。現在多くのディスポーザブル医療デバイスがポリオレフィンで作製されていることを考える

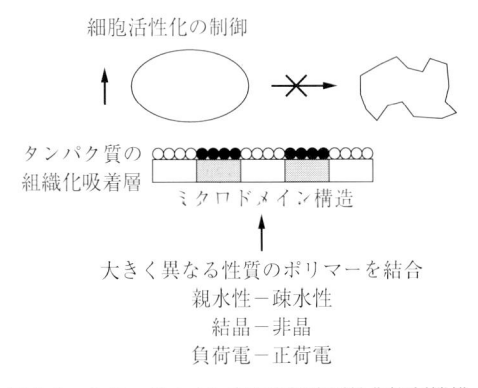

図2.9 ミクロドメイン表面の細胞活性化抑制機構

と，この知見は重要な意味をもっている。

　生体適合性表面として理想的で，模範となるものは血管内皮表面と考えられる。正常な血管内皮上では，細胞はもとよりタンパク質の吸着，活性化は生起しない。細胞膜を構成する主成分であるリン脂質は，極性基と長鎖アルキル基とからなる両親媒性分子であるために，水中ではさまざまな組織体を作る。特に細胞膜のようにリン脂質分子がたがいに疎水性基どうし，あるいは親水性基どうしを向かい合わせて高度に配列した二分子膜構造は，流動性を保ちながら内外層間の隔壁として作用し，かつ物質透過性を有するきわめてユニークな特徴をもつ。このリン脂質の組織体の応用として，リポソームやリピッドミクロスフィアによる薬物送達システム（drug delivery system：DDS）や脂質膜センサーなどに関する研究が精力的に行われている。一方，人工臓器や医療用デバイスを作成するためのバイオマテリアルという観点からリン脂質分子を考えてみると，リン脂質そのものの組織体では化学的・物理的安定性に乏しいため，そのまま利用することは難しい。例えばリン脂質極性基をガラス担体上に共有結合させたり，重合性リン脂質を用いて材料表面を修飾したりすることが試みられているが，実際には重合性や効率が悪く，医療用材料としての応用は不可能である（図2.10）。

　リン脂質極性基を有するメタクリル酸エステル，2-メタクリロイルオキシエチルホスホリルコリン（MPC）を一成分とするポリマーは，細胞膜類似表面を与えるきわめて簡便な方

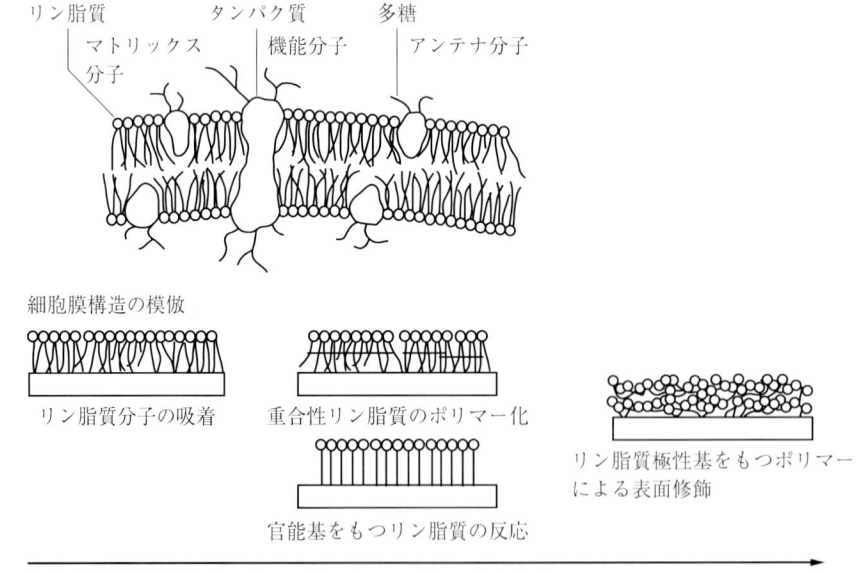

図2.10　安定な細胞膜構造表面の作製

法を提供する。すなわち，MPC ポリマーの溶液に修飾したい医療デバイスを接触させたのち，溶媒を留去するだけで，表面にリン脂質極性基が固定化される。この表面は優れたタンパク質吸着抑制効果を示し，結果的に血液凝固反応や炎症反応を阻止することが認められている。すでに欧米では *in vivo* にて利用される血管拡張ステントや *ex vivo* で使用する人工肺の表面修飾に利用されている。2005 年には国産の埋込み型人工心臓にも適用され，臨床試験が進められている。このような細胞膜類似構造をもつ表面では表面近傍の水の状態がバルクの水の構造とほぼ変わらず，このため，タンパク質が表面に接触しても構造変化が誘起されないために，すみやかに離脱することが明らかとなっている。また，直接生体適合性とはいえないが，MPC ポリマーで表面処理したポリエチレンを人工関節のカップとして利用すると，摩擦係数がきわめて小さくなるために摩耗がほとんど起きないことが示された（図 2.11）。人工関節の摩耗粉は生体中において免疫担当細胞であるマクロファージの活性化を引き起こし，これにより骨組織を破壊する破骨細胞の活性化を誘起することが知られている。このような過程を経て，人工関節周囲の骨組織が溶けるために，関節の"ゆるみ"を生じる。MPC ポリマーは，このような生体反応とそれに伴う人工臓器の機能低下を確実に防止する。

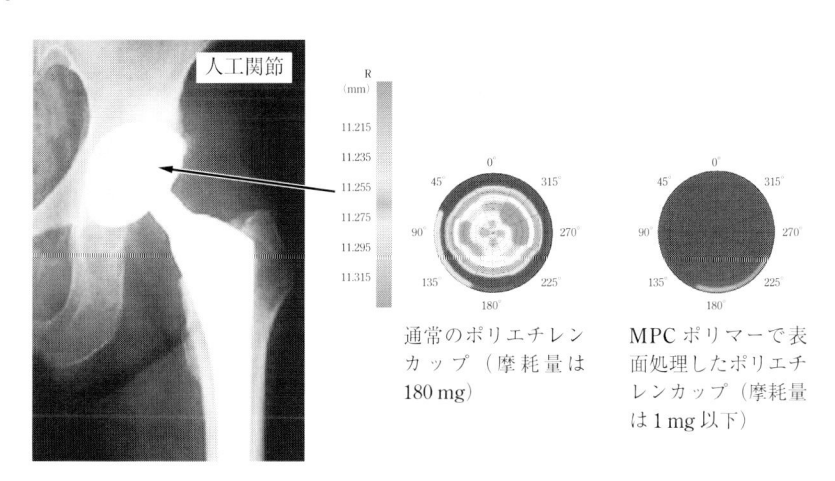

表面粗さ測定の結果（300 万回のシュミレーター試験後）。荒れているところが色が変化して観察される。

**図 2.11** リン脂質ポリマーの修飾によるポリエチレンの摩耗抑制（口絵 6 参照）

### 2.2.3 細胞工学とポリマーマテリアル

1993 年，マサチューセッツ工科大学（MIT）の Langer 博士らにより組織工学の扉が開かれたあと，十数年が経過した。この間，再生医工学への期待は高まるばかりであり，数年以内には組織工学で製造された生体組織デバイスが臨床可能になるといわれている。組織工

学の三種の神器は，健康な細胞（組織），分化・増殖を助けるタンパク質，および組織を形成するための足場（scaffold）といわれており，このどれか一つが欠けてもうまく行かない。生化学，分子生物学および遺伝子工学の進歩により，細胞やタンパク質については質・量とも十分なレベルに達してきている。一方，scaffoldを形成するためのポリマー材料としては，生分解性のポリ乳酸やコラーゲンなどが利用されてきているが，これには問題が残されている。例えば，ポリ乳酸では結晶化構造のために分解が遅く，さらに体液還流の少ない部所では生成する酸性物質により細胞が影響されると考えられる。また，コラーゲンでは分解生成物の生理活性などについてはいまだ不明である。今後の再生医工学を発展させるためには専用のポリマーを分子設計し，scaffoldとして利用することが必要である。生分解性ポリマーについては3章で解説するので参考にしていただきたい。最近，生体適合性ポリマーの側鎖に，光学活性なポリ乳酸側鎖を担持したグラフト型ポリマーが合成され，光学異性体間での複合体形成による多孔質3次元化に成功した。このscaffoldは細胞培養液の浸潤性に優れ，細胞に対する影響も少ないことが特徴として認められている（図2.12）。

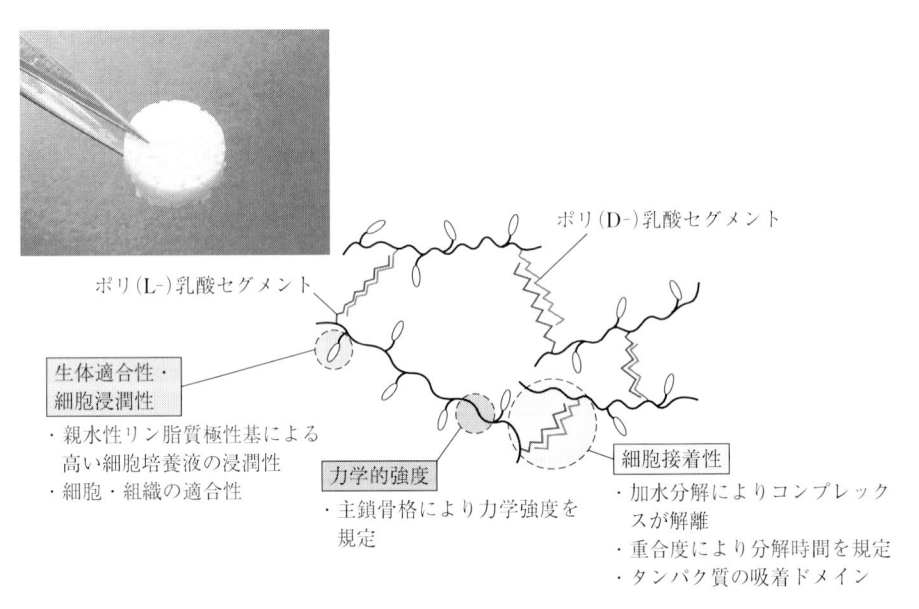

図2.12　ポリマーの複合化を利用した細胞培養基材

異なる観点では，岡野らによる研究が挙げられる。これは細胞を培養し組織化したのち，簡単に回収できることを利点とした新しい培養用プラスチックプレートの開発と，細胞シート工学の創成である（図2.13）。これは感温性ポリマーを巧妙に応用した技術であり，ポリマー科学から細胞工学の一つの方向性を新たに開拓したものといえる。さらに細胞接着性の改善や回収した組織の詳細な解析を含めて，大きな期待がかかっている。

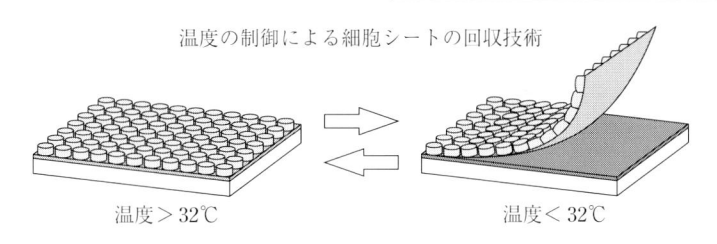

温度の制御による細胞シートの回収技術

温度＞32℃　　温度＜32℃

培養基材表面に感温性のポリ（$N$ イソプロピルアクリルアミド）を結合させると，温度変化に伴い基材が疎水性から親水性となり，細胞の接着特性が変化する。

図 2.13　温度制御による細胞粘着の制御（細胞シートの作製）

## 2.3　ポリマーマテリアルの創製

### 2.3.1　ラジカル付加重合

二重結合のような不飽和結合を有するモノマーに，ラジカルなどのきわめて高い反応性を有する活性種が攻撃して，不飽和結合を開裂させて共有結合を形成する。この反応で生成した反応中間体は，やはりラジカルであるために反応性が高く，さらにつぎのモノマーを攻撃して連鎖的に分子が結合し，ポリマーとなる（図 2.14）。これをラジカル付加重合と呼ぶ。

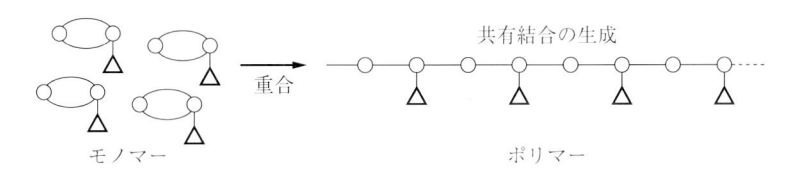

モノマー　重合　共有結合の生成　ポリマー

図 2.14　ラジカル付加重合によるポリマーの生成

代表的な不飽和結合（ビニル基）をもつモノマーをラジカル重合するとき，熱や光で分解し，ラジカルを発生する化合物（開始剤）を用い，ここから発生したフリーラジカルの反応活性種がビニル基を攻撃する（開始反応）。ついで，生成したモノマーラジカルが順次モノマーを攻撃してポリマーラジカルを生成する反応過程（生長反応）を経て，ポリマーラジカルが失活するか，ほかのポリマーラジカルと反応して安定なポリマーとなる（停止反応）（図 2.15）。一般に，ラジカル付加重合では開始反応が遅く，生長反応はきわめてすみやかに進行する。反応中間体の寿命は短く，数ミリ秒程度で失活する。この間に捕捉されたモノマーの数により分子量が決定する。したがって，なるべくポリマーラジカルの失活が起きないような反応条件・環境を作り出すことが，高分子量体を得るためには必要となる。ラジカル捕捉作用のある酸素や溶媒などは，できるだけ除くことが大切である。

ラジカル付加重合は適用できるモノマーの種類も多く，さまざまな特性を有するポリマー

**開始反応**

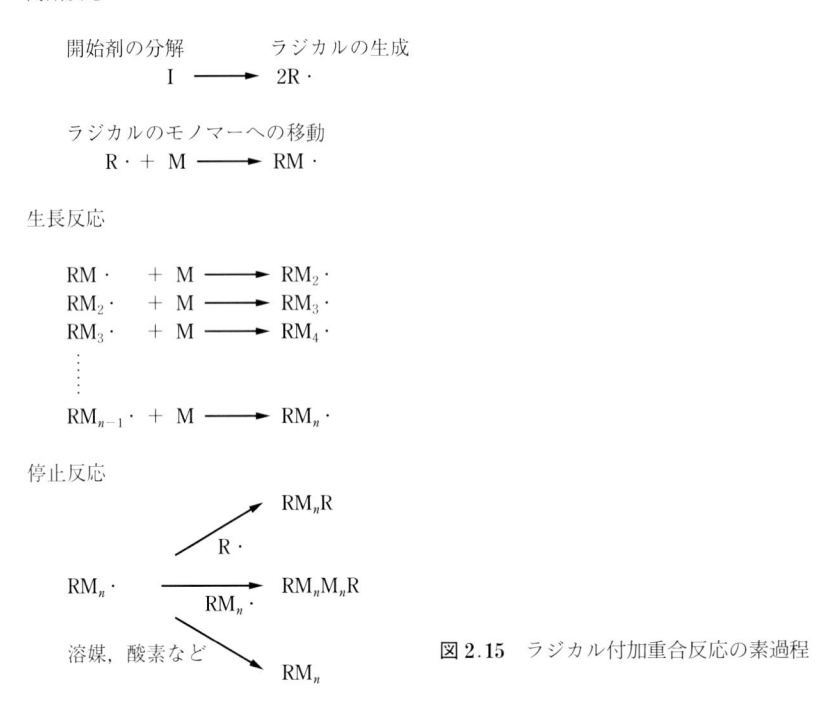

開始剤の分解　　　　ラジカルの生成
$$I \longrightarrow 2R\cdot$$

ラジカルのモノマーへの移動
$$R\cdot + M \longrightarrow RM\cdot$$

**生長反応**

$$RM\cdot + M \longrightarrow RM_2\cdot$$
$$RM_2\cdot + M \longrightarrow RM_3\cdot$$
$$RM_3\cdot + M \longrightarrow RM_4\cdot$$
$$\vdots$$
$$RM_{n-1}\cdot + M \longrightarrow RM_n\cdot$$

**停止反応**

$$RM_n\cdot \begin{array}{c} \xrightarrow{R\cdot} RM_nR \\ \xrightarrow{RM_n\cdot} RM_nM_nR \\ \xrightarrow{溶媒, 酸素など} RM_n \end{array}$$

図 2.15　ラジカル付加重合反応の素過程

が容易に得られる。さらに複数のモノマーを用いた共重合も可能である。共重合する際にはラジカル反応性に差があるために，反応系に存在するモノマーの組成が必ずしもポリマー中のモノマーユニットの組成に反映しない。したがって，得られたポリマーの構造解析が重要である。また，停止反応がさまざまな様式で生じるために，生成するポリマーの分子量に違いが生じる。すなわち，ラジカル付加重合で得られるポリマーは分子量の異なるポリマー鎖の混合物である。これを解析するために分子量の測定が行われるが，数平均分子量（number-average molecular weight：$M_n$）および重量平均分子量（weight-average molecular weight：$M_w$）で表される。分子量の分散の程度（多分散度）は $M_w/M_n$ 値で示され，この値が大きいほど分子量にばらつきがあることを意味する。

　最近，活性種の安定化する化合物を応用してラジカル付加重合において生長反応を制御し，モノマーが完全に消費されるまで重合反応が停止しない反応系が開発された。リビングラジカル重合法であり，これを利用すると多分散度がきわめて 1.00 に近いポリマーが得られるようになってきた。以前は，活性種をラジカルではなくイオンとする特殊なイオン重合法などにより，リビング重合が行われてきたが，適用できるモノマーに制限があった。新しいリビングラジカル重合の進展は，分子構造が明確であることが求められるバイオマテリアル分野には有効である。

## 2.3.2 重縮合

Carothers博士により合成されたポリアミドはナイロン6,6で，モノマーとしてジカルボン酸とジアミンを用い，縮合反応を繰り返して生成する．この反応を重縮合と呼ぶ．重縮合は多官能性の化合物が，水や塩化水素といった簡単な構造をもつ低分子化合物を脱離させながら繰り返して反応し，ポリマーを生成していくことを特徴とする．ポリアミド以外にも，ジオールとジカルボン酸からはポリエステルが，ビスフェノールAとホスゲンからはポリカーボネートがそれぞれ生成する（図2.16）．これらの反応は平衡反応であるために，ポリマーの分子量を増加させるためには反応過程で脱離する低分子を反応系から除去することが大切である．重縮合は，次項の重付加と同じく逐次重合反応である．これは反応の進行とともにモノマーが消費され，ポリマー鎖を形成するので，重合時間に伴い重合度が増加する特徴を示す．

ポリエステルの生成
$$HOOC-R-COOH + HO-R'-OH \longrightarrow +OC-R-COO-R'O+_n + 2n\ H_2O$$

ポリカーボネートの生成
$$HO-\!\!\bigcirc\!\!-\overset{CH_3}{\underset{CH_3}{C}}-\!\!\bigcirc\!\!-OH + Cl-\underset{O}{C}-Cl \longrightarrow +O-\!\!\bigcirc\!\!-\overset{CH_3}{\underset{CH_3}{C}}-\!\!\bigcirc\!\!-OC+_n + 2n\ HCl$$

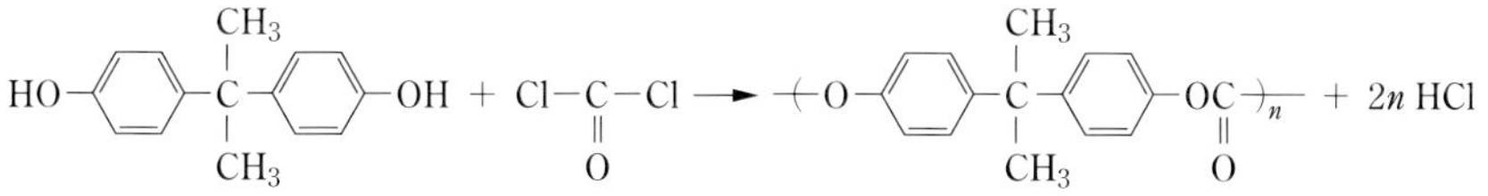

図2.16 重縮合反応によるポリマーの生成

## 2.3.3 重付加

イソシアネート基をもつ反応性の高い化合物が，ヒドロキシル基あるいはアミノ基など活性プロトンをもつ化合物を反応し，ウレタン結合あるいはウレア（尿素）結合を生成する反応を利用してポリマーを生成する重合方法である（図2.17）．重縮合とは異なり，反応の進行に伴う低分子化合物の脱離は起こらない．多官能性のイソシアネート化合物とジオール化合物からはポリウレタン，ジアミン化合物からはポリウレアが生成する．

ポリウレタンの生成
$$O=C=N-R-N=C=O + HO-R'-OH \longrightarrow +CONH-R-NHCOO-R'O+_n$$

ポリウレアの生成
$$O=C=N-R-N=C=O + H_2N-R'-NH_2 \longrightarrow +CONH-R-NHCONH-R'NH+_n$$

図2.17 重付加反応によるポリマーの生成

## 2.3.4 開環重合

開環重合とは，環状構造をもつモノマーを開環すると同時に，生成する反応活性種がつぎつぎと環状モノマーを攻撃して，新たな結合を生成してポリマーになる反応を基本としてい

る（図 2.18）。一般に，酸素・窒素・ケイ素・リンなどヘテロ原子を含む環状モノマーは，ポリマーとすることが容易で，有・副反応も起きにくい。環状エーテルからはポリエーテルが生成する。例えば，エチレンオキシドを開環重合するとポリエチレンオキシドが得られる。またシリコーンゴムの原料となるポリジメチルシロキサン（PDMS）も開環重合により得られるポリマーである。重縮合では 2 種類のモノマーの逐次重合でポリマーが得られるが，実際には重合度を増加させようとすると，このモノマーの分子数を厳密に等しくすることが必要である。したがって，工業的な製造を考えるときわめて困難であった。そこで，開環重合により合成されるようになってきている。ポリアミドであるナイロンの場合には，$\varepsilon$-カプロラクタムの開環重合でナイロン 6 が生成する。また，生分解性が期待されるポリ乳酸，ポリグリコール酸もラクトン化合物の開環重合で合成される。

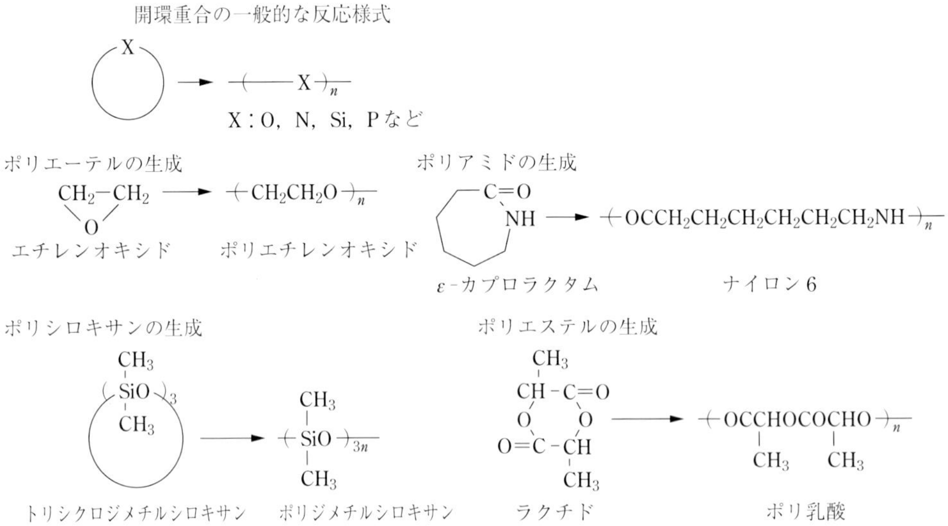

図 2.18 開環重合によるポリマーの生成

## 2.4 生体環境でのポリマーの安定性

### 2.4.1 生体環境の影響

生体内の環境は中性，低イオン強度，そして 37°C といった一見穏和な状態が保たれているが，ポリマーを生体内に埋入した瞬間から，生体成分が表面に吸着し，ポリマーを排除しようとするさまざまな拒絶反応が起こる。この特異的な反応は，一般には分解しないような構造のポリマーでさえも時には化学的に劣化させる（図 2.19）。

生体内でポリマーを使用する場合，ポリマーはつねに化学的・物理的な負荷を生体から受け，これらの負荷は独立したものでなく相互に干渉してポリマーの劣化を促す。ポリマーが

## 2.4 生体環境でのポリマーの安定性

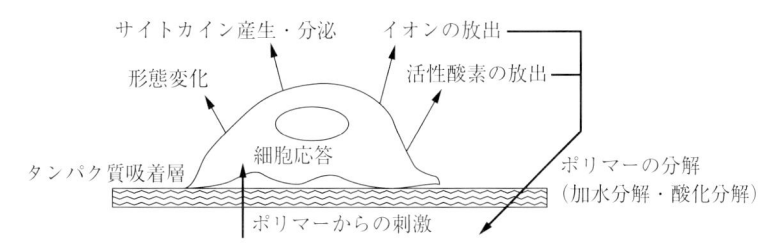

**図 2.19** ポリマー表面での細胞応答とポリマーへの影響

正常な機能を維持するためには，それらの負荷に耐えられる構造であることが望ましい。しかしながら，現在医療用として実際に使用されているポリマーにおいては，生体内での劣化やそれに伴う溶出物が生体に与える悪影響などが問題となっており，生体内において長期的に安定なポリマーの重要性が高まっている。

### 2.4.2 加水分解によるポリマーの劣化

加水分解は水との反応による化学種の開裂である。この反応は，酸・塩基・塩・酵素によって促進される。ポリマーの加水分解に対する感受性は，化学構造・形状・大きさ・生体の環境によって大きく左右される。一般に炭化水素・ハロゲン化アルキル・ジメチルシロキサンなどは加水分解に対してきわめて安定である。ポリマーの加水分解速度はポリマーのなかの加水分解を受けやすい官能基の量や，結晶性・架橋密度・表面積によって変化する。

それでは実際に生体内で生じるポリマーの加水分解機構について考えてみよう。生体の細胞外液には $H^+$・$OH^-$・$Na^+$・$Cl^-$・$HCO_3^-$・$PO_4^{3-}$・$K^+$・$Mg^{2+}$・$Ca^{2+}$・$SO_4^{2-}$ などの多くのイオンが存在し，そのほかに有機酸・タンパク質・脂質・リポタンパク質なども溶液もしくはコロイドの状態でつねに循環している。特にリン酸イオンなどは加水分解の促進性がきわめて高く，ポリエステルの分解速度を数倍に加速する。イオンの影響を受ける度合いはポリマーの親・疎水性によって大きく異なり，疎水性の高いポリマーにおいてはイオン濃度の影響は無視することができる。一方，吸水性の大きい水和ゲルは，水と同時にイオンが吸収され加水分解を受けやすくなる。ポリマーを生体内に埋め込むと，組織に炎症や感染が生じ，同時に pH が局部的に変化し，これによって加水分解が促進される。

酵素は，加水分解に直接作用する場合と，ほかの機構で起こる加水分解の速度を高める二つのはたらきをする。細胞外液に含まれる酵素は，ポリマーに直接粘着した細胞より放出される。細胞より産生された加水分解酵素は，親水性の官能基に対し特異的に活性を示す。酵素は生体ポリマーの特定部位を認識できる分子鎖，立体構造を有している。通常，合成ポリマーは酵素の認識部位をもっていないため酵素分解を受けにくい。しかしながら，一部のポリエステルやポリアミドの加水分解は酵素によって生じることが明らかになっている。一

見，酵素がこれらのポリマーのセグメントを認識するかのように思えるが，むしろポリマー表面に吸着したタンパク質を認識している場合が多い。とはいえ，酵素がポリマーの特定部位を認識することも事実であり，ポリエーテルウレタンウレア，ポリエステルウレタンウレアにいくつかの加水分解酵素を作用させたところ，酵素が作用した部位はウレタンのエステル部分に集中していることがわかった。酵素反応によって，表面の粗さやフラグメント化が進行するとポリマーの表面積が増し，加水分解速度が上昇する。埋埴用ポリマーは隣接した組織に対し，つねに炎症反応や酵素放出を引き起こす恐れがあり，これがポリマー自身の劣化を促進することになる。

### 2.4.3 生体環境下での酸化反応

生体が産生した物質が直接ポリマーを酸化劣化させる。これらの反応性物質は異物を認識し活性化した貪食細胞から作られる。これらの細胞は脊髄より発し，循環系に存在しおもに好中球と単球である。単球はマクロファージや巨細胞（foreign body giant cell：FBGC）に分化する。好中球は傷を負った場所での信号に応答し，素早く化学物質を放出する。異物と認識されたポリマーに対しても傷を負った場合と同様な応答を示す。活性化したマクロファージはつぎつぎと増殖し，数日で減少する。マクロファージの融合体はFBGCに埋埴したマテリアル表面で数か月～数年間生き続ける。これらの細胞によるポリマーの酸化劣化メカニズムは，完全には明らかになっていない。

多核白血球（polymorphonuclear cell：PMN）およびマクロファージは，酸素を代謝してスーパーオキシドアニオンを生成する。この中間体がさらに強力な酸化物を形成し，ラジカル的な分解反応を開始する。スーパーオキシドジスムターゼ（superoxide dismutase：SOD），ウビキトースペルオキシターゼは超酸化物を過酸化水素に変換し，PMNから作られるミエロペルオキシターゼ（myeloperoxidase：MPO）の存在下で次亜塩素酸に変わる。次亜塩素化合物はアミノ基を酸化してクロラミンにする。また，次亜塩素化合物はほかの窒素を含有する官能基を酸化することができる。マクロファージは基本的にMPOを含んでいない。よって，マクロファージ内に存在する過酸化物は通常，次亜塩素酸に変換されない。しかしながら，PMNによって産生されたMPOはポリマー表面と結合し，マクロファージやFBGCの次亜塩素酸産生を促す。通常，生体内の$Fe^{2+}$濃度はきわめて低いが，異物の侵入により赤血球の溶血や炎症が起こると$Fe^{2+}$濃度が局所的に上昇する。この$Fe^{2+}$は過酸化水素を酸化力の非常に強いヒドロキシルラジカルに変換する。生体内に異物が侵入した場合には，マクロファージの活性により数週間で処理される。しかしながら，ポリマーを長期間生体内に埋埴した場合，マクロファージより産生される化学物質はポリマー表面で放出され続ける。この状態はエキソサイトシスであり，数か月～数年間起こり，長期酸化劣化として

考えられている。

　生体組織内に埋め込んだ際に生じる生体反応は，再生医療においてポリマーを足場として細胞を培養し，組織化する場合にも当てはまる。したがって，この生体反応を理解し，傷害のない細胞組織を得る手法，またポリマーを開発することが重要である。

## 引用・参考文献

1) 中林宣男，石原一彦，岩崎泰彦：バイオマテリアル，コロナ社（1999）
2) 宮下徳治：コンパクト高分子化学，三共出版（2000）
3) 川上浩良：工学のための高分子材料化学，サイエンス社（2001）
4) 石原一彦，畑中研一，山岡哲二，大矢裕一：バイオマテリアルサイエンス，東京化学同人（2003）

# 3 バイオマテリアルとしての吸収性材料

　生体内，とりわけ人体の組織中で分解（biodegradation）を受け，かつ分解生成物が代謝・排泄（bioabsorption, bioresorption）される材料を生体内分解吸収性材料（biodegradable materials），あるいは生体吸収性材料（bioabsorbable materials）と呼ぶ。この種の材料は体内に埋入されても，やがて消滅して残留・蓄積を生じないので，生体が自己修復を行う間の一時補修材や，スローリリースを目的とした薬剤のキャリヤーとして理想的である[1]~[4]。生体吸収性材料としては，特定の構造を有する合成高分子のほか，コラーゲン等の天然由来素材も用いられる。

## 3.1　生体の代謝と分解吸収性

### 3.1.1　代謝経路と分解吸収性

　生体は多様な代謝作用（metabolism）により，体内に取り込んだ栄養物質を同化もしくは異化・排泄している。生体吸収性材料は，この代謝をうまく利用しながら分解・吸収されるものである。高分子材料が生体内で分解・吸収されるには，まず，その低分子量化が進行し，その後に低分子量生成物の吸収，すなわち代謝・排泄が行われることが必要である。第1段階を分解過程（decomposition step），第2段階を代謝過程（metabolysis step）もしくは無機化過程（assimilation step）と呼ぶが，後者においては，低分子量化した分解物が生体の代謝サイクルに取り込まれて分解されるか，あるいは腎臓や汗腺から透析・排泄される必要がある。したがって，この要件を考慮して生体吸収性高分子の分子設計を行うと，「代謝生成物を構造単位として有し，それらが分解可能な結合でつながれた構造をとる」ものとなる。代謝生成物そのものでなくても，その類縁体であれば代謝を受けることができるので，代謝可能な物質を分解可能な結合により高分子量化したものが生体吸収性高分子となりうる。この意味から，炭素-炭素結合からなるビニルポリマーなどは，生体吸収性とはなりにくい。この構造要件に加えて，生体吸収性材料が生体内で使用されるには，つぎのような生体適合性，材料物性・機能上の条件も満たさねばならない。

　① 素材自体が免疫原性，毒性をもたないこと

② 適度な分解速度を有すること
③ 分解で生ずるオリゴマーや低分子が毒性を示さずに代謝・排泄されること
④ 加工しやすく適度な力学特性を保持すること

一方,分解過程を反応機構により分類すると,生体内の酵素系の作用により高分子の低分子量化が進行する機構と,酵素がなくても体液との接触によって自然分解する非特異的分解機構に分けられる。前者の機構で分解するものを,酵素分解型生体吸収性高分子（enzymatically degradable polymers），後者のほうを,自然分解型生体吸収性高分子（non-enzymatically degradable polymers）と呼ぶが,後述するように両者ともその特性を生かして医用材料として用いられている。

### 3.1.2 吸収性材料の構造と種類

表3.1に酵素分解型および自然分解型生体吸収性材料の例を示す[5),7)]。前者には,ペプチドや多糖類などの生体高分子もしくはその誘導体が多く含まれる。もともと生体によって合成される物質に対しては,生体自身が分解酵素や代謝系を用意しており,生体高分子の大半は酵素分解型である。例外はケラチン,フィブロインなどの硬タンパクや高結晶性のセルロース類であり,人体はこれらに対する分解酵素をもたない。生体系により合成された高分子

表3.1 主たる生体内吸収性材料

| | | |
|---|---|---|
| 酵素分解型 | 多糖類 | セルロース,デンプン,デキストラン,アルギン酸,キチン・キトサン,プルラン,ヒアルロン酸 |
| | ペプチド | コラーゲン,ゼラチン,フィブロイン,セリシン,カゼイン,フィブリン |
| | 核酸 | |
| | ポリヒドロキシアルカン酸 | |
| 自然分解型 | ポリアミノ酸 | ポリリジンなど |
| | ポリデプシペプチド | |
| | ポリアミド | ナイロン4,ナイロン2/ナイロン6共重合体 |
| | 脂肪族ポリエステル | ポリグリコール酸（PGA）,ポリ乳酸（PLA）,ポリカプロラクトン（PCL）,ポリジオキサノン（PDX）,ポリヒドロキシ酪酸（PHB）,ポリコハク酸ブチレン（PBS） |
| | 共重合ポリエステル | PBAT[*1],PEAT[*2] |
| | トリアジン重合体 | |
| | ポリジヒドロピラン | |
| | ポリ酸無水物 | |
| | ポリオルトエステル | |
| | ポリカーボネート | |
| | ポリシアノアクリル酸エステル | |
| | 無機素材 | ポリホスファゼン,ハイドロキシアパタイト,炭酸カルシウム |

注）*1 ポリ（アジピン酸/テレフタル酸ブチレン）：poly (butylene adipate/terephthalate)
　　*2 ポリ（アジピン酸/テレフタル酸エチレン）：poly (ethylene adipate/terephthalate)

は生体吸収性高分子として有効に利用できるように思われるが，逆に，① 生理活性が強く抗原性を示し拒否反応を生じやすい，② 微妙な個体差がある，③ 基質特異性を有する酵素の存在確率が生体の各部位によって異なるため分解時間の予測が困難である，④ 水溶性もしくは親水性が強くて生体内で材料強度が保持されにくい，などの欠点がある。それに対して，自然分解型は代謝生成物を構成単位とする脂肪族のポリエステル，ポリカーボネートなどの合成高分子であり，いずれも水と接触すると徐々に加水分解されて，毒性の低い低分子化合物もしくはオリゴマーとなるものである。生体内においても体液によってほぼ同じ機構で非特異的加水分解を受けるので，生体部位による分解性の違いはほとんどみられない。分解物は，その場もしくは血液や体液によって適当な代謝系を備えた器官に運ばれたのち，代謝・排泄される[8]。

一方，吸収性材料は，性能・機能・用途面からも大きく三つに分類される。一つめは，繊維・布・チューブ・ロッド・板などの形状物として用いられる成形素材で，これはある一定値以上のバルク物性を有し十分な分子量と成形性を備えたものでなければならない。二つめは，薬物送達システム（drug delivery system：DDS）の薬剤キャリヤーなどに用いられるマトリックス素材であり，この場合は高いバルク物性は必要としない。前者では強度などの物性と分解速度の関連性が，後者ではその質量と吸収速度との関連性が重要となってくる。三つめは，水溶性の吸収性素材であり，これは血液などの増粘剤，そのほか機能調節剤として用いられるので生体適合性が備わっていればよい。

### 3.1.3 吸収速度

吸収性材料は生体の一時的な補修を目的に利用されるため，生体の修復時間に応じた吸収速度を有することが理想的である。生体の修復時間は，皮膜組織で3～10日，内臓で15～30日，骨で1～2か月，関節で2～3か月である。また，組織や器官の再構成のためには半年以上を必要とする場合がある。したがって，修復材料もこの時間スケールで必要な材料強度を保持し，機能を果たす必要があり，この間には大きな分解や変性を生じてはならない。一方，修復材料の役目は組織の修復とともに終了するので，上記の時間の経過とともにすみやかに分解・吸収され，体外に排泄される必要がある。しかしながら，高分子材料では往々にして強度を保持して機能を果たすことのできる材料寿命（material life）と，機能を失ってから完全に無機化されるまでの化合物寿命（chemical life）に開きがみられ，長い材料寿命をもつものはより長い化合物寿命を有することとなり，長期間生体中に残留して生体の活動を妨げる原因となる場合がしばしばみられる。高分子の分解・吸収速度は酵素依存型と自然分解型によっても異なるが，高分子の構造・物性・形態と相関性を有している。目的に添った分解・吸収性を得るためには，共重合などによる化学修飾や加工による物性制御が

必要となる。

　高分子の分解速度を決定するのはその主鎖構造，つまり主鎖を形成する結合の種類である。表3.1の自然分解型吸収性材料は，生体内の温和な条件下で加水分解する酸無水物・エステル・アミド・グリコシドなどの結合からなっている。酵素分解型高分子では結合そのものより，結合と酵素の相互作用の仕方により強く依存するが，やはり同様の結合からなる。同じ化学構造を有する材料であっても，分子鎖の凝集状態により分解速度は大きく変化する。一般的に高分子は，結晶性高分子と非晶性高分子に分類され，後者はさらにガラス状およびゴム状高分子に分けられる。吸収性材料も，高い強度・弾性率が要求される硬組織分野には結晶性高分子が，柔軟性の高い軟組織にはゴム状高分子が，また，均質性が要求される分野にはガラス状高分子が用いられている[9]。ゴム状高分子においては，水，イオンのほか，触媒や酵素が材料内部にまで浸透しやすいため，早い段階で分解が内部へ進行して材料全体に分解が及ぶ。それに対して，ガラス状高分子は表面より徐々に分解が進行し，層状にエッチングされる。多結晶体を形成する結晶性高分子においては，表面から結晶相間の非晶性部分に分解が進行するので不均一な分解となり，結晶部が小片となって剥離するように脱落していく。したがって，もし同じような化学構造をもつならば，分解・吸収速度は，結晶性高分子 ＜ ガラス状高分子 ＜ ゴム状高分子の順に大きくなる[1]。また，材料の親水・疎水性も分解・吸収速度に大きな影響を及ぼす因子となる。このように生体吸収性高分子の分解吸収速度は種々の構造要因によって変化するため，目的に応じた材料設計と選択が要求される（**表3.2**）。

表3.2　分解吸収速度に影響を及ぼす因子

| 構造因子 | 制御法 |
|---|---|
| 主鎖・側鎖の化学構造 | 分子量，結合の種類，官能基の種類 |
| 分子の凝集状態（結晶-非晶性） | 加工法，共重合，ポリマーブレンド |
| 親水-疎水性 | 共重合，側鎖構造 |
| 表面積 | ナノファイバー化，微細孔化 |
| 形状・形態 | 繊維，フィルム，コンポジット |

## 3.2　酵素分解型生体吸収性高分子

　表3.1に示した酵素分解型の生体吸収性高分子は生体由来のものが多く，生体内の分解酵素の作用により分解される。いずれも適度な生体適合性と分解吸収性を有するものであり，それらの構造と性質について簡単に述べる。

### 3.2.1 ペプチド

ペプチドは代表的な酵素分解型生体吸収性高分子であるが，医療への応用例は限られている。これはペプチドが免疫原性をもち生体適合性が低いこと，高強度材料となりにくいことが原因している。表3.3に種々のペプチドのアミノ酸組成をまとめて示す。最もよく用いられているペプチドは，羊や牛の腸からとれるコラーゲン（collagen）であり，比較的強度が高く生体適合性も高いため，縫合糸などに用いられている[10]。最近では，組織再生用の足場（scaffold）として欠かせないものとなっている。また，コラーゲンの変性体であるゼラチン（gelatin）も人工臓器材料の表面被覆に不可欠の材料となっている。水溶性のアルブミン（albumin）は人工血漿の増粘剤や栄養源として使用されている。このほか，血清アルブミンやフィブリノーゲンなどは架橋体として利用される。このような動物性ペプチドは，免疫原性をもち生体適合性が低いこと，高強度材料となりにくいこと，さらにBSEの原因と考えられているプリオンタンパクなど不純物を含有する恐れがあることから[11]，フィッシュコラーゲン（fish collagen）やほかの素材への転換が進められている。

一方，L-アミノ酸の重合によって得られる合成ポリペプチド（ポリアミノ酸，polyamino acid）も酵素により分解される高分子であるが，生体由来のポリペプチドと同様に免疫原性をもつため，特殊なDDS以外の用途にはあまり用いられていない[12]。

表3.3 各種ペプチドのアミノ酸組成〔%〕

|  | コラーゲン（牛皮） | ケラチン（羊毛） | フィブロイン（絹） | セリシン（絹） | グルテン（小麦） | 大豆タンパク | カゼイン（牛乳） | アルブミン（卵白） |
|---|---|---|---|---|---|---|---|---|
| Gly | 20.2 | 5.5 | 32.5 | 6.7 | 2.7 | 3.5 | 1.5 | 2.32 |
| Ala | 8.23 | 4.3 | 25.9 | 3.1 | 1.8 | 3.4 | 2.5 | 5.37 |
| Val | 2.08 | 5.7 | 1.33 | 2.6 | 4.3 | 4.3 | 5.9 | 5.97 |
| Leu | 3.22 | 6.32 | 0.59 | 0.8 | 6.6 | 6.4 | 7.9 | 7.95 |
| Ile | 1.62 | 4.53 | 0.75 | 0.5 | 4 | 4 | 5.3 | 6.05 |
| Phe | 1.95 | 4.1 | 1.02 | 0.5 | 4.8 | 5.3 | 4.5 | 6.81 |
| Pro | 12.16 | 6.8 | 0.53 | 0.4 | 10.7 | 6.7 | 8.9 | 3.04 |
| Ser | 3.54 | 10.6 | 12.2 | 24.9 | 3.9 | 4.8 | 5.2 | 6.74 |
| Thr | 1.92 | 7.15 | 0.98 | 7.2 | 2.4 | 4.1 | 4.2 | 3.81 |
| Tyr | 0.89 | 5.5 | 10.6 | 4.4 | 2.8 | 3.5 | 5.7 | 3.32 |
| Cys | — | 12.44 | 0.03 | 0.28 | 1.8 | 1.1 | 0.29 | 1.58 |
| Met | 0.85 | 0.55 | 0.88 | 0.1 | 1.7 | 0.9 | 2.5 | 4.6 |
| Asp | 6.01 | 6.8 | 1.36 | 14.5 | 3.2 | 9.5 | 6.1 | 8.06 |
| Glu | 9.75 | 14.5 | 1.26 | 8.9 | 31.2 | 15 | 19.7 | 13.24 |
| Lys | 3.47 | 3.3 | 0.39 | 4.8 | 1.6 | 4.5 | 7.2 | 5.54 |
| His | 0.62 | 1.2 | 0.28 | 1.2 | 2 | 2.3 | 2.7 | 2.08 |
| Arg | 7.37 | 9.8 | 0.81 | 3.8 | 4.2 | 6.1 | 3.7 | 5.13 |
| Trp | — | 1.92 | 0.33 | 0.45 | 1 | 1.1 | 1.5 | 1.09 |
| hPro | 11.07 |  |  |  |  |  |  |  |
| Others | 0.66 | 1.42 |  |  | 4.5 |  | 1.6 | 1.23 |

## 3.2.2 多　　　糖

生体吸収性高分子として用いられる多糖類の化学構造を**表3.4**に示す。代表例はデンプン（アミロース，amylose）およびその誘導体であるが，生体内で強度を保てないためエピク

表3.4　多糖類の化学構造

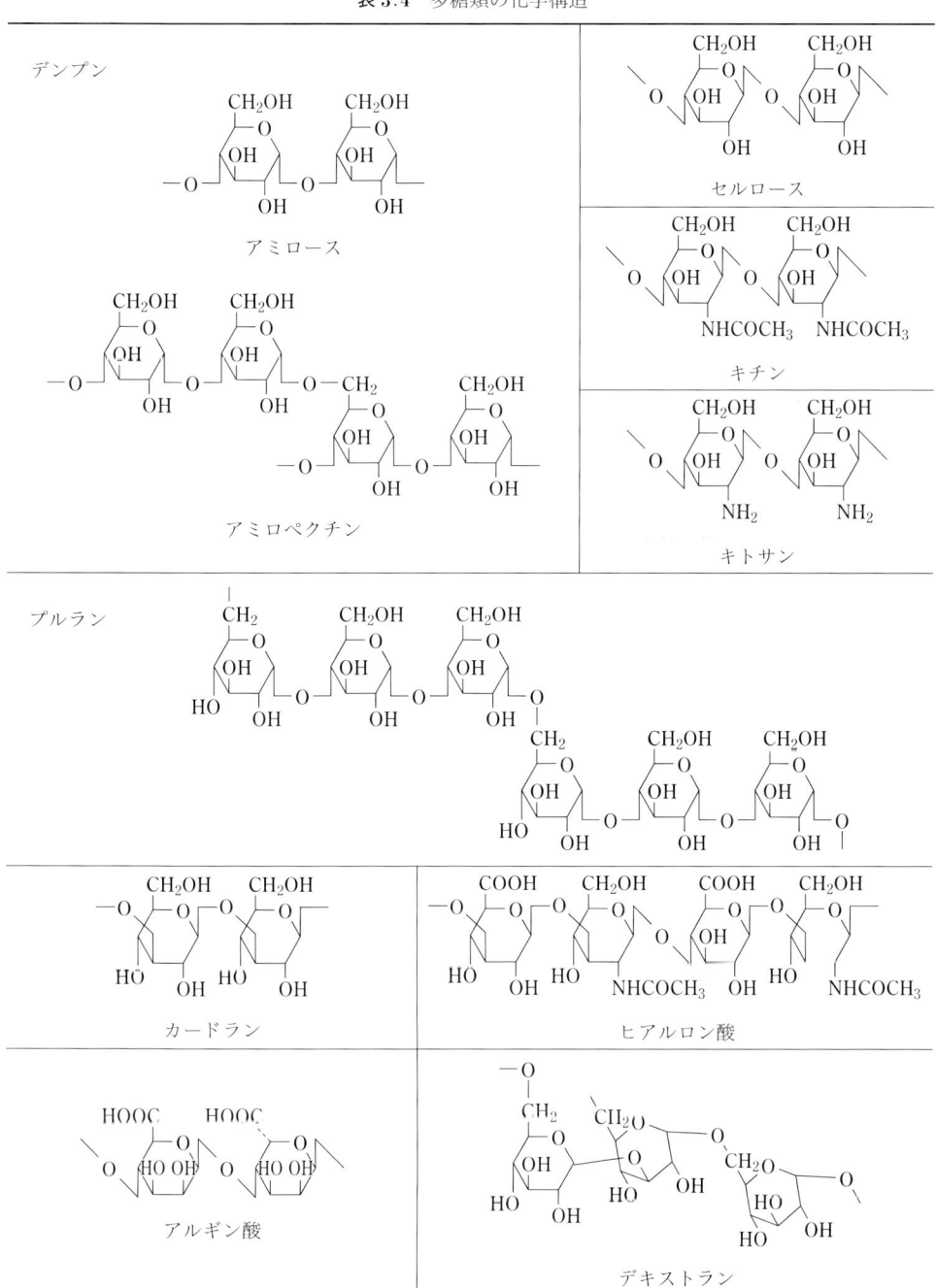

ロルヒドリンによって架橋したり，水酸基を部分エーテル化して疎水性を高めて用いられる[13]。それに対してセルロースは人体内にセルラーゼのような加水分解酵素が存在しないため吸収性を示さない。このセルロースのＣ２位の水酸基がアセチルイミノ基になったキチンは人体内の酵素によって分解されるうえ，含窒素系素材のなかでは比較的抗原性が低く，かつ材料強度が高いので，繊維化され吸収性縫合糸や創傷保護材などの目的に使用されている[14]。一方，つぎのような生体由来の多糖類も医療用の吸収性素材として利用が進められている。

〔１〕 **デキストラン（dextran）** 菌体によってショ糖から生合成される。$\alpha$-D-グルコースが1,6-結合した構造をとるが，1,3-結合による分岐を多くもつ。血漿増量剤として有効である[15]。誘導体としては，デキストラン硫酸やエピクロルヒドリンで架橋されたSephadex® が知られている。

〔２〕 **プルラン（pullulan）** 黒酵母と呼ばれる auerobasidium pullulanns が細胞外に産生する水溶性多糖である[16]。グルコースの三量体であるマルトトリオースが $\alpha$-1,6結合した直鎖状の構造をとる。分子量は 50 000〜450 000 の範囲で調節できるが，分子量 100 000 および 200 000 のものが市販されている。

〔３〕 **カードラン（cardran）** alcaligenes faecalis var. myxogenes によって分泌される多糖類である[17]。D-グルコースが $\beta$-1,3 グリコシド結合した直鎖状の構造をとる。その水溶液は加熱すると不可逆的なゲル化を生ずる。

〔４〕 **アルギン酸（alginic acid）** 褐藻の細胞壁を希アルカリで抽出して得られるのがアルギン酸である。D-マンヌロン酸と L-グルロン酸の 2 種類のウロン酸が $\beta$-1,4 結合した構造をとる。その水溶液にカルシウム等の 2 価イオンを加えるとゲル化する特徴をもつ。この特徴を利用して，マイクロカプセルの皮膜として用いられる[18]。

〔５〕 **ヒアルロン酸（hyaluronic acid）** $N$-アセチル-D-グルコサミンと D-グルクロン酸の結合した直鎖状高分子である。哺乳類の結合組織に広く分布しており，主として鶏冠から抽出される。最近では，streptococus zoopidenicius 等の細菌を利用した発酵法で生産される[19]。

### 3.2.3 核　　　　酸

合成 DNA は酵素的に分解され吸収されることが知られているが，材料としてはほとんど用いられていない。ただ，化学修飾により親水性・疎水性などの性質を大幅に変化させることが可能なので，薬剤のターゲティングを目的とするキャリヤーとして有望である。

## 3.3 自然分解型生体吸収性高分子

合成高分子の吸収性材料への応用は，ポリグリコール酸繊維が外科用縫合糸として用いられたことに端を発する[20]。天然高分子を中心とした酵素分解型吸収性材料が生体適合性に欠けるものが多いのに対して，ポリエステルなどの自然加水分解型吸収性材料は生体反応を刺激しないものが多い。また，バルク物性の制御もより容易であるため，吸収性材料として主流を占めるようになっている。特に強度を必要とする成形素材としては，ポリエステルおよびその誘導体のほかにはないのが現状である。

### 3.3.1 ポリエステル類

ポリエステルは脂肪族および芳香族ポリエステルに分けられるが，吸収性材料として利用されるのは前者だけで，加水分解性が低い後者は使用されない。脂肪族ポリエステルは，脂肪族ジカルボン酸と脂肪族ジオールが縮合して生成する2成分型と，1分子内にカルボキシル基とヒドロキシル基を有する $\omega$-ヒドロキシカルボン酸が縮合して生成する1成分型がある。いずれも比較的加水分解を受けやすく，分解によって生成するモノマー単位の毒性が低いので吸収性材料として適している。また両者とも，加水分解性は親水性置換基などの特殊な官能基をもたないかぎり，繰返し単位の炭素数によってほぼ決定づけられている。すなわち，炭素数が大きいほど疎水性が上昇し，加水分解性が低くなるのである。これは側鎖の炭素数が増えても同様である。したがって，1成分系では繰返し単位の炭素数が2～3，2成分系では4～6のポリエステルが水分により自然加水分解するので，吸収性高分子として利用される。ナイロンを発明したCarothersは，融点の低い脂肪族ポリエステルは，強靱な材料とはなりにくいことを報告している[21]。したがって，高強度を得るためには，結晶性の高い炭素数4以下の $\omega$-ヒドロキシ酸を単位とする1成分型ポリエステルが主として用いられている。以下に代表例を示す。

〔1〕 **ポリ（$\alpha$-オキシ酸）（poly($\alpha$-hydroxy acids)）** このポリエステルは $\alpha$-ヒドロキシ酸を単位とする1成分系ポリエステルである。グリコール酸，乳酸を単位とするものが最もよく知られ，それぞれ，ポリグリコール酸(poly(glycolic acid)：PGA)，ポリ乳酸(poly(lactic acid)：PLA)と呼ばれる。後者は不斉炭素をもつので，モノマー単位の絶対配置によりR体，S体，およびラセミ体（RS体）が存在する。D，L名称法を用いるとR体はD体に，S体はL体に対応しており，ラセミ体はDL体とも呼ぶ。したがって，天然に存在するL-乳酸を単位とするものは，ポリ-L-乳酸（poly(L-lactic acid)：PLLA）と表記される。これらのポリマーは，グリコール酸や乳酸の加熱脱水重合により得られたオリゴ

マーを減圧下に加熱分解して，グリコリド（glycolide），ラクチド（lactide）という環状二量体を得て，これらを開環重合することにより目的の高分子を合成する方法がとられる（図 **3.1**）。重合触媒としては，経験的に毒性の低いことが認められているオクチル酸スズ（$(C_7H_{15}COO)_2Sn$）が用いられている。触媒はポリマー中に残存するため，ほかの安全な触媒（$Ca^{2+}$系など）の適用も検討されている[22]。このように，グリコリド，ラクチド（D，L体がある）の開環重合によって得たポリグリコール酸，ポリ乳酸はそれぞれポリグリコリド（polyglycolide），ポリラクチド（polylactide）と呼ばれることもある。それに対して，ラセミ体のポリ-DL-乳酸（PDLLA）は非晶性で常温ではガラス状であり，低分子オリゴマーは粘稠な液状を示す。さらに，PLLAとPDLAを混合して得られるステレオコンプレックス型ポリ乳酸（scPLA）は，ホモポリマーより融点が50°C高くなり（230°C），高強度材料となる潜在性を秘めている[23]。

**表 3.5**に各ポリマーの熱的性質を示す。いずれも融解するので溶融成形される。PGAの分子鎖は平面ジグザグ構造をとり，その結晶密度は$1.605\,g/cm^3$であるのに対して，ポリ-L-乳酸の分子鎖は$\alpha$-ヘリックス構造をとり，その結晶密度も$1.290\,g/cm^3$とやや低い。

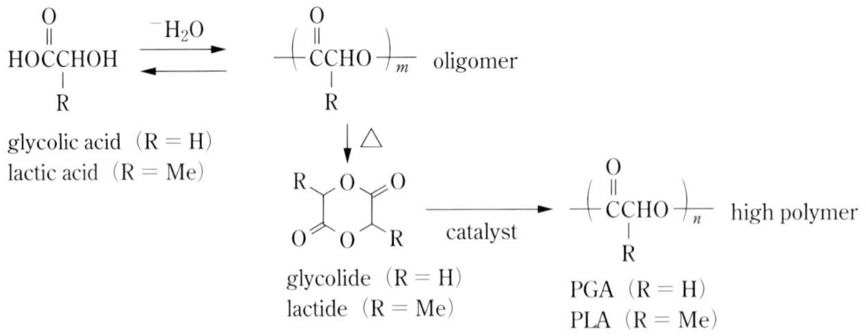

図 3.1 ポリ（$\alpha$-オキシ酸）共重合体の合成

表 3.5 ポリ（$\alpha$-オキシ酸）の性質

|  |  | 融点 (Tm) [°C] | ガラス転移点 (Tg) [°C] | 熱分解点 (Td) [°C] | 繊維強度 [GPa] | 引張弾性率 [GPa] |
|---|---|---|---|---|---|---|
| ポリグリコール酸 | 結晶性 | 230 | 36 | 260 | 1 | 14 |
| ポリ-L-乳酸 | 結晶性 | 189 | 56 | 250 | 0.8 | 10 |
| ポリ-DL-乳酸[*1] | 非晶性 |  | 57 |  |  |  |
| ステレオコンプレックス型ポリ乳酸 | 結晶性 | 230 | 57 | 250 | 0.6 | 10 |
| ポリグラクチン[*2] | 結晶性 | 220 | 40 | 250 | 0.8 | 8.6 |
| ポリジオキサノン | 結晶性 | 106 | <20 | 190 | 0.5 | 2.1 |
| ポリグリコナート[*3] | 結晶性 | 213 | <20 | 260 | 0.6 | 2.4 |
| ポリグリカプロン[*4] | 非晶性 | 200 | −10 | 250 | 0.4 | 1.2 |

注） [*1] 分子量依存性大
　　 [*2] 組成によって異なる
　　 [*3] グリコリド/トリメチレンカーボネート = 9/1
　　 [*4] グリコリド/ラクチド = 9/1

したがって，表中の繊維物性に示されているように，ポリグリコール酸繊維のほうが強度・弾性率の向上をさせやすい。また，グリコリドとラクチドを開環共重合すると，グリコール酸-乳酸共重合体が得られる（**図3.2**，上段の式）。これは，別名ポリグラクチン（polyglactin）と呼ばれ，共重合組成を変えることによりホモポリマーとは異なった物性を示す。グリコリド組成が0.25～0.75まではガラス状高分子に，0.25以下ではPGA類似の，0.75以上ではPLLA類似の結晶性高分子となる[24]。

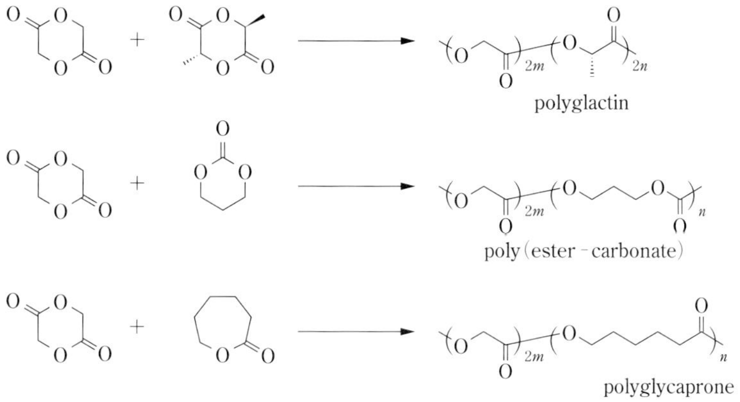

**図3.2** ポリグリコール酸共重合体の合成

一般にポリ（$\alpha$-ヒドロキシ酸）は，以下の長所を有している。
① 加水分解によって生成する$\alpha$-オキシ酸（グリコール酸，乳酸，リンゴ酸など）が生体内における代謝中間体であるため，生体毒性がなくて代謝されやすい。
② 高重合体が得られ，強度など力学的性質のよい材料となる。
③ 疎水的であるが分解速度が適当である。
④ 簡単な共重合による物性制御が可能であり，多目的な利用ができる。

その反面，以下の短所もある。
① 結晶性が高く，硬すぎて軟組織適合性が低い。
② 分解速度の制御がしにくい。
③ 薬剤の固定など化学的な修飾ができない。

これらの材料の生体内で完全吸収に要する時間は，PGA，ポリグラクチンで3～6か月，PLLAで6か月～3年であることが認められている[25]。

〔2〕 **ポリ（$\alpha$-オキシ酸）共重合体**　グリコリド，ラクチドに異種モノマーを共重合させることによって，ポリマーの物性や分解吸収速度の制御を行うことができる（図3.2）。例えば，グリコリドとトリメチレンカーボネート（1,3-dioxane-2-one）との共重合によって得られるポリ（エステル-カーボネート）[26]やグリコリドとカプロラクトンの共重合により

得られるポリグリカプロン[27]は，柔軟性を備えた吸収性素材となる。また，L-リンゴ酸とグリコール酸単位から構成される環状ジエステル，3(S)-[(benzyloxycarbonyl)methyl]-1,4-dioxane-2,5-dione(BMD)との共重合により，側鎖にカルボキシル基を有するポリ($\alpha$-オキシ酸)が合成される[28]。このポリマーでは，親水性の上昇により分解速度がきわめて早くなるだけでなく，側鎖カルボキシル基による化学修飾が可能であるため，新たな機能性吸収性材料として期待される。

### 3.3.2 ポリ(エステル-エーテル)

1,4-ジオキサン-2-オン(1,4-dioxan-2-one)[29]，1,4-ジオキセパン-7-オン(1,4-dioxepan-7-one)[30]の開環重合によりポリジオキサノン(polydioxanone：PDC)，ポリジオキセパノン(polydioxepanone：PDP)の脂肪族ポリ(エステル-エーテル)が開発されている（図3.3）。また，これらのモノマーとグリコリドやラクチドとの共重合体も高強度の素材として利用されている。

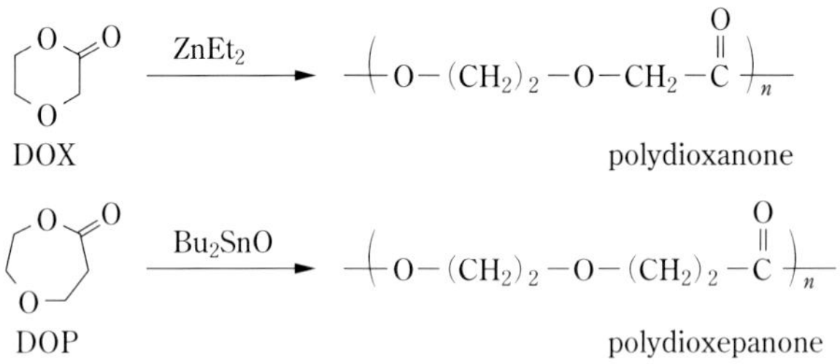

図3.3 ポリ(エステル-エーテル)の合成

一方，グリコリドやラクチドとポリエーテル（ポリエチレングリコール，ポリプロピレングリコールなど）とのブロック共重合により，柔軟で高い親水性を有する吸収性材料が得られている（図3.4）[31]。特に，ポリエチレングリコールとのブロック重合体はハイドロゲル

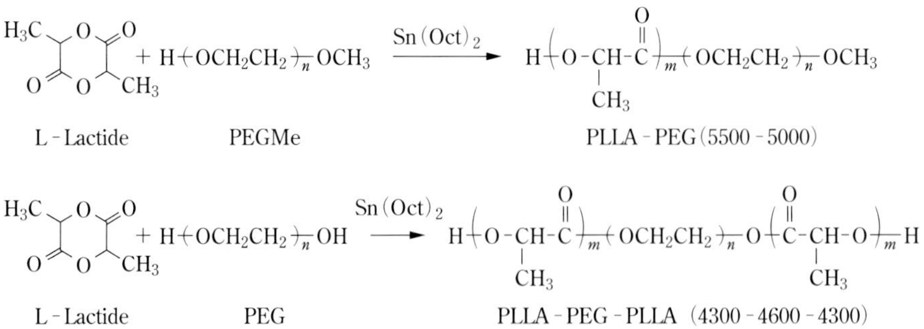

図3.4 PLLA-PEGブロックポリマーの合成

## 3.3 自然分解型生体吸収性高分子

として注目されている[32),33)]。

### 3.3.3 ポリ-ω-ヒドロキシカルボン酸（poly(ω-hydroxy acids)）

これは主鎖炭素数が３以上の１成分型ポリエステルであり，代表的なものにはポリカプロラクトン（polycaprolactone：PCL）[34)]および微生物が合成するポリ-β-ヒドロキシ酪酸誘導体[35)]がある。後者は加水分解酵素の存在下で分解が加速されるが，生体内における加水分解速度はきわめて遅い。したがって吸収性材料として医療分野で利用することは困難であろうが，生体適合性はきわめて高い。それに対して，β-ベンジルマロラクトナートの開環重合ならびに水素化分解によって得られるβ型ポリリンゴ酸は，水溶性吸収性材料として用いられる[36)]。

### 3.3.4 ポリ(アミド-エステル)

α-オキシ酸とα-アミノ酸の混合単位からなるmorpholine-2,5-dione誘導体の開環重合によって得られるポリデプシペプチド（polydepsipeptide）が吸収性材料として検討されている（図3.5）[37)]。このポリマーは酵素によっても分解されるが，アミド単位による免疫原性が問題となる。

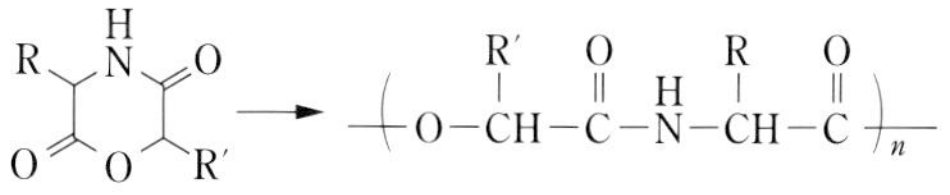

図3.5　デプシペプチドの合成

### 3.3.5 そ の 他

ポリ酸無水物[38)]，ポリオルトエステル[39)]，ポリカーボネート[40)]などは重合度が低く高強度が得られないので，薬剤徐放用のマトリックスとして利用されるだけである。一方，外科用接着剤として用いられているα-シアノアクリル酸エステルのポリマーは，主鎖が炭素-炭素結合により形成されているにもかかわらず，塩基触媒による加水分解を生ずるため，生体分解性が認められている（図3.6）[41)]。分解によって毒性を示すホルマリンを生成するので体内で炎症を起こしやすい。また，無機高分子のポリホスファゼンは生体吸収性を示すが，側鎖置換基に由来する分解物の副作用が大きい[42)]。無機物としてはハイドロキシアパタイトなどのリン酸カルシウム，炭酸カルシウムが生体吸収性を示し，有機材料との複合化により硬組織に対する修復材料に用いられている[43)]。

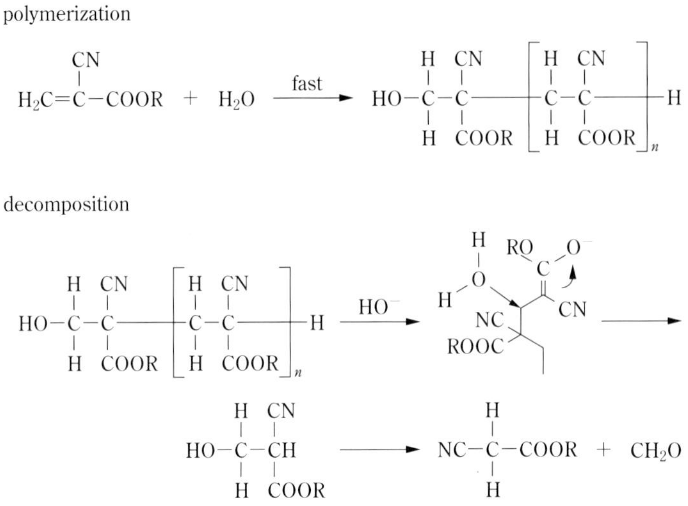

## 3. バイオマテリアルとしての吸収性材料

polymerization

$$H_2C=C(CN)-COOR + H_2O \xrightarrow{fast} HO-\underset{H}{\underset{|}{C}}(\underset{COOR}{\overset{CN}{|}})-\underset{H}{\underset{|}{C}}(\underset{COOR}{\overset{CN}{|}})\left[\underset{H}{\underset{|}{C}}(\underset{COOR}{\overset{CN}{|}})-\underset{H}{\underset{|}{C}}(\underset{COOR}{\overset{CN}{|}})\right]_n H$$

decomposition

図 3.6 ポリ（$\alpha$-シアノアクリル酸）の生成と分解

## 3.4 生体吸収性材料の用途

上述したように，生体吸収性素材の医用材料としての応用は，PGA を外科用縫合糸として用いたことに端を発する。その後，種々の素材が開発され，生体の損傷を一時的に補修し，治癒を助けることを目的とする用途，DDS における徐放用マトリックスとしても重要な位置を占めるようになった。**表 3.6** に生体吸収性高分子の用途をまとめて示す。繊維をはじめとしてさまざまな形で用いられていることがわかる。

**表 3.6 生体吸収性材料の応用例**

| 用途 | 形状 | 例 |
|---|---|---|
| 縫合材料 | 手術糸，クリップ，添え木，接着剤 | ポリ($\alpha$-ヒドロキシ酸)，ポリ(1,4-ジオキサン-2-オン)，グリコリド-トリメチレンカーボネート共重合体，カットガット，$\alpha$-シアノアクリル酸エステル重合体 |
| 止血材料 | 綿，ガーゼ，粉末，スプレー | フィブリノーゲン |
| 骨折固定材 | プレート，ねじ，ロッド，ピン，シート | ポリ乳酸，ポリグラクチン，ハイドロキシアパタイト |
| 癒着防止材 | ゼリー，スプレー，メッシュ | ゼラチン，酸化セルロース，ヒアルロン酸 |
| 組織再生用足場 | スポンジ，メッシュ，不織布，管 | コラーゲン，セリシン，ポリグラクチン |
| 人工腱，人工靱帯 | 繊維 | ポリ乳酸 |
| 人工血管 | 繊維，多孔体 | ポリ乳酸，ポリグラクチン |
| 創傷被覆材（人工皮膚） | 繊維，ゲル | コラーゲン，キチン，ポリグラクチン |
| DDS 用材料 | マイクロカプセル，マイクロスフェア | すべての生体吸収性高分子 |

### 3.4.1 吸収性縫合糸

縫合糸は吸収性縫合糸と非吸収性縫合糸（例：絹，ナイロン，ポリプロピレンなど）に大別されるが，手術後抜糸の不要な前者は内臓の縫合に適している。吸収性縫合糸には天然系のカットガット（腸線）やキチン繊維，また，合成高分子系としてPGAもしくはその誘導体の繊維が用いられている。天然系は強度保持率が低く生体反応が強いので，合成系の利用が増えている。

吸収性縫合糸として最もよく用いられているのは，PGA（Dexon®，Davis & Geck 社）とPGLA（Vicryl®，Ethicon 社）である。そのほか，ポリジオキサノン（PDX®，Ethicon 社），グリコール酸-トリメチレンカーボネート共重合体（Maxon®，Davis & Geck 社），グリコール酸-カプロラクトン共重合体（Monocryl®，Ethicon 社）なども開発されている。前者の二つは，弾性率が高く硬いため，織り糸（braid）として，柔軟性を付与された後者の二つは，モノフィラメント糸として用いられる。疎水性で吸収速度の遅いPLLAやPCLは，縫合糸としては適しておらず，おもに硬組織の修復材もしくは一般衣料用途に展開されている。また，キチンやコラーゲンなどの繊維も縫合糸として利用されているが，十分な強度をもたないため，繊維化されて創傷被覆材などに用いられる。

表3.7に生体吸収性繊維の物性を比較する。縫合糸においては，繊維強度が500 MPa 以上を有することが必要であるが，その性能は，結節強度，破断時の伸びおよび結び目の安定性（knot security）により判断される。また，強度保持時間および吸収速度も重要な因子となる。繊維強度の半減期は，PGAおよびPGLAで2〜3週間，PLLAで3〜6か月であることが認められている。

**表3.7** 生体吸収性繊維の性質

| 繊 維 | 強度〔MPa〕 | 弾性率〔GPa〕 | 伸び〔％〕 | 商標名 |
|---|---|---|---|---|
| 縫合糸 | | | | |
| ポリグリコール酸 | 890 | 8.4 | 30 | Dexon®，など |
| ポリグラクチン*1 | 850 | 8.6 | 24 | Vicryl® |
| ポリジオキサノン | 490 | 2.1 | 35 | PDX® |
| ポリグリコナート*2 | 550 | 2.4 | 45 | Maxon® |
| ポリグリカプロン*3 | 400 | 1.2 | | Monocryl® |
| カットガット | 520 | | | |
| 創傷被覆材 | | | | |
| キチン | 750 | | 12 | Beschitin® |
| コラーゲン | 360 | 4 | 20 | Biobren® |
| 一般用途 | | | | |
| ポリ-L-乳酸 | 550 | 5 | 35 | Lactron® |
| ポリカプロラクトン | 800 | | 27 | |

注） *1 グリコリド(90)-ラクチド(10) 共重合体
　　 *2 グリコリド(90)-トリメチレンカーボネート(10) 共重合体
　　 *3 グリコリド(90)-ε-カプロラクトン(10) 共重合体

### 3.4.2 縫合補強材とステント

呼吸器や消化器系は組織が弱いために，直接縫合すると組織が断裂しやすく，縫合不全，肉芽形成などが生じやすい．そのため，ポリエステル（PET）製のメッシュやテフロン膜などを縫合部の組織にあてがって補強もしくは補綴し，その上から縫合する手技がとられる．これらの材料が吸収性のPGA繊維の不織布や編み物に置き換えられるようになり，普及してきている[44]．また，血管の閉塞防止用のステントにもPLLAが用いられるようになった．

### 3.4.3 骨折固定材

骨折時の骨の接合には，金属（ステンレスやチタン）製のスクリュー，ピン，プレートなどが使用されてきたが，治癒後に再手術をして取り出す必要がある．これに対して，吸収性のPLLA製の骨接合材（スクリュー，ピン，プレートなど）を用いて治療すると再手術による除去を必要としない．しかしながら，金属製の接合材に比べると機械的強度が低いので，長幹骨の骨折治療には使用できない．主として，関節部の骨折治療，外反母趾の矯正，人工関節の置換の目的に用いられる[45]．硬組織の治療には長期を要するので，疎水性で吸収速度の遅いPLLAが骨折固定材に利用できる．

### 3.4.4 人工靱帯

自家移植腱と補強繊維を複合化した靱帯治療法が開発されている[46]．補強材料にPLLA繊維からなる吸収性材料を用いれば，ストレスシールディングを防ぎ，良好な靱帯再建が可能となる．また，PLLA結晶の圧電特性を利用して，骨の再生を刺激することも試みられている．

### 3.4.5 創傷被覆材

熱傷や創傷による皮膚欠陥を治療するために用いられる創傷被覆材に，吸収性高分子材料が利用されるようになった[47]．被覆材には適当な柔軟性と吸収性を確保することが必要であり，コラーゲンやキチンなどの繊維の織布や不織布が用いられる．ポリ-L-ロイシンの利用や再生組織を用いたハイブリッド型人工皮膚の開発が検討されている．

### 3.4.6 癒着防止材

手術後に，損傷した組織が隣接組織と癒着を生ずる恐れがある場合，一時的にフィルムやガーゼで患部を被覆して，隣接組織との接触を防いで癒着防止が施される．特に，子宮周辺の癒着防止には注意が払われ，産婦人科領域で臨床使用されているが，整形外科，心臓外

科，腹部外科などでも使用される。治癒後に除去しなくてもよいように，すみやかに分解吸収される吸収性の癒着防止材が使用されており，素材としては，再生セルロースを酸化劣化させたガーゼ（Interceed®）[48]，もしくはヒアルロン酸のゲルフィルム（Seprafilm®）[49]が用いられている。最近，PLLAとポリエーテルとのマルチブロック共重合体からなる癒着防止膜の利用が提案された[32]。

### 3.4.7　人工硬膜

従来は，ヒトの死体から採取した硬膜を凍結乾燥したものが用いられていたが，1988年にクロイツフェルト・ヤコブ病の発症例が報告され，1997年に販売中止となった。その代替材料として，脳硬膜と同等の柔軟性と強度をもつシリコーンやPTFE製のシートが用いられているが，感染の恐れがある。したがって，吸収性の人工硬膜として，PGAの繊維で強化された乳酸-カプロラクトン共重合体の柔軟なシートが開発されている[50]。

### 3.4.8　接着・接合用材料

吸収性材料のなかで縫合糸についで大きな市場を形成しているのが，フィブリン糊に代表される止血用の接着剤である。フィブリノーゲン液とトロンビン液を患部に塗ると，両液の混合によってゲル化する。その代替材料としては，ゼラチン-レゾルミノール-ホルムアルデヒド（GRF）接着剤[51]や，シアノアクリル酸エステル[52]が用いられる。後者は血管の破裂部分の補修に有効とされる。

### 3.4.9　DDS用材料

薬剤を生体吸収性高分子により，包括もしくは共有結合して徐放性薬剤を得る試みが実用化段階に入っている。これについては10章で述べる。

### 3.4.10　組織再生用スキャホールド

生体組織を構成する細胞外マトリックス（ECM）は，細胞が接着する基質として機能するだけでなく，さまざまな細胞の分化や増殖にも関与している。したがって，細胞外マトリックスの主成分であるコラーゲン，プロテオグリカン，ヒアルロン酸，キチン・キトサンなどを利用して，生体内だけでなく生体外においても細胞の増殖を促し，人工的に3次元構造を有する組織や器官を再構築する組織再生（guided tissue regeneration：GTR）が行われるようになった。生体組織の再構築には，スキャホールド（足場）と呼ばれる生分解性マトリックスの使用が不可欠である。最も多く検討されているのはコラーゲンとその変性物であるゼラチンである。いずれも水溶性で分解速度が非常に速いために，ホルムアルデヒド，グ

ルタルアルデヒド，あるいは，エポキシ架橋剤など2官能性の化学架橋剤を用いて不溶性のハイドロゲルとして用いられる[53),54)]。ヒアルロン酸の架橋体も軟骨再生用スキャホールドとして検討され，ヒアルロン酸の側鎖をエステル化した誘導体（Hyaluronan$^{TM}$）上で培養した軟骨細胞が，生体軟骨にきわめて類似した構造を形成するという報告もある[55)]。

生体から単離した肝細胞や軟骨細胞がPGAやPGLAのメッシュに播種され，一定期間培養したあとに生体に再度埋入する手法で，組織の再建ができることが示されたことから[56)]，これらの素材もスキャホールドとして研究されるようになった。骨組織，網膜色素細胞，筋肉組織などの再建や神経誘導にもPGA系材料が利用される。また，骨再生においても，PLLAやコラーゲンにハイドロキシアパタイト（HAp）を複合化した材料や[57)]，PGLAスキャホールドにPGAフィラーを添加した材料が用いられる[58)]。歯周病治療においても，上皮が歯根面に付着するのを防ぐ目的でPGLA膜が使用される。これにより歯根膜が再生後，摘出のための二次手術が不要となる。詳細については，9章を参照されたい。

## 引用・参考文献

1) 林　壽郎，木村良晴：医療機能材料，共立出版（1990）
2) Tsuruta, T. et al.：Biomedical Applications of Polymeric Materials, CRC Press（1993）
3) 浅島　誠，岩田博夫，上田　実，中辻憲夫：再生医学と生命科学，蛋白質 核酸 酵素，**45**，13（2000）
4) 松島綱治，酒井敏行，石川　昌，稲寺秀邦 編：予防医学辞典，朝倉書店（2005）
5) 筏　義人 編著：生分解性高分子の基礎と応用，アイピーシー（1999）
6) Steinbuechel, A.：Biopolymers, Wiley-VCH（Weinheim, FRG）（2001）
7) 筏　義人 編：ポリ乳酸——医療・製剤・環境のために——，高分子刊行会（1997）
8) Echeverria, E., Jimenez, J.：Surgery, **131**, p.1（1970）
9) 筏　義人：医用高分子材料，高分子新素材 One Point 20，高分子学会編，p.84，共立出版（1989）
10) Chvapil, M.：J. Biomed. Mat. Res., **11**, p.721（1977）
11) Thadani, V., Penar, P. L., Partington, J. et al.：J. Neurosurg., **69**, pp.766-769（1988）
12) 橋田　充，高倉喜信：生体内薬物送達学，産業図書（1994）
13) 土肥義治 編：生分解性プラスチックハンドブック，エヌ・ティー・エス（1995）
14) 新機能繊維活用ハンドブック，p.217，工業調査会（1988）
15) 長谷川悦雄，土田英俊：高分子，**38**, p.728（1989）
16) Bender, H., Lehmann, J., Wallenfels, K.：Biochim. Biophys. Acta, **36**, p.309（1959）
17) Harada, T., Masada, M., Fujimori, K., Maeda, I.：Agric. Biol. Chem., **30**, p.196（1966）
18) 近藤保司，小石真純：マイクロカプセル，その製法・性質・応用，p.30，三井出版（1977）
19) DeAngelis, P. L., Weigel, P. H.：In Genetics of Streptococci, Enterococci and Lactococci：Developing Biological Standards, **85**, Ferretti, J. J., Gilmore, M. S., Klaenhammer, T. R.

and Brown, F., Ed., Karger (Basel), pp.225-229 (1995)
20) Frazza, E. J., Schmitt, E. E.：J. Biomed. Mat. Res. Symposium, **1**, p.43 (1971)
21) Carothers, W. H., Dorough, G. L., Natta, F. J. V.：J. Am. Chem. Soc., **54**, p.761 (1932)
22) Dai, Z., Piao, L., Zhang, X., Deng, M., Chen, X., Jing, X.：Colloid Polym, Sci, **282**, pp.343-350 (2004)
23) Ikada, Y., Jamshidi, K., Tsuji, H., Hyon, S.-H.：Macromolecules, **20**, p.906 (1987)
24) Gilding, D. K., Reed, A. M.：Polymer, **20**, p.1459 (1979)
25) Jamshidi, K., Hyon, S.-H., Nakamura, T., Ikada, Y., Shimizu, Y., Teramatsu, T.：Biological Biomechanical Performance of Biomaterials, Christel, P., Meunier, A., Lee, A. J. C. Ed., p.227, Elsevier (1986)
26) Kats, A. R., Mukherjee, D. P., Kaganov, A. L., Gordon, S.：Surg. Gynecol. Ostet., **161**, p.213 (1985)
27) Kricheldorf, R., Mang, T., Jonte, J. M.：Macromolecules, **17**, p.2173 (1984)
28) Kimura, Y., Matsuzaki, Y., Yamane, H., Kitao, T.：Polymer, **30**, pp.1342-1349 (1989)
29) Furuhashi, Y., Nakayama, A., Monno, T., Kawahara, Y., Yamane, H., Kimura, Y., Iwata, T.：Macromol. Rapid Commun, **25**, pp.1943-1947 (2004)
30) Kafrawy, A., Shalaby, S. W.：J. Bioact. Compat. Polym., **1**, p.431 (1986)
31) Kimura, Y., Matsuzaki, Y., Yamane, H., Kitao, T.：Polymer, **30**, p.1342 (1989)
32) Yamaoka, T., Takahashi, Y., Fujisato, T., Lee, C. W., Tsuji, T., Ohta, T., Murakami, A., Kimura, Y.：J., Biomed. Mat. Res., **45**, pp.470-479 (2001)
33) Fujiwara, T., Kimura, Y.：Macromol. Biosci., **2**, 1, pp.11-23 (2002)
34) Duda, A., Penczek, S.：In ACS Symposium Series, Polymers from Renewable Resources：Biopolyesters and Biocatalysis, Scholz, C., Gross, R. A., Eds., **764** (1999)
35) Uttley, N.：フレグランス ジャーナル, **78**, p.83 (1986)
36) Lenz, R. W., Guerin, P.：Polymers in Medicine, **23**, p.219, Plenum (1983)
37) Jörres, V., Keul, H., Höcker, H.：Macromol. Chem. Phys., **199**, 5, p.835
38) Domb, A. J., Gallardo, C. F., Langer, R.：Macromolecules, **22**, p.3200 (1989)
39) Heller, J.：J. Control. Release, **2**, p.167 (1985)
40) Nakano, M., Wakiyam, N., Kojima, T., Juni, K., Iwaoku, R., Inoue, S., Yasuko, Y.：Microspheres Drug Therapy：Pharm., Immunol., Med. Aspects (Pap. Meet.), Davis, S. S., Ed., Elsevier, p.327 (1983)
41) Weber, S. C., Chapman, M. W.：Clinic. Orthopaed. Related Res., **191**, p.249 (1984)
42) Laurencin, C. T., Koh, H. J., Neenan, T. X., Allcock, H. R., Langer, R.：J. Biomed. Mat. Res., **21**, p.1231 (1987)
43) Higashi, S., Yamamuro, T., Nakamura, T., Ikada, Y., Hyon, S.-H., Jamshidi, K.：Biomaterials, **7**, p.183 (1986)
44) 中村達雄ほか：人工臓器, **18**, p.101 (1989)
45) Shimamoto, T., Adachi, M., Oka, T.：Biomedical Matedals Reseach in the Far East (II), Ada, Y., Zhang, X. Ed., Kobunshi Kankokai, pp.171-172 (1995)
46) 石村雅男：関節外科, **17**, pp.46-51 (1998)
47) 黒柳能光：日本ゴム協会誌, **62**, p.394 (1989)

48) Interceed (TC 7) Adhesion Barrier Study Group：Fertil. Steril., **51**, pp.933-938 (1989)
49) Diamond, M. P.：Fertil Steril, **66**, pp.904-910 (1996)
50) Miyamoto, S., Yamada, K., Nagata, I., Ikada, Y., Iwata, H., Ueno, Y., Hong, L., Yamamoto, K., Hashimoto, N., Kikuchi, H.：J. Artif. Organs, **1**, pp.10-14 (1998)
51) Iwata, H., Matsuda, S., Mitsuhashi, K., Itoh, E., Ikeda, Y., Biomaterials, **19**, pp.1869-1876 (1998)
52) 筏　義人：日本接着協会誌, **16,** p.117 (1980)
53) Du, C., Cui, F. Z., de Groot, K.：J. Biomed. Mater. Res., **44**, pp.407-415 (1999)
54) Liu, L.-S., Thompson, A. Y., Heidaran, M. A., Poster, J. W., Spiro, R. C.：Biomaterials, **20**, pp.1097-1108 (1999)
55) Brun, P., Abatangelo, G., Radice, M., Zacchi, V., Guidolin, D., Gordini, D. D., Cortivo, R.：J. Biomed. Mater. Res., **46**, pp.337-346 (1999)
56) Langer, R., Vacanti, J. P.：Science, **260**, pp.920-926 (1993)
57) Zhang, R., Ma, P. X.：J. Biomed. Mater. Res., **44**, pp.446-455 (1999)
58) Lohmann, C. H., Schwartz, Z., Nioederauer, G. G., Carnes, D. L., Jr., Dean, D. D., Boyan, B. D.：Biomaterials, **21**, pp.49-61 (2000)

# 4 バイオマテリアルとしての金属

## 4.1 再生医療と金属

　再生医療に使用される足場材料（scaffold material）として，これまでは生分解性高分子（biodegradable polymer），生体由来高分子（biopolymer），リン酸カルシウム（calcium phosphate）系セラミックスとこれらの複合材料（composite material）が提案されており，金属材料（metallic material）は再生医療とは無縁のものと考えられてきた。しかし，再生臓器・器官にある程度以上の大きさと耐久性（durability）を確保するためには金属（metal）は有効な材料であり，すでに足場材料としての利用が試みられている。金属は半永久的に体内に残るため，比較的生体組織適合性（tissue compatibility）の高いチタン（Ti）が使用される。今後，足場材料としての金属の用途は拡大する可能性があるため，再生医療に携わる者は金属材料を生体内で使用する際に必要となる基礎的事項を知っておく必要がある。金属材料自体は，生体材料・歯科材料としての長い歴史をもち，耐食性（corrosion resistance）や耐久性などについての知識はかなり蓄積している。現在使用されている体内埋入部材（implant）の70％以上は金属材料で構成されており，医療用としては重要な位置を占めている。

　ここでは，生体組織とのかかわりに基づいた金属材料の性質と耐久性，新しい生体用合金（alloy）の開発，金属材料に足場材料として必要な性質を付与するための表面処理（surface treatment）と生体機能性分子の固定化（immobilization）について述べる。

## 4.2 機械的性質を担う相変態と組織 —— 内部構造 ——

　金属材料にとって相変態（phase transformation）はきわめて重要である。純金属であっても，液相（liquid phase）と固相（solid phase）との間の変態，つまり融解（melting）あるいは凝固（solidification）以外に，固相内でも相変態する場合が多い。例えば，Tiは低温では稠密六方格子（close-packed hexagonal lattice）の $\alpha$ 相であるが，882℃以上で体

心立方格子(body-centered lattice)のβ相に変態し，1670℃で液相になる。しかし，Tiは酸素(O)，炭素(C)，窒素(N)を固溶しやすいため純粋なTiというものは存在せず，これらの不純物(impurity)を含有したTiを工業用純Ti(commercially pure Ti：cpTi)と呼ぶ。cpTiはこれらの不純物元素の量と機械的性質によって，JISで4種類に分類されている(表4.1)。

表4.1 工業用純チタンのJIS規格

| 種類 | 化学成分〔% max〕 | | | | | 機械的性質 | | |
|---|---|---|---|---|---|---|---|---|
| | H | O | N | Fe | Ti | 引張強さ〔MPa〕 | 耐力〔MPa〕 | 伸び〔%〕 |
| 1種 | 0.015 | 0.15 | 0.05 | 0.20 | 残 | 270〜410 | ≧165 | ≧27 |
| 2種 | 0.015 | 0.20 | 0.05 | 0.25 | 残 | 340〜510 | ≧215 | ≧23 |
| 3種 | 0.015 | 0.30 | 0.07 | 0.30 | 残 | 480〜620 | ≧345 | ≧18 |
| 4種 | 0.015 | 0.40 | 0.07 | 0.50 | 残 | 550〜750 | ≧485 | ≧15 |

合金とは「2種類またはそれ以上の元素を含み，これらの元素のうち少なくとも1種類は金属元素であり，金属的性質を示すもの」である。また，合金化の目的が，機械的性質(mechanical property)の改善，溶融点の低下，熱処理(heat treatment)性の付与であることを考えると，cpTiはTiと不純物元素との合金であるといえる。一方，鉄(Fe)においては大量のCを不純物元素として含有し，その量によって性質が大きく異なるため，通常はFe-C合金(これを鋼(steel)という)として扱う。

図4.1にFe-C系平衡状態図(equilibrium phase diagram)を示す。鋼において特に重要な相は，体心立方格子のフェライト(ferrite)($\alpha$)相と面心立方格子(face-centered lattice)のオーステナイト(austenite)($\gamma$)相であり，さらに平衡状態図上には現れないマルテンサイト(martensite)変態[†1]によって生じる体心立方格子で針状組織(acicular structure)を呈するマルテンサイト相がある。ステンレス鋼(stainless steel)[†2]はおもにこれらのいずれかの相を示す。TiやFeに限らず，金属には必ず不純物が含有されており，材料としての純金属(pure metal)というものは存在しない。合金の場合には，ある相から別の相への変態がある温度で一気に起こるのではなく，温度幅をもった混合相領域が現れる。ある組成と温度での平衡状態において存在する相を示したのが，平衡状態図である。ただし，実際の相変態は非平衡状態で起こるため，必ずしも平衡状態図に従った変態をするわ

---

†1 原子の拡散を伴わない相変態で，ステンレス鋼などのFe合金，Ti合金などでみられ，各原子が1原子間隔以内の運動を一定方向に連鎖的に行うことによって結晶構造が変化する。Ti-Ni合金にみられる形状記憶効果は，マルテンサイト変態によって現れる。

†2 耐食性向上を目的として12質量(mass)%以上のクロム(Cr)を添加したFe基合金であり，Fe以外の合金元素の総量が50 mass%を超えない。ステンレス鋼の組織および性状は，Crおよびニッケル(Ni)含有量に依存し，組織上からオーステナイト系，フェライト系，マルテンサイト系，析出硬化型，二相ステンレス鋼の5種類に大別される。

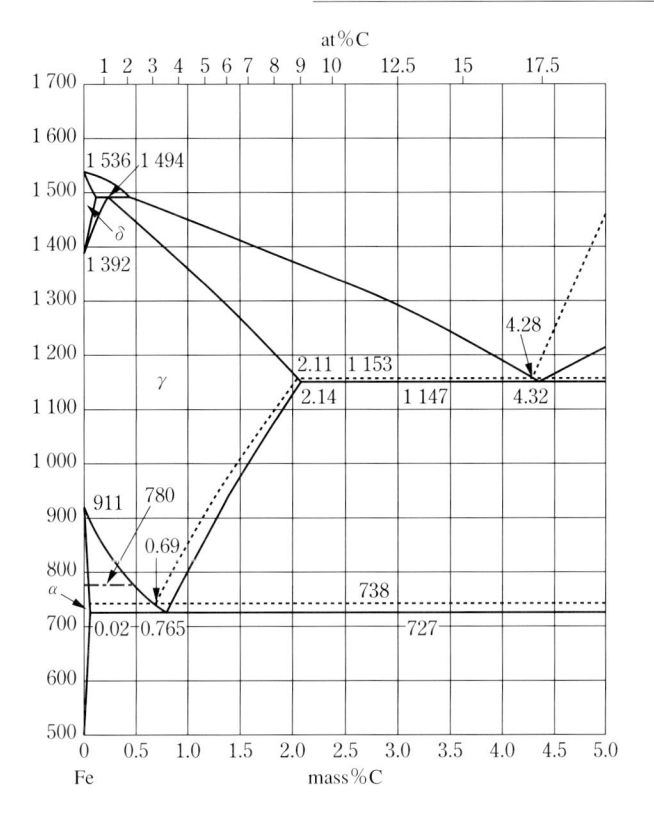

破線はいわゆるFe-グラファイト安定系

**図 4.1** Fe-C系二元平衡状態図

けではない。そのため，非平衡の状態図も必要となる。熱処理は非平衡相の析出を積極的に利用したものである。相変態とは状態図上の線を温度変化によって通過することであり，相変態を利用して熱処理を行うことで機械的性質を大幅に向上させることができる。状態図は，合金の設計あるいは機械的性質，熱処理効果を予測するために必須であり，状態図なしに合金の機械的性質を論じることはできない。

例えば，Ti合金は状態図の型によっていくつかに分類できる（図 4.2）。$\alpha$型はAl，C，O，Nなどとの合金で，これらの元素は変態点を上昇させ$\alpha$相領域を拡大する。一方，変態点を下降させ$\beta$相を拡大させる元素は，金（Au），銀（Ag），コバルト（Co），銅（Cu），Fe，Ni，パラジウム（Pd），シリコン（Si），タングステン（W），モリブデン（Mo），ニオブ（Nb），タンタル（Ta），バナジウム（V）などである。また，単独の添加では効果はないが，$\beta$型合金に添加すれば$\beta$相の安定化に寄与する元素として，ジルコニウム（Zr）とスズ（Sn）がある。状態図上では$\beta$相は室温では存在しないが，実際には冷却過程での$\alpha$相への変態速度が小さいために室温でも$\beta$相が非平衡に残留する。また，$\beta$型元素は溶融点を下げる効果があり固溶硬化も期待できる。また，$\beta$相は体心立方なので稠密六方の$\alpha$

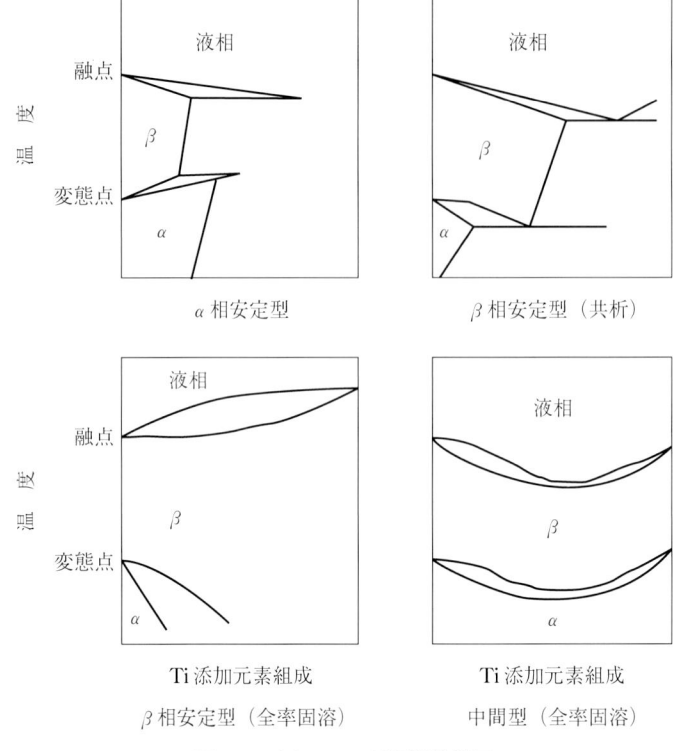

図4.2 の各図:
- α相安定型
- β相安定型（共析）
- β相安定型（全率固溶）
- 中間型（全率固溶）

**図 4.2** チタンの二元平衡状態図

相よりも延性（ductility）に富む材料が期待できる。α+β型合金は室温までの冷却過程で，残留したβ相中にα粒子を含んでいるものであり，熱処理による析出硬化（precipitation hardening）も可能である。生体用に最も多く使用されているTi合金であるTi-6Al-4V合金[†]は，典型的なα+β型合金である。Ti合金では多くの加工熱処理（thermo-mechanical treatment）方法が考案されており，加工熱処理によって組織および機械的性質を制御できる[1]。

## 4.3 耐食性と組織適合性を担う表面構造

表面では周囲にある分子が吸着してエネルギーの低い安定な状態をとる。酸素が存在すると，酸素原子と金属原子が化学結合を作り酸化物層を表面に成長させる。金属材料では，構成元素の表面濃縮が環境に応じて容易に起こるため，ナノメートルのレベルでの表面組成は，内部の組成とは異なっており，セラミックスやポリマーと比較して，表面組成がその化学的性質にとって重要な役割を果たしている。

---

[†] 合金組成の表記は特に断らない限り mass％で表し，量の多い順に元素を書く。この場合は，Ti：90 mass％，Al：6 mass％，V：4 mass％の組成であることを示す。

## 4.3 耐食性と組織適合性を担う表面構造

金属材料表面には，大気中あるいは水溶液中で必ず何らかの酸化物皮膜（oxide film）が形成される。水溶液中で生成した皮膜の溶解度がきわめて小さく，孔がなく，密着性がよい場合には耐食皮膜（不動態皮膜（passive film））になる。不動態皮膜は 1～5 nm ときわめて薄く透明である。ステンレス鋼，Co-Cr-Mo 合金，cpTi，Ti 合金といった材料の特徴は，通常の生体中においてその表面が不動態皮膜に覆われており，何らかの原因で破壊されても生体環境ではただちに自己修復されることである。そのため，これらの材料の耐食性は高い。生体用に使用されるオーステナイト系ステンレス鋼の大気中あるいは塩化物イオン水溶液中での不動態皮膜は，少量の Mo を含有する Fe と Cr の酸化物からなり，Ni は含有しない[2]。Co-Cr-Mo 合金は，大気中で少量の Mo を含有する Co と Cr の酸化物に覆われている[3]。Ti の不動態皮膜はアモルファスまたは結晶性（crystallinity）の低い非化学量論組成（non-stoichiometric composition）の $TiO_2$ からなっているが，完全なアモルファスではなく，低級酸化物と結晶微粒子を含む[4]。ほかに，Zr，Ta，白金（Pt）族合金などが不動態皮膜によって耐食性を発揮する。このように不動態皮膜によって耐食性が維持されている状態を不動態（passivity）という。

不動態皮膜は見かけ上安定であるが，微視的には部分的溶解と再析出が繰り返され，生体環境に応じて時間とともにその組成が変化していく[5]。顎骨とヒト下肢に埋入されたステンレス鋼製のピンとワイヤーにおいても，カルシウム（Ca）とリン（P）が不動態皮膜内に取り込まれる。人工股関節の大腿骨に埋入したステンレス鋼の腐食生成物は，硫黄（S）と結合した Cr あるいは P と結合した Fe からなり，Ca と Cl も含有する。Co-Cr-Mo 合金表面酸化物（不動態皮膜）からは，細胞培養下で Co が溶出し，少量の Mo を含有する Cr 酸化物になる。また，表面にはリン酸カルシウムが生成する。Ti 製歯科インプラント（dental implant）ではヒトの顎骨に埋入している間に，Ca，P，S が表面酸化物内に取り込まれる。また，ハンクス溶液に Ti および Ti 合金を浸漬するとリン酸カルシウムが析出し，細胞培

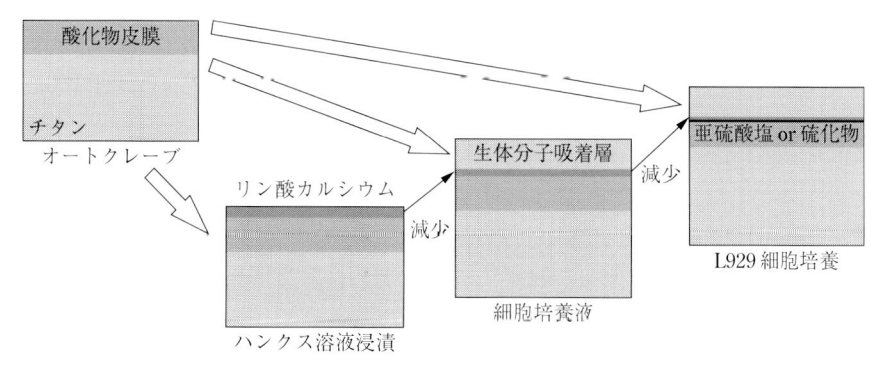

図 4.3 オートクレーブ滅菌，ハンクス溶液浸漬，細胞培養液浸漬，細胞培養後のチタン表面の変化

養下では，亜硫酸塩または硫化物も生成する（図4.3）[6]。金属材料を使用する際には，生体環境によるこのような表面組成変化についても注意する必要がある。

表面酸化物は空気中の湿分と反応し，表面に水酸基を形成する。Tiの場合，図4.4に示すように，水溶液中はもちろん大気中でも湿分とただちに反応し，水酸基に覆われる[7]。金属酸化物表面の水酸基濃度は，多くの方法によって調べられており，$TiO_2$の場合4.9～12.5 $nm^{-2}$と決定されている[8]。酸化物表面の水酸基は，水溶液中で図4.5のように電離し電荷点を作る[7,9]。電離した水酸基による表面電荷（surface charge）の符号は接触する水溶液のpHに依存し，あるpHで正と負の電荷が釣り合って見かけ上の電荷が0になる。このpHを零電荷点（point of zero charge：p.z.c.）と呼ぶ。p.z.c.は酸化物固有の値であり，材料表面が酸，塩基のどちらの性質をもつかの指標となる。例えば，$TiO_2$では，ルチルでは5.3，アナターゼでは6.2である[10]。すなわちアナターゼ表面では，pH 6.2よりアルカリ性の水溶液中では負の電荷が正の電荷よりも多く，酸性の溶液中では正の電荷が多い。この表面水酸基は後述の生体機能分子の固定化に利用できる。

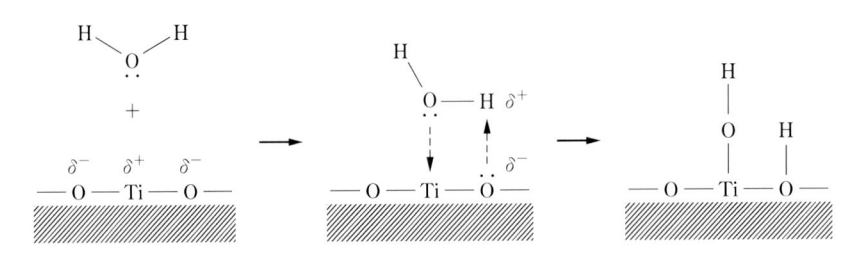

図4.4 チタン表面への水の吸着と水酸基の形成

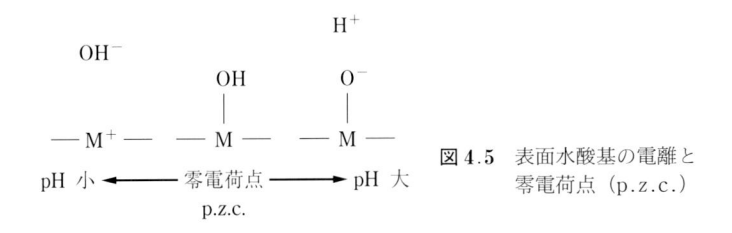

図4.5 表面水酸基の電離と零電荷点（p.z.c.）

## 4.4 金属-生体組織界面

金属材料が生体組織と接触すると，ただちにタンパク質（protein）の吸着が始まる。タンパク質の吸着は，その後に起こる細胞（cell）の接着，腐食（corrosion）などに影響を及ぼす。また，吸着したタンパク質の変性（denaturalization）や断片化（fragmentation）などによる生体機能（biofunction）への影響も考えられる。金属および金属酸化物表面へのタンパク質吸着の物理的解析のための多くの方法が試されている[11]。従来は吸着機構解明

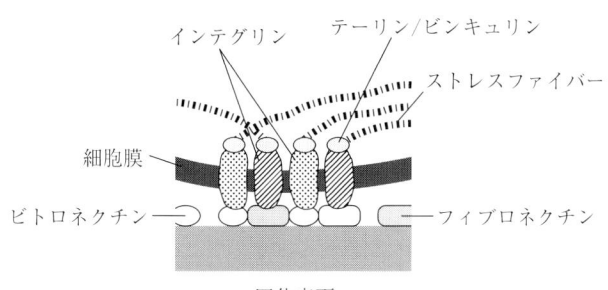

**図4.6** 固体表面でのタンパク質接着様式

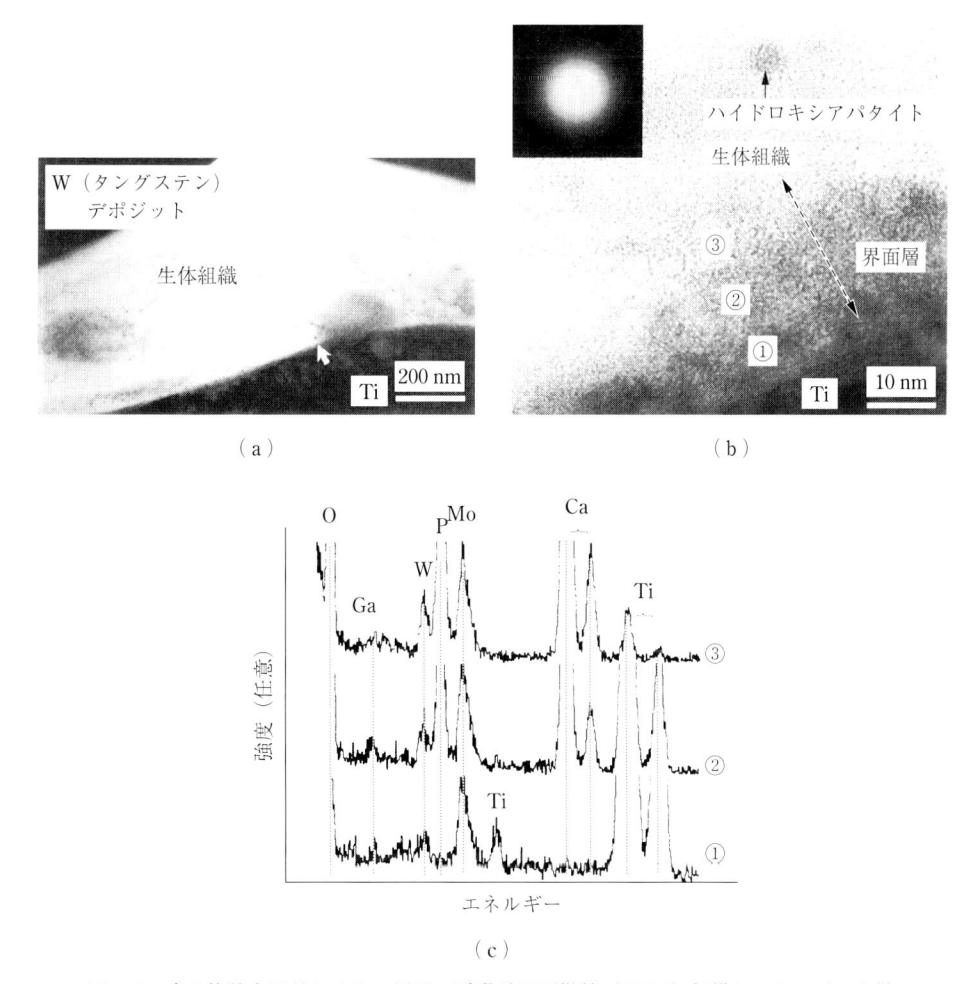

**図4.7** 成犬後肢大腿骨とチタン界面の透過電子顕微鏡（TEM）組織とエネルギー分散型X線分光（EDS）の分析結果。図（a）は低倍率組織，図（b）は界面近傍（図（a）の矢印近傍）の高倍率組織および図中②からの回折パターン

を目指したエリプソメトリー（ellipsometry）やフーリエ変換赤外分光（Fourier transform infrared spectroscopy：FTIR）による分析が多かったが，最近ではバイオセンサーや診断チップへの応用を目的とした水晶振動微小天秤（quartz crystal microbalance：QCM）や表面プラズモン共鳴（surface plasmon resonance：SPR）による研究が増加している。

材料表面への細胞接着特性は，その材料の生体適合性（biocompatibility）を直接支配する重要な因子である。細胞は直接固体表面に接着するのではなく，図4.6に示すように，フィブロネクチンやビトロネクチンのような細胞接着性タンパク質を介して接着することが知られている[12]。金属材料表面にも同様に接着すると考えられるので，金属表面に対する細胞接着力は，細胞接着タンパク質の材料表面への吸着および細胞自体の活性に支配される。

骨組織とTiとの界面では，骨芽細胞様細胞が20～50 nmの厚さの無構造層を介してTiと接しており，無構造層はやせた細胞層あるいは未成熟の石灰化層である[13],[14]。また，Ti側の界面を子細に観察した結果では，酸化チタン層から，TiのほかにCaとPを含有する酸化層，Ca，P，Oが主成分の生体由来物質層が連続した組織を形成しており（図4.7），これがTiの良好な硬組織適合性を発現させている[15]。

## 4.5　生体環境での耐久性

金属材料の耐久性は，化学的耐久性と力学的耐久性に分類できる。これらは，毒性と破壊に深くかかわっている（図4.8）。

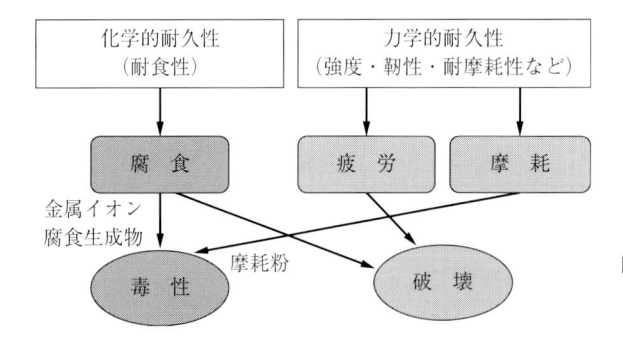

図4.8　生体内での金属材料の耐久性と毒性・破壊との関係

### 4.5.1　化学的耐久性（耐食性）[16],[17]

金属材料の腐食は生体安全性に直接影響するため，金属材料の生体安全性を高めることは耐食性を向上させることと同義と考えられてきた。金属材料それ自体はアレルギー（allergy）性や発がん性（carcinogenicity）といった毒性（toxicity）を示すことはなく，

腐食によって溶出した金属イオンあるいはその誘導体である酸化物，水酸化物，塩，錯体などが，生体分子あるいは細胞器官と結合し生体機能を阻害した場合に毒性を示す。

生体中には金属材料の腐食に影響を及ぼす因子が多く存在する。静脈中の酸素分圧は大気中の 1/4，細胞間では 1/80〜1/4 である。この低溶存酸素濃度環境ではステンレス鋼の腐食が促進される。細胞外液（extracellular fluid）は，海水の約 1/3 の濃度の $Cl^-$ をはじめとする無機イオン，アミノ酸，タンパク質，有機酸を含有する。このうち，タンパク質は一般に金属の腐食を促進するが Ti と Ti 合金の腐食には影響しない。また，EDTA やクエン酸ナトリウムなどの有機酸は Ti 合金を腐食させる。さらに，マクロファージ（macrophage）の産生する活性酸素（active oxygen）が Ti を腐食させる。材料を人体に埋入（implantation）すれば必ず炎症（inflammation）が起こるため，マクロファージが増殖し材料と接触する。つまり，人体に埋入された Ti はこの現象によって腐食する。最近，Ti や Ti 合金製の歯科修復物（dental restorative）が，歯磨き粉や洗口剤に含有されるフッ化物によって腐食する現象が確認されている。

### 4.5.2 力学的耐久性

人体に埋入された材料には体重や活動による荷重がつねにかかっており，下肢に埋入された材料には体重の数倍の力がかかる。日常の活動によって，骨や筋肉には最大で 10 MPa の応力が断続的に負荷されている。また，その繰り返し回数は相当な数になり，荷重が繰り返しかかることで疲労（fatigue）[†1]やフレッティング（fretting）[†2]疲労が起こる。生体内では腐食環境での疲労やフレッティング疲労に注意しなければならない。疲労，フレッティング，腐食の関係を図 4.9 に示す。

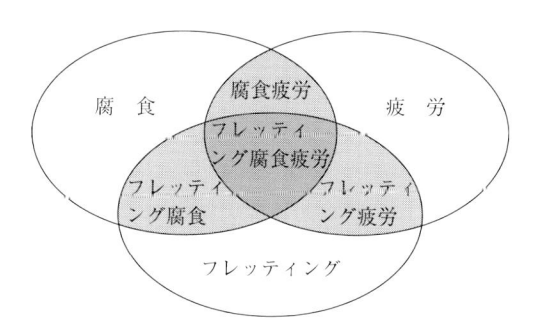

図 4.9 腐食，疲労，フレッティングの関係

---

[†1] 繰り返し応力またはひずみによって材料が破壊する現象。静的破壊の 1/2〜1/3 の応力で生じ，一般的にはマクロな塑性変形を伴わない。破壊事故原因の 8 割は疲労に関連しており，応力が集中する切欠部が起点となる。

[†2] ねじ止め部など金属接触部分において微小な振幅の動きが繰り返し起こる現象。プレートとスクリューの締め付け部や人工股関節の骨頭とステムが一体型でない場合のすり合わせ部で，フレッティング疲労が起こる。

**〔1〕 強度-延性バランスと靱性**　金属材料を使用する際には，その用途に応じてつねに強度（strength）と延性のバランスを考えなければならない。強度と延性のバランスは，通常，引張強さ（tensile strength）-破断伸び（elongation to fracture）分布で表される。

**図4.10** に生体用に使用されている金属材料の引張強さ-破断伸び分布図上の位置を示す。この図から，オーステナイト系ステンレス鋼は強度と伸びともに優れた合金であり，Ti合金は伸びが小さいことがわかる。伸びが小さい合金は塑性変形（plastic deformation）開始から破断（fracture）に至るまでの変形量が少なく，加工（working）が難しい。0.2％耐力（proof strength：offset yield strength）は便宜的に降伏応力（yield strength）の代わりに用いられる値であり，塑性変形開始の目安とされる。つまり，0.2％耐力が大きければ塑性変形しにくい。また，金属材料の優れた点として靱性（toughness）の大きいことが挙げられる。セラミック材料では靱性はきわめて小さく，特に表面に傷がついたときの靱性を表す切り欠き靱性値はきわめて低い。

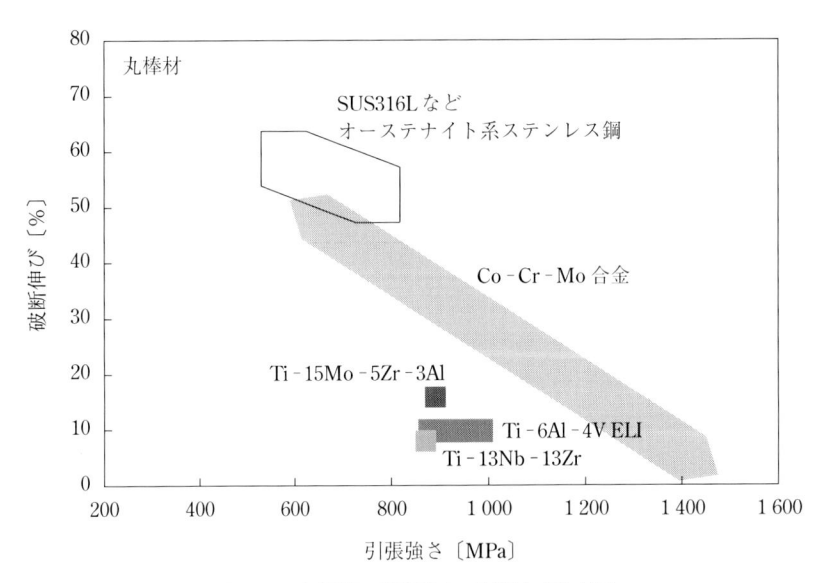

**図4.10**　各材料の引張強さ-破断伸び分布図

**〔2〕 ねじり強さ**　ワイヤーは，整形外科（orthopedics）用，骨折固定（bone fixation）用，心臓外科における胸骨（sternotomy）固定用，歯科矯正（orthodontics）用など，多くの用途に用いられている。ワイヤーは結紮（ligation）して使用することが多い。このとき重要なのは，破壊に至るねじ切れ角度（torsional fracture angle）とねじりの際のトルクを表すねじり応力（torsional stress）である。

**図4.11** に，市販のステンレス鋼製およびcpTi製胸骨ワイヤーのねじり試験の結果を示す。cpTi製ワイヤーはステンレス鋼製ワイヤーの約半分の回転でねじ切れ，しかも，ねじり

4.5 生体環境での耐久性　67

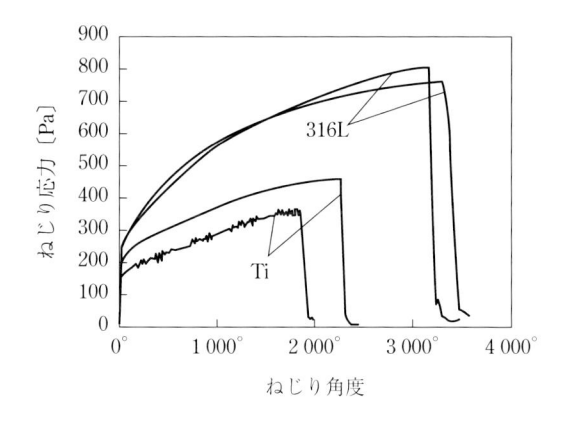

図4.11　ステンレス鋼製およびcpTi製胸骨ワイヤーのねじり試験結果

応力はステンレス鋼製のほうがはるかに大きい。ステンレス鋼がワイヤーとして，広く使用されている理由が理解できるであろう。

〔3〕**疲労とフレッティング疲労**　疲労試験よって**図4.12**[18]に示すような応力(stress)-破断回数(number)曲線(S-N曲線)が得られる。通常は$10^7$回の繰り返しでも破断しない応力を疲労強度(fatigue strength)としている。疲労強度は，医療用デバイス設計のもととなるきわめて重要な値である。ところが，疲労強度をもとに設計されているはずのデバイスが人体中で破壊することがある。この破壊は，フレッティング疲労によるものと考えられている。金属を再生医療の足場材料として使用した際には，半永久的に体内に残る。そのため，長期的な疲労やフレッティング疲労に対する注意が必要になる。

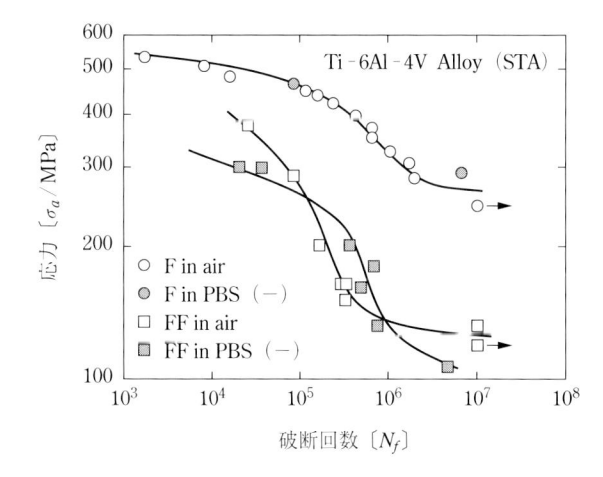

図4.12　大気中(air)およびリン酸緩衝液中(PBS(-))における応力-破断回数曲線(S-N曲線)　F：疲労，FF：フレッティング疲労

〔4〕**擦過と摩耗粉**　人工関節(artificial joint)の摺動部のような摩耗(wear)環境および骨折固定器具のねじ止め部のようなフレッティング環境で摩耗粉(wear debris)が発生する。**図4.13**に示すように，摩耗粉は表面積が大きく，摩耗粉どうしで擦過するため金属イオン溶出量が多くなる。また，摩耗粉自体もその大きさによっては，マクロファージが貪食し，それによって活性化したマクロファージが活性酸素を発生させる。摩耗粉と金属

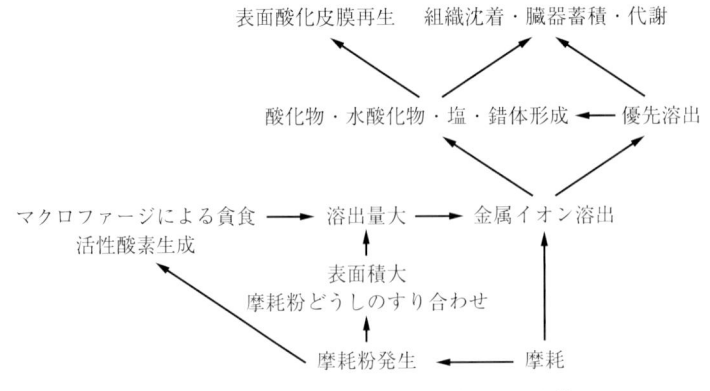

図4.13 金属材料からの摩耗粉発生とその影響

イオンは組織中に取り込まれメタローシス†の原因となる。

## 4.6　新合金開発

　生体用に使用される合金では，人体に対する安全性を最優先するために，毒性の疑いのある元素を極力成分としないことが望ましい．また，金属イオンの溶出や腐食生成物の形成を抑制するために，高耐食性が必要である．さらに再生医療の足場材料として使用するためには，長期的な耐久性が必須である．ここでは，おもにインプラント用を目的とした新合金の開発の現状を概観する．現在，下記の合金で実用化に向けた開発が進んでいる．

　①　V・Alフリー Ti 合金（低毒性，低弾性率）
　②　Ni フリーステンレス鋼（高耐食性，低磁化率，低毒性）
　③　Ni フリー Co-Cr-Mo 合金（低毒性）
　④　Ni フリー Ti 基形状記憶・超弾性合金（低毒性）

### 4.6.1　チタン合金

　Ti-6Al-4V 合金自体の毒性による事故の報告はないが，成分元素の V が強い毒性を示すことから，毒性の低い元素で構成される合金の開発が行われている．生体用の Ti 合金開発は，V や Al を安全性の高い Nb，Ta，Zr，ハフニウム（Hf）で置換することで行われる．これらは周期律表で4族と5族の元素である．Ti-6Al-7Nb 合金（$\alpha+\beta$ 型）がスイスで開発され欧州を中心に実用化されている．国内では，人工股関節用としてすでに実用化されている $\alpha+\beta$ 型の Ti-6Al-2Nb-1Ta が，また Ti-15Zr-4Nb-4Ta-0.2Pd などが開発されてい

---

† 金属材料の腐食や摩耗粉の生成に起因する人工関節のゆるみ，周辺組織の局所的な壊死，線維組織形成が生じた状態．溶出金属イオンや摩耗粉のために周囲の組織が黒色・金属光沢を呈する場合がある．

る。一方，骨折固定による荷重遮断（stress shielding）を防ぐためにはヤング率の低い合金を得ることが必要とされ，このためには $\beta$ 型合金が有効である。$\beta$ 型合金としては，Ti-13Nb-13Zr が米国で，国内では Ti-29Nb-13Ta-4.6Zr が開発され，後者は 47 GPa とおそらく Ti 合金としては最も低いヤング率（Young's modulus）を示す[19]。ほかに，Ti-16Nb-5.8Sn，Ti-15Mo，Ti-10Fe-5Mo，Ti-5〜40Hf などが研究途上である。

### 4.6.2 Ni フリーステンレス鋼

Ni は金属アレルギーの原因物質（allergen）となりやすく，特に欧州では若い女性の 20 %，若い男性の 4 % が Ni に感作（sensitization）しており，医療用材料の Ni 含有量を 0.2 % 以下にすべきとの提言がなされている。Ni 自体は発がん性も疑われている。Ni アレルギー対策として，1999 年に EU 指令（1999/C205/05）が発令され，Ni の人工汗による溶出試験で，$0.5\ \mu g\ cm^{-2}\ week^{-1}$ 以上の Ni を溶出する金属材料はピアスやネックレスなどの装飾品や生体材料として欧州で使用できないため，Ni を含有しないステンレス鋼の開発が必要となる。オーステナイト系 Ni フリーステンレス鋼を製造するためには，Ni の代わりに C，マンガン（Mn），N，Co，Cu などのオーステナイト形成元素を含有させる必要がある[20],[21]。これまでに開発された Ni フリーステンレス鋼には，Fe-18Cr-18Mn-2Mo-0.9N，Fe-(19〜23)Cr-(21〜24)Mn-(0.5〜1.5)Mo-(0.85〜1.10)N（BioDure®108），Fe-(15〜18)Cr-(10〜12)Mn-(3〜6)Mo-0.9N，Fe-23Cr-2Mo-1.4N などがあるが，これらの合金の製造コストは高く加工性はきわめて悪い。そこで，N を含有する前のフェライトの状態で加工し，その後 1473 K で N を吸収させオーステナイト化する製造プロセスが開発されている[22]。

### 4.6.3 Ni フリー Co-Cr-Mo 合金

Co-Cr-Mo 合金は，強度および靭性などの力学的特性，鋳造性，耐食性および耐摩耗性に優れた材料である。また，耐食性はステンレス鋼よりも優れ，耐摩耗性はステンレス鋼，Ti および Ti 合金よりも優れているが，塑性加工性はステンレス鋼や Ti および Ti 合金よりも低い。Co-Cr-Mo 合金は Ni を含まないと塑性加工性が低下するため，金属組織の微細化によって十分な延性や強度等の機械的特性を付与する必要がある。種々の鍛造比で結晶粒径を制御した Ni フリー Co-(16〜29)Cr-6Mo 合金が生体用に開発されている[23]。

### 4.6.4 Ni フリー形状記憶・超弾性合金

Ni-Ti 合金は，形状記憶，超弾性，衝撃吸収性を示す合金系であり，実用上，生体用としては唯一の形状記憶・超弾性合金であり，ガイドワイヤー，ステント，歯科矯正線，歯科根管治療器具などに使用されている。しかし，この合金は原子濃度で約 50 % の Ni を含有

しているため，Niの毒性，特に金属アレルギーが問題視されており，Niフリー形状記憶・超弾性合金に対する要求は強い。Ti-16Nb-4.8Sn[24]，Ti-25Nb-(0～12)Zr，Ti-Nb-Al，Ti-Mo-Al，Ti-Mo-Gaなどが生体用として開発されている。

## 4.7 表面処理

表面処理は表面に何らかの処理を行うことによって，表面の組成，構造を変え，表面の性質のみを改良する方法である。金属系生体材料では，耐食性，耐摩耗性（wear resistance），硬組織適合性（hard tissue compatibility），歯科インプラントではこれらに加えて抗菌性（antibacterial property）を改善するために表面処理が行われる[25]。現在研究されている表面処理技術を**表**4.2に示す。

**表**4.2 金属材料の生体用としての表面処理方法

| 種類 | 方法 | 向上する性質 |
|---|---|---|
| ドライプロセス | ハイドロキシアパタイトプラズマ溶射 | 硬組織適合性 |
| | ハイドロキシアパタイトイオンプレーティング | 硬組織適合性 |
| | ハイドロキシアパタイトパルスレーザー被覆 | 硬組織適合性 |
| | TiN スパッタ蒸着 | 耐摩耗性，耐食性 |
| | $TiO_2$ スパッタ蒸着 | 耐食性 |
| | Ti，Ti合金プラズマ溶射 | 組織結合性 |
| | Nイオン注入 | 耐摩耗性 |
| | 貴金属イオン注入 | 耐食性 |
| | カルシウムイオン注入カルシウムイオンミキシング | 硬組織適合性 |
| | $CaTiO_3$ 被覆イオンミキシング | 硬組織適合性 |
| | ヘリウムイオン注入 | 血液適合性 |
| ハイドロプロセス | 陽極酸化 | 耐食性，硬組織適合性，組織結合性 |
| | ハイドロキシアパタイト電気的析出 | 硬組織適合性 組織結合性 |
| | アルカリ溶液浸漬 | 硬組織適合性 |
| | アルカリ溶液浸漬＋加熱 | 硬組織適合性 |
| | 過酸化水素溶液浸漬 | 硬組織適合性 |
| | アルカリ溶液中水熱処理 | 硬組織適合性 |

### 4.7.1 ドライプロセス

ドライプロセスはおもにイオンビーム（ion beam）を利用した被覆法あるいは表面層形

成法である．硬組織適合性向上を目指す場合にはプラズマ溶射によるTi表面へのHAの被覆が主流となっているが，パルスレーザー被覆などそのほかの技術も研究されている．一方，あらかじめHAを被覆せず，Tiが硬組織に埋入されたあとにHA形成を促進することを目的とした表面層形成技術も活発に研究されている．ドライプロセスではCaイオン注入やCaイオンミキシングが考案されている．現在のところ実用化されている処理方法は，TiおよびTi合金に対する$TiO_2$，TiN，HA薄膜の被覆である．

### 4.7.2 ハイドロプロセス

水溶液中で行う処理であり，大がかりな設備投資を必要とせず廉価な処理方法である．水溶液への浸漬と水溶液中での通電が基本的方法であるが，水溶液の組成やpH，通電の電位や電流密度を変えることで多くの方法が考案されている．また，浸漬と加熱の組合せ，水熱処理（hydrothermal treatment）が研究されている．基本的には，アルカリ処理（＋加熱），過酸化水素処理，水熱処理，電気化学処理のいずれかに分類できる．

## 4.8 表面形態制御

生体組織-材料界面の結合強度（bonding strength）は材料表面の形態（morphology）に影響を受ける．材料表面のさまざまな形態，ビーズ，溝，繊維状メッシュ，多孔体（porous material）被覆などが設計されている．大きい孔の多孔体は，プラスチックビーズを置換する鋳造によって作製される．このとき，孔の大きさは0.4〜1.5 mm，空隙（cavity）率は70％である．孔の大きさが0.1〜0.4 mmで35〜50％の空隙率の多孔体は，金属ビーズの焼結（sintering）あるいは金属繊維の拡散溶接（diffusion welding）によって製造する．さらに，孔の大きさが0.02〜0.2 mmの微小孔をもつ多孔体はTi粉末のプラズマ溶射で作られる．また，最近では高電圧の陽極酸化（anodic oxidation）によってTi表面へ

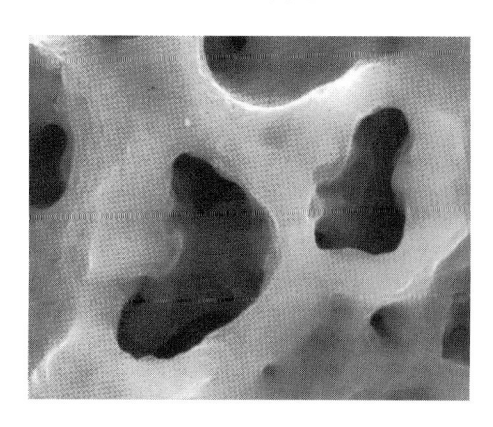

図4.14 歯科インプラント表面の酸化チタン多孔体（Brånemark System® TiUnite™ カタログ，Nobel Biocare）

の多孔性の酸化物の形成が行われている（図4.14）。骨の材料表面への接合は，50〜400 μmのときに最も早く，効果的である[26]。表面形態の制御は足場材料開発のために重要な技術である。

## 4.9 機能性高分子固定化

　血液接触材料や血液診断チップなどの設計において，タンパク質吸着や細胞接着を抑制する表面を創出することが重要である。金属表面への高分子の固定化法としては，Au表面のチオール基（SH基）を介したものが早くから知られており，現在ではAuナノ粒子へのポリエチレングリコール（poly (ethylene glycol)：PEG）の固定化など，ナノバイオ領域を含む多くの分野で利用されているが，この方法は貴金属表面にしか利用できない。PEGはタンパク質を吸着しないため，これを表面に自在に固定化できれば，金属材料のバイオチップなどへの応用が広がる。各合金の特性を生かし金属材料の応用範囲を広げるためには，金属材料全般に利用できる固定化法の開発が必要である。最近，非貴金属表面が酸化物に覆われていることを利用し，酸化物と高分子との結合を得る方法が考えられている。

　poly(L-lysine)-g-poly(ethylene glycol) (PLL-g-PEG) を $TiO_2$, $Si_{0.4}Ti_{0.6}O_2$, $Nb_2O_5$ 表面に固定化し，血小板（platelet），タンパク質，ペプチド（peptide），抗体（antibody），DNAの吸着を制御する研究が行われている[27]。また，金属表面の酸化物に何種類かのリン酸をグラフトする方法が考案されており，これは末端が $^-PO(OH)_2$ の $C_{18}H_{37}OPO(OH)_2$ やアルキルリン酸を用いて，金属酸化物上（$Ta_2O_5$, $Al_2O_3$, $Nb_2O_5$, $ZrO_2$, $SiO_2$）に自己組織化膜を作製するものである[28],[29]。

　一方，Tiの繊維や多孔体を表面処理し，生体分子を修飾したうえで，再生医療の足場材料として応用する研究が始まっている[30]。

　金属材料のバイオ分野での利用，特に再生医療用の足場材料においては，数ナノメートルの厚さの表面酸化物皮膜の性質を理解し，ナノメートルオーダーの界面で起こる生体分子（biomolecule）や組織との反応を制御していくことが重要である。

## 引用・参考文献

1) 牧　正志：β型チタン合金の加工熱処理，金属，**73**, 5, pp.421-424（2003）
2) Hanawa, T., Hiromoto, S., Yamamoto, A., Kuroda, D. and Asami, K.：XPS characterization of the surface oxide film of 316 L stainless steel samples that were located in quasi-biological environments, Mater. Trans., **43**, 12, pp.3082-3092（2002）

3) Hanawa, T., Hiromoto, S. and Asami, K.：Characterization of the surface oxide film of a Co-Cr-Mo alloy after being located in quasi-biological environments using XPS, Appl. Surf. Sci., **183**, pp.979-986（2003）

4) 下平三郎：腐食・防食の材料科学，p.254，アグネ技術センター（1995）

5) Hanawa, T.：Reconstruction and regeneration of surface oxide film on metallic materials in biological environments, Corros. Rev., **21**, 2-3, pp.161-181（2003）

6) Hiromoto, S., Hanawa, T. and Asami, K.：Composition of surface oxide film of titanium with culturing murine fibroblasts L 929, Biomaterials, **25**, pp.979-986（2004）

7) 岡崎 進：酸化チタンの表面物性と表面改質，日本接着協会誌，**21**，1，pp.24-31（1985）

8) 田村紘基, 古市隆三郎：表面水酸基の解離定数の決定法——金属酸化物のキャラクタリゼーションへの応用——，日本金属学会報，**27**，3，pp.158-164（1988）

9) Healy, T. W. and Fuerstenau, D. W.：The oxide-water interface —— Interreaction of the zero point of charge and the heat of immersion, J. Colloid Sci., **20**, pp.376-386（1965）

10) Parfitt, G. D.：The surface of titanium dioxide, Prog. Surf. Membrane Sci., **11**, pp.181-226（1976）

11) Ivarsson, B. and Lundström, I.：Physical characterization of protein adsorption on metal and metal oxide surfaces, CRC Critic. Rev. Biocompatibility, **2**, pp.1-96（1986）

12) 林 正男：細胞接着分子の世界，pp.11-89，羊土社（1995）

13) Murai, K., Takeshita, F., Ayukawa, Y., Kiyoshima, T., Suetsugu, T. and Tanaka, T.：Light and electron microscopic studies of bone-titanium interface in the tibiae of young and mature rats, J. Biomed. Mater. Res., **30**, pp.523-533（1996）

14) Ayukawa, Y., Takeshita, F., Inoue, T., Yoshinari, M., Shimono, M., Suetsugu, T. and Tanaka, T.：An immunoelectron microscopic localization of noncollagenous bone proteins (osteocalcin and osteopontin) at the bone-titanium interface of rat tibiae, J. Biomed. Mater. Res., **41**, pp.111-119（1998）

15) 村上晃一，鵜飼英實，神野哲也，元島謙司，長谷川清一郎，塙 隆夫：生体組織とチタンの連続界面観察，日本金属学会誌まてりあ，**43**，12，p.1035（2004）

16) 塙 隆夫：医用金属材料の腐食計測，材料と環境，**49**，8，pp.463-468（2000）

17) Hanawa, T.：Metal ion release from metal implants, Mater. Sci. Eng., **C24**, 12, pp.745-752（2004）

18) 丸山典夫，小林 剛，角田方衛：Ti-6Al-4V合金の疑似体液中フレッティング疲労強度とその試験溶液の定量分析，生体材料，**13**，1，pp.14-20（1995）

19) Kuroda, D., Niinomi, M., Morinaga, M., Kato, Y. and Yashiro, T.：Design and mechanical properties of new $\beta$ type titanium alloys for implant materials, Mater. Sci. Eng., **A243**, pp.244-249（1998）

20) Menzel, J., Kirschner, W. and Stein, G.：High nitrogen containing Ni-free austenitic steels for medical applications, ISIJ International, **36**, 7, pp.893-900（1996）

21) Sumita, M., Hanawa, T. and Teoh, S. H.：Development of nitrogen-containing nickel-free austenitic stainless steels for metallic biomaterials——review, Mater. Sci. Eng., **C24**, 12, pp.753-760（2004）

22) Kuroda, D., Hanawa, T., Hibaru, T., Kuroda, S., Kobayashi, M. and Kobayashi, T.：New

manufacturing process of nickel-free austenitic stainless steel with nitrogen absorption treatment, Mater. Trans., **44**, 3, pp.414-420 (2003)

23) Chiba, A., Kumagai, K., Takeda, H. and Nomura, N.：Mechanical properties of forged low Ni and C-containing Co-Cr-Mo biomedical implant alloy, Mater. Sci. Forum, **475-479**, pp. 2371-2322 (2005)

24) Nitta, K., Watanabe, S., Masahashi, N., Hosoda, H. and Hanada, S.：ni-free Ti-Nb-Sn shape memory alloys, in Structural Biomaterials for 21st Century, Eds., Niinomi, M., Okabe, T., Taleff, E. M., Lesure, D. R. and Lippard, H. E., TMS, Warrendale, Pennsylvania, pp.25-34 (2001)

25) 塙 隆夫：第10章 表面と表面改質，角田方衛，筏 義人，立石哲也 監修，金属系バイオマテリアルの基礎と応用，pp.303-328，アイピーシー（2000）

26) Bloebaum, R. D., Bachus, K. N., Momberger, N. G. and Hofmanm, A. A.：Mineral apposition rates of human cancellous bone at the interface of porous-coated implants, J. Biomed. Mater. Res., **28**, pp.537-544 (1994)

27) Huang, N. P., Michel, R., Vörös, J., Textor, M., Hofer, R., Rossi, A., Dlbert, D. L., Hubbell, J. A. and Spencer, N. D.：Poly (L-lysine) -g-poly (ethylene glycol) layers on metal oxide surfaces：surface-analytical characterization and resistance to serum and fibrinogen adsorption, Langmuir, **17**, pp.489-498 (2001)

28) Textor, M., Ruiz, L., Hofer, R., Rossi, A., Feldman, K., Hähner, G. and Spencer, N. D.：Structural chemistry of self-assembled monolayers of octadecylphosphoric acid on tantalum oxide surfaces, Langmuir, **16**, pp.3257-3271 (2000)

29) Tosatti, S., DePaul, S. M., Askendal, A., VandeVondele, S., Hubbell, J. A., Tengvall, P. and Textor, M.：Self-assembled monolayers of dodecyl and hydroxyl-dodecyl phosphates on both smooth and rough titanbium and titanium oxide surfaces, Langmuir, **18**, pp.3537-3548 (2002)

30) Vehof, J. W. M., de Ruijter, A. E., Spauwen, P. H. M. and Jansen, J. A.：Influence of rh BMP-2 on rat bone marrow stromal cells cultured on titanium fiber mesh, Tissue Eng. **7**, pp.373-383 (2001)

〈そのほかの参考書〉

1) 三浦維四，井田一夫 編：チタンの歯科利用，クインテッセンス（1988）
2) 小原嗣朗：金属材料概論，朝倉書店（1991）
3) Helsen, J. A. and Breme, H. J. eds：Metals as Biomaterials, Wiley (1998)
4) Brunette, D. M., Tengvall, P., Textor, M. and Thomsen, P.：Titanium in Medicine, Springer (2001)
5) Teoh, S. H. ed.：Engineering Materials for Biomedical Application, World Scientific (2004)

# 5 バイオマテリアルとしてのセラミックス

## 5.1 バイオセラミックスとは

　最近，高齢化社会を迎え，セラミックス（ceramics）への関心が高まっている。なかでも歯や骨のような硬組織代替材料としてセラミックスが注目されている。なぜなら，セラミックスは骨格材料としての強度があり，一般に生体親和性が良好である。通称，これら生体関連セラミックスのことをバイオセラミックス（bioceramics）と呼んでいる。医療用バイオセラミックスは，生体内不活性，生体内活性，生体内崩壊性に分類できる（**表5.1**）。

　厳密には，バイオセラミックスといえば歯や骨を作るアパタイト（apatites）や生体内石灰化物に限定されるが，ここでは広く医用セラミックスという意味で，バイオセラミックスという表現を用いることにする。

表5.1　医療用バイオセラミックス

| 生体との反応 | | 材料の成分 |
|---|---|---|
| 生体内不活性 | 酸化物 | アルミナ（$Al_2O_3$）<br>ジルコニア（$ZrO_2$）<br>カルシウムアルミネート（$CaO-Al_2O_3$系）<br>アルミノシリケート（$Na_2O-Al_2O_3-SiO_2$系） |
| | 非酸化物 | カーボン（vitrous, pyrolytic, graphite）<br>窒化ケイ素（$Si_3N_4$）<br>炭化ケイ素（SiC） |
| 生体内活性 | 生体ガラス | バイオガラス（$SiO_2-Na_2O-CaO-P_2O_5$系）<br>CPSAガラス繊維複合材（$CaO-P_2O_5-SiO_2-Al_2O_3$系） |
| | 結晶化ガラス | マイカ系結晶化ガラス（$SiO_2-B_2O_3-Al_2O_3-MgO-K_2O-F$系）<br>A-W結晶化ガラス（$SiO_2-CaO-MgO-P_2O_5$系）<br>$\beta-Ca_3(PO_4)_2$系結晶化ガラス（$CaO-P_2O_5$系） |
| | リン酸カルシウム | ハイドロキシアパタイト（$Ca_{10}(PO_4)_6(OH)_2$） |
| 生体内崩壊性 | リン酸カルシウム | TCP（$Ca_3(PO_4)_2$）<br>4CP（$Ca_4O(PO_4)_2$）<br>低結晶化ハイドロキシアパタイト |
| | カルシウムアルミネート | 可溶性カルシウムアルミネート（$CaO-Al_2O_3$系） |

## 5.2 セラミックスの基礎

ここではまず,セラミックスの基本的性質について述べることにする。セラミックスは固体の非金属無機材料と定義することができるが,バイオマテリアル(biomaterials,生体材料)[1]としては,単独にあるいは金属材料や有機高分子材料とともに複合化して幅広く用いられている。従来の窯業製品(汎用セラミックス)が,陶磁器,セメント,ガラスのような物質的にケイ酸塩に限られ,機能が容器的なものだけに限られていたのに対し,ケイ酸塩以外にも適用したニューセラミックス(ファインセラミックスともいう)では,物質の種類も増えて用途も拡大し,電磁光学的機能を有するものは情報通信技術に,熱的・機械的機能を有するものは省エネルギー技術あるいは精密機械技術に,また,耐食性や生体親和性を生かしたものは医療用に使われている[2]。

電気的機能としては,高絶縁性($Al_2O_3$),高容量性($BaTiO_3$),超伝導性($Ba_2YCu_3O_7$),イオン伝導性($\beta$-$Al_2O_3$,$ZrO_2$)などが利用される。磁気的機能には,軟磁性($\gamma$-$Fe_2O_3$)と強磁性($SrO \cdot 6Fe_2O_3$)があり,光学的機能には,透光性($Al_2O_3$焼結体),導光性($SiO_2$繊維,$ZnO$薄板)などがある。また,熱的機能には,耐熱性($ZrO_2$),断熱性($K_2O \cdot nTiO_2$,$CaO \cdot nSiO_2$),伝熱性($BeO$,ダイヤモンド)があり,機械的機能には,硬質機能($Al_2O_3$,$WC$,$TiC$,$SiC$,$B_4C$,ダイヤモンド)と強度機能($Si_3N_4$,$SiC$,強化ガラス,結晶化ガラス)がある。さらに生物・化学的機能に骨代替性(アパタイト,$Al_2O_3$,$ZrO_2$),固定化酵素キャリヤー($SiO_2$,$Al_2O_3$),触媒キャリヤー($Al_2O_3$,$TiO_2$),殺菌性($TiO_2$)などが利用されている。

セラミックスには結晶性のものや非晶質のものがある。結晶(crystal)とは原子からなり,その原子が3次元空間で周期的に同じ様式を繰り返すような配列をとっている固体のことで,その反対にガラスのような無定形(amorphous)固体のことを非晶質という。アパタイトも生体内での成長期には,混沌とした非晶質アパタイトACP(amorphous calcium phosphate)と考えられている。1948年,フランスの結晶学者Bravaisは,結晶を分類すると14種類の考え得る点格子(各点がみな同じ環境をもつような空間に並べられた点の配列)があり,それ以上ないことを示した。これがいわゆるBravais格子である。歯や骨の無機成分であるハイドロキシアパタイト(hydroxyapatite)は六方晶系に属す。セラミックスは,微視的にみると,結晶粒子・粒界・気孔・異相析出物・非晶質相などによって構成された複合組織体である。耐火物・セメント・陶磁器などのいわゆる伝統的窯業製品は,いずれも多孔性の不均質多相系材料である。

歴史的にみると,興味深いことにセラミックスの歴史はホモサピエンスの登場した石器時

代に始まり，飲料水や食料を保存する手段としての陶磁器は日常生活に欠かせないものとなり，また美術工芸品としても華やかな歴史を彩った．それと並行して青銅器や鉄器といった金属の歴史が長く続き，20世紀初頭より有機高分子材料の登場により，一時影を潜めたかにみえたが，20世紀後半にニューセラミックス（ファインセラミックス）として登場することにより，工業用材料としてはもとより，バイオマテリアルとしての注目を集めるようになった．金属の展延性には劣るものの，靱性が増し化学的に安定で審美性に優れているという特徴を有する．また，セラミックスの有する高い弾性率は，構造部材に適用する場合に大きな利点となる．生体硬組織の歯や骨の無機成分がセラミックスからなることもうなずける．ここではその代表例として，アルミナ（alumina）とジルコニア（zirconia）について解説する[1]。

アルミナは酸化アルミニウム（$Al_2O_3$）の鉱物名で，地殻内には25％存在し，シリカ（$SiO_2$）の50％について多い．天然にはコランダム（鋼玉），ルビー，サファイアとして産出する．融点は2050℃（$\alpha$型コランダム），密度は3.99 g/cm$^3$，溶解度は1 mg/L である．

アルミナは，単一酸化物の一般形のうち，$R_2O_3$で表される代表的な結晶である．$\alpha$-アルミナは，空間群$R_{3c}$に属し，格子定数は a = 5.14Å（注：1Å = 0.1 nm = $10^{-10}$ m），$\alpha$ = 55°6′ の菱面体格子（rhombohedral）を有する[3]．六方最密充てんに配列し，層間に入った Al は $MX_6$ の八面体結合により3通りの配列方式を示す．構造内の $AlO_6$ 八面体は，稜共有，面共有の組合せで構成され，これがダイヤモンドにつぐ硬さの原因となっている[4]．

ジルコニアは，酸化ジルコニウム（$ZrO_2$）の鉱物名で，微量の $HfO_2$ を含んだバッデリ石として産出する．無色の結晶で，ひずんだ蛍石型構造をとり，低温型（単斜晶系）と高温型（正方晶系）とがある．前者から後者への転移は可逆的に1000℃付近で吸熱的に起こるが，転移温度は熱履歴や不純物に影響される．融点は2720℃である．熱伝導率が低く，高融点なので高温断熱材として用いる．

ジルコニアは，化学組成から考えると8配位構造をとると考えられるが，$Zr^{4+}$ イオン半径は0.82Åで，8配位の理想的半径（1.025Å）よりかなり小さい．このため，8個の酸素イオンの中間には存在せず，偏ってしまう．この偏り方が温度によって異なり，1000〜1150℃で急激な体積変化（約9％）を起こす．また，加熱冷却を繰り返すうちに粉々に崩壊してしまう．この欠点を解決したのが安定化ジルコニアで，MgO，CaO，$Y_2O_3$ のような希土類酸化物などを数パーセント添加したものは立方晶系の蛍石型構造をとり，相転移を起こさなくなる．

## 5.3 生体材料用セラミックス

セラミックスの生体材料への応用としては，広くは19世紀末の歯科用陶歯が挙げられる。この陶歯は，もともと義歯（入れ歯）用人工歯として開発されたものであるが，多くの変遷を経てその技術はジャケットクラウンや今日のメタルボンド（金属焼付け陶材）に応用されている。歯科用陶材は，長石（$K_2O \cdot Al_2O_3 \cdot 6SiO_2$），石英（$SiO_2$），陶土（カオリン）（$Al_2O_3 \cdot 2SiO_2 \cdot 2H_2O$）の成分からなるが，長石がほとんどで，一般の陶磁器に含まれる透明性の妨げとなる陶土はほとんど含まれていない[5]。リン酸亜鉛セメントのような歯科用無機セメントも歯科治療に欠かせないものである。アルミナは歯科用陶材の成分あるいは歯科用セメント，コンポジットレジンのフィラー成分としてよく用いられている。ジルコニアの生体材料としての応用は，複合化のフィラー（充てん材）としての役割が大きい。歯科用コンポジットレジンのフィラーに用いられたこともある。

本格的に歯科インプラント（人工歯根）用材料あるいは整形外科・脳外科用材料として最初に登場した生体材料は，アルミナセラミックス（$Al_2O_3$）といえる。きわめて高い靭性を有しながら，弾性率が骨とあまりにも異なることや周辺組織とのなじみが十分でなかったものとみえ，現在では人工股関節の骨頭に用いられる以外にほとんど使われなくなっている。しかしながら，セラミックスとしての力学的強度は捨てがたいものがある。代わって登場してきたのが，リン酸カルシウム系ガラスセラミックスであるが，これは生体親和性は良好なものの，逆に靭性が低いために用いられていない。最近多く用いられているのはアパタイト焼結体で，ブロック状に焼結あるいは加工することにより成形している。あるいは，A–Wガラスセラミックス（ハイドロキシアパタイト（hydroxyapatite）とウォラストナイト（wollastonaite）含有）も用いられている。一時期，生理食塩水のような溶液と注入する方式で顆粒状のアパタイトが骨補てん材としてよく用いられたが，局所安定性が悪いためあまり使われていない。現状では，人工歯根は咬合時の圧縮力に耐えるようにチタンが多く用いられている。さらに，より骨と強固に結びつけるために，材料表面に生体親和性の高いハイドロキシアパタイトをコーティングしたり，チタン表面を粗くしたりあるいは開孔することにより細胞が侵入しやすいような工夫がなされている。しかし，人工歯根はまだ多くの課題を抱えている。天然の歯根膜に相当するようなクッション作用がなく，手術が必要で治療期間が長いこと，健康保険適用外で高価なこと，予後不良の場合には義歯再製が困難なことも挙げられる。しかしながら，今後人工歯根は，より生体に類似した患者にとって使いやすい機能を有するものへと洗練されていくものと思われる。

人工関節については，股関節や膝関節・足関節など，強い力がいつも加わっていて，関節

軟骨も壊れやすい荷重関節に対して用いられる。股関節では，あらゆる方向に曲がったりねじったりできるようにボールアンドソケット（ball and socket）と呼ばれる構造をもち，骨頭の部分によくセラミックスが用いられている[6]。膝関節では，主として後方に曲がり，前後に移動したりねじれたりする動きが可能となるような設計が施され，セラミックスがよく用いられている。そのほかにも足関節・肘関節・肩関節などの一部にセラミックスが用いられている。

一般的な人工骨としては，以前は金属が主流であったが，錆びにくくてもわずかながらも金属イオンが溶出するという問題があり，アルミナが使われるようになった。しかしながら，骨とのなじみが十分でないため，バイオガラス（$Na_2O$–$CaO$–$SiO_2$–$P_2O_5$）が開発された。その後，ハイドロキシアパタイトの焼結体や$\beta$–TCPの焼結体，あるいはハイドロキシアパタイトと$\beta$–TCPの焼結二相セラミックス，$MgO$–$CaO$–$SiO_2$–$P_2O_5$のガラス中にナノサイズのアパタイトと$\beta$ウィラストノイト（$CaO \cdot SiO_2$）の微粒子を析出させた結晶化A–Wガラスセラミックスが登場してきた。

最近では，後述するセラミックス単独あるいは複合材料としての代謝性生体材料への応用研究が盛んである。

## 5.4　生体硬組織の構造

上述したように，広義のバイオセラミックスと呼ばれるアルミナ，結晶化ガラス，リン酸塩系ガラスセラミックス，焼結アパタイトなどは，これまで成形外科や歯科領域で数多く使われてきた。これらは比較的生体親和性（biocompatible）が良好な生体材料ではあるが，生体に優しいという意味では，必ずしも十分なものとはいえない。一方，ヒトの硬組織である歯や骨の無機成分は，ハイドロキシアパタイト（$Ca_{10}(PO_4)_6(OH)_2$）と呼ばれる狭義のバイオセラミックスから成り立っている。この無機成分に加え，歯質エナメル質では，非コラーゲン性タンパク質がわずかしか含まれないが，象牙質や骨では有機成分としてコラーゲン（collagen）が30～40 wt％も含まれる[7]。この歯質エナメル質と象牙質・骨をX線回折してみると，非常に興味深いことに結晶性がまったく異なる（図5.1）[8]。

エナメル質は，きわめて結晶性が高く溶けにくいのに対し，象牙質や骨は結晶性も低く代謝されやすく容易に溶けてしまう。材料学的にみても，生体硬組織はみごとな構造を作り上げている。歯は，すべて生え変わると32本（上顎・下顎，左右両側に切歯8本，犬歯4本，小臼歯8本，大臼歯12本）となる。通常，生後6か月ごろから乳歯が生え始め，20本となり，6歳ぐらいから永久歯に置き換わる。歯質は，アパタイトの硬い甲羅からなるエナメル質と，比較的柔軟なアパタイトコラーゲンの複合体からなる象牙質との二重複合体構造にな

(a) エナメル質

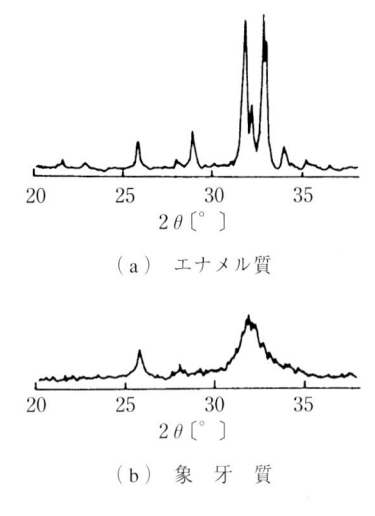

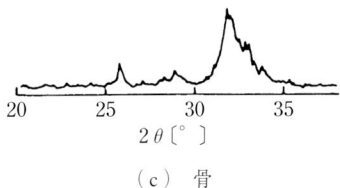

(b) 象牙質

(c) 骨

**図5.1** 歯と骨のX線回折パターン

っている。さらにこの歯牙を歯槽骨が支え，この両者を歯根膜が強固に結合し，クッション作用を担っている（**図5.2**）。歯は，歯乳頭と呼ばれる上皮組織の鋳型から誕生する[8]。最初にアパタイトの結晶が生成し，結晶が束となって配向しながらエナメル象牙境よりエナメル質の表層に向かって成長していく（**図5.3**）。この成長がやがて止まり，歯冠の複雑な形態が完成する。その姿は驚異的であるが，いまだエナメル質形態形成の謎は解き明かされていない。

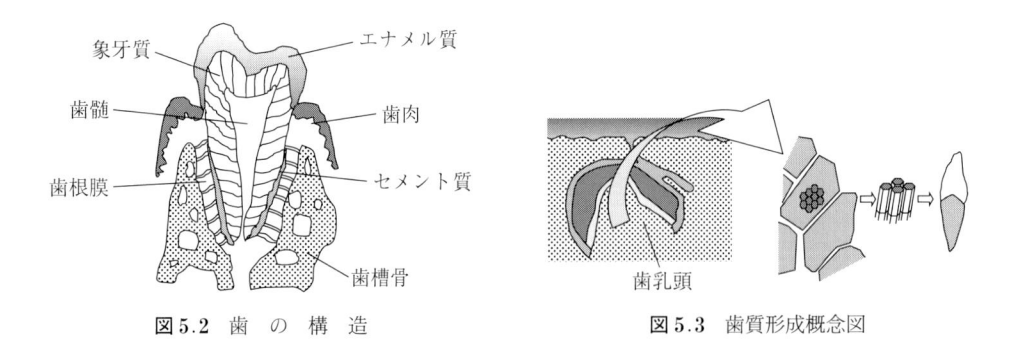

**図5.2** 歯の構造

**図5.3** 歯質形成概念図

一方，骨は体幹骨と体肢骨とに大別され，体幹骨は23個の頭蓋・顔面骨，26個の脊柱骨，1個の胸骨，24個の肋骨からなり，頭蓋骨には6個の耳小骨が加えられる。体肢骨には，64個の上肢骨と62個の下肢骨があり，合計すると全身で206個となる。骨質は，表層

部の硬い緻密骨および内部のスポンジ状の海綿骨からなる（**図5.4**）。やはりこれも複合構造をなし，力学的にみても最小の質量で最大の応力に耐えられるように設計されている。歯と異なる点は，日々代謝され生まれ変わっているという点である。骨は骨芽細胞（osteoblast）が作り，破骨細胞（osteoclast）が壊している（**図5.5**）。ただ，誤解されやすいのは，まるで破骨細胞が骨片を食ってしまうようなイメージでとらえられているが，実際には$H^+$イオンが放出されアパタイト結晶が溶かされているのである[9]。まさに，歯のう蝕（虫歯）現象と同じことである。骨は，支持機能・運動機能・保護機能・造血機能・塩類代謝機能を有する。

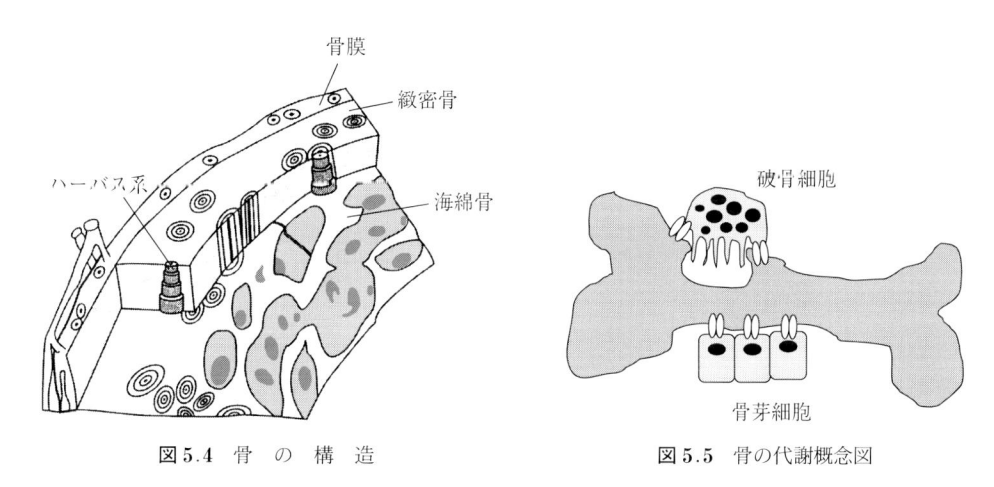

図5.4 骨の構造　　　　図5.5 骨の代謝概念図

## 5.5 アパタイト結晶

それでは，歯や骨を作るアパタイトとはどのような物質なのであろうか。アパタイトはリン酸カルシウムの一種で（**表5.2**），歯や骨を作るアパタイトがハイドロキシアパタイトである[8]。OCPは，生体アパタイト生成時に前駆物質となっているとの報告もある物質で，DCPDやTCPは，う蝕結晶と呼ばれ，ときどき，う蝕部位に見いだされることのある結晶である。ハイドロキシアパタイトは，これらリン酸カルシウムのなかで，中性ないしはアルカリ性領域では最も難溶性である（**図5.6**）[10]。このことが，硬組織無機成分として選ば

表5.2　各種リン酸カルシウム

| 略号 | 名称 | 化学式 |
|---|---|---|
| HAp | ハイドロキシアパタイト | $Ca_{10}(PO_4)_6(OH)_2$ |
| TCP | 第三リン酸カルシウム | $Ca_3(PO_4)_2$ |
| DCPD | 第二リン酸カルシウム二水塩 | $CaHPO_4 \cdot 2H_2O$ |
| OCP | オクタカルシウムフォスフェート | $Ca_8H_2(PO_4)_6 \cdot 5H_2O$ |
| 4CP | テトラカルシウムフォスフェート | $Ca_4O(PO_4)_2$ |

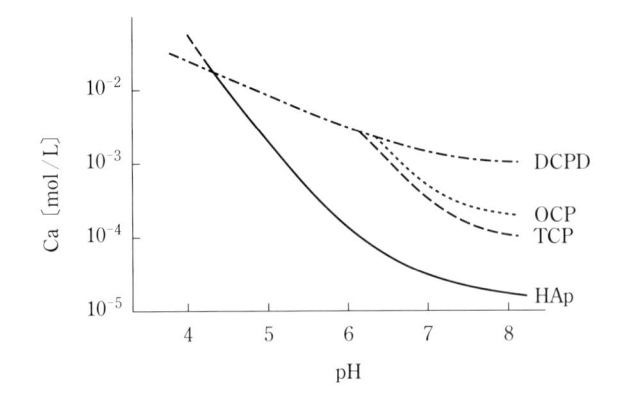

図5.6 リン酸カルシウムの溶解度

れた理由かも知れない。

　このハイドロキシアパタイトは六方晶系のイオン結晶で，1/3が結晶ユニットになっている（**図5.7，図5.8**）[8]。$Ca^{2+}$イオンは，異なる二つの位置に存在する。一つは，columnar Caと呼ばれ，これは煙突のような構造になっていて移動しやすい。もう一つは，screw axis Caと呼ばれ，三角形の各頂点にCaが存在する構造になっている。このアパタイトの格子定数（単位結晶の長さ）を$a = 9.43$Å，$c = 6.88$Åとすると，理論密度は$\rho = 3.15$

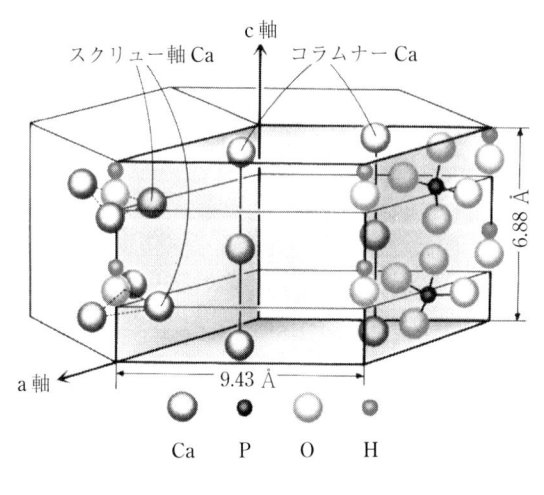

図5.7 ハイドロキシアパタイトの結晶模式図

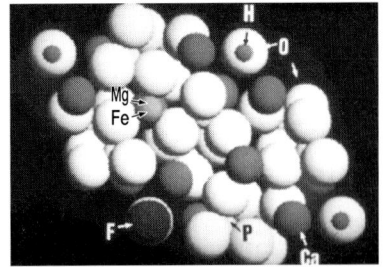

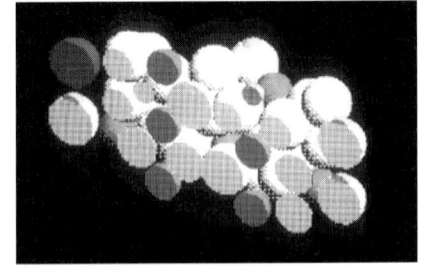

(a) c軸真上から見た図　　　　(b) c軸に沿って切断した空間モデル図

図5.8 ハイドロキシアパタイトのコンピュータグラフィックス（口絵7参照）

g/cm$^3$ となる．実際の生体アパタイトは，この $Ca^{2+}$，$PO_4^{3-}$，$OH^-$ の位置に微量の元素が種々置換し，さらに複雑な構造になっている．$CO_3^{2-}$ も $PO_4^{3-}$ の位置に数パーセント置換し，生体アパタイトは，炭酸アパタイト（carbonate apatites，$CO_3$ apatites）とも呼ばれている．

　アパタイトの理解には結晶性と溶解性の概念が欠かせない．結晶性は，一般に結晶サイズや格子不整に関連する．具体的には，微量イオンの置換により顕著に変化することがある．例えば，フッ素の置換により結晶の安定性は増大し結晶性は良くなるが，必ずしも一義的な傾向を示さない[11]．ただ，溶解性は急激に低下する．炭酸イオンの置換により結晶性は著しく低下し，それに伴って溶解性も高まる．このことが生体内での骨代謝とおおいに関係する．水溶液系で骨に類似した炭酸アパタイトを合成してみると，合成温度が低いほど，また炭酸含有量が多いほど結晶性は低下するが，この場合骨と同程度（数パーセント）の炭酸イオンを含んだ炭酸アパタイトを合成するためにはかなりの炭酸イオンの供給が必要となる．また，マグネシウムの置換も興味深い．微量の置換により結晶性は低下し溶解性は高まる．

　一般に，アパタイトは難溶性であるため，中性ないしはアルカリ性条件下で溶液中のCa，P濃度を過飽和にしてやれば，おのずとアパタイトが析出してくる．ただ，濃度が高すぎるとすみやかに結晶化するため，準安定領域よりごくわずか高めにすることが肝要である．このようにして，セラミックスや金属，高分子表面にアパタイトを析出させ生体親和性を高めようとの試みが数多くなされているが，準安定領域に近いため，溶液条件が少し異なっただけで意図するような結果が得られないこともある．

## 5.6　アパタイト支持体としてのコラーゲン

　一方，コラーゲンは生体軟組織のほとんどを形作っているが，歯質象牙質や骨においても各アパタイトを結合させるマトリックスとして，また「しなやかさ」を与える重要な役割を演じている．まさに硬組織は生体力学的にみて，柔と剛を兼ね備えたみごとな複合体といえる．そのコラーゲンには，現在知られているだけで27種類のタイプが存在するが[12]，歯や骨のコラーゲンは，皮膚を構成するコラーゲンと同じⅠ型である（**表5.3**）[13]．

　コラーゲン分子は，3本の $\alpha$ 鎖と呼ばれる分子量約10万のポリペプチド鎖からできている．Ⅰ型の場合には，3本のうち2本が $\alpha1$ 鎖であり，他の1本が $\alpha2$ 鎖である．これら3本の $\alpha$ 鎖が集まってコラーゲンらせんを巻き上げている．コラーゲン分子は，生理的条件下で規則配列を自然にとりコラーゲン線維を生成する．なかでも，Ⅰ，Ⅱ，Ⅲ型コラーゲンは，生体内で線維として存在し，腱のコラーゲン（Ⅰ型）線維は，X線回折や電子顕微鏡で観察された最初のコラーゲンである．その線維には，67 nmの繰り返し周期のあることが発

表 5.3 コラーゲン分子の種類

| 型 | 鎖 | 分布 |
|---|---|---|
| I | $\alpha1(I)$, $\alpha2(I)$ | 皮膚, 腱, 骨など |
| II | $\alpha1(II)$ | 軟骨, 硝子体 |
| III | $\alpha1(III)$ | 皮膚, 筋肉など |
| IV | $\alpha1(IV)$, $\alpha2(IV)$ | 基底膜 |
| V | $\alpha1(V)$, $\alpha2(V)$, $\alpha3(V)$ | 多くの間質組織 |
| VI | $\alpha1(VI)$, $\alpha2(VI)$, $\alpha3(VI)$ | 多くの間質組織 |
| VII | ? | 結合線維 |
| VIII | $\alpha2(VIII)$ | ある種の内皮細胞 |
| IX | $\alpha1(IX)$, $\alpha2(IX)$, $\alpha3(IX)$ | 軟骨 |
| X | $\alpha1(X)$ | 軟骨 |
| XI | $\alpha1(XI)$, $\alpha2(XI)$, $\alpha3(XI)$ | 軟骨 |

見された。以前は，この周期に沿ってアパタイト結晶が配向しながら析出すると考えられたこともあったが，現在ではそのようなコラーゲンの周期とは直接関係なくアパタイトの結晶化が起こることがわかっている。コラーゲンは構造タンパク質と呼ばれるごとく，生体の形態維持に関与し，哺乳動物では全タンパク質の1/3に達するほど存在する。このようにコラーゲンは，歯や骨のような硬組織の支持組織として欠かせない。

通常，生体材料としてよく使われているコラーゲンは，酵素処理等により，この末端のテロペプチドを除去し抗原抗体反応を抑えたものである。

## 5.7 生体親和性の概念

このようにみてくると，生体組織はいかに精巧で，巧みにレギュレートされているかがわかる。理想的には，生体組織そのもので置き換えるのがよいのであるが，再生医療はまだ始まったばかりである。現在のところ生体親和性が良好な人工材料を使用せざると得ない。そうなると，いかに生体と"なじみ"のある材料，"からだに優しい"材料を開発するかということになる。それには生体反応や構造を十分理解し応用することが大切である。

バイオセラミックスといえども人工材料である。生体は，異物として認識する[14]。したがって，細胞レベルでの界面反応を考えることが重要である。生体に接触した材料に対し最初に相互作用を示す生体成分としては，血液や粘液といった体液であり，それら体液中には多糖類やタンパク質・細胞が含まれる。そのなかで，材料表面に最初に接触して，その後の一連の生体反応に重要な役割を演ずるのはタンパク質である。つぎに起こるのが細胞付着であり，細胞膜上のレセプターを介して吸着タンパク質と特異的に結合するものと考えられる。この際に，種々の生体反応が生じ，特に発熱反応や炎症反応がよく起こる。材料による発熱は，ほとんど材料に付着していた細菌が主原因と考えられる。通常，炎症は組織損傷に対する局所的な生体反応であり，発赤・腫脹・疼痛および発熱が特徴である。炎症の原因は，機

械的・熱的・電気的などの物理的傷害，代謝産物などによる化学的刺激，微生物・ウイルスなどの生物的起炎，異物との接触などに分けられる。単なる外傷による炎症反応は一過性であるが，材料を体内に埋入したとき，慢性的に続く場合がある。この場合，その原因が付着微生物でなければ材料からの溶出物や分解物が考えられる。金属イオンの溶出や高分子中の残留モノマーの溶出と同様，セラミックスの場合にも溶出イオンの挙動には注意を払う必要がある。ただ，アパタイトのような生体親和性良好とされている材料の場合，例えばラット腹部皮下に埋入した炭酸アパタイト・レジン複合体の生体親和性に関する実験で，炭酸アパタイトの含有量が増えるにつれ，炎症反応の度合いが軽減することがわかっている[15]。

　従来の人工材料では免疫反応は，それほど注目されてこなかったが，生体材料も組織工学の発展に伴い，より生体に近い生体由来のタンパク質や細胞を用いた療法が広がるにつれ，今後避けて通ることのできない生体反応として重視されつつある。免疫反応は生体防御系の中心的な役割を担っている異物反応の一つである。

　抗原とは，われわれの身の回りに満ちている細菌やウイルス，空気中の塵，花粉，食物などを指し，セラミックスでもイオン結晶の場合，イオンが抗原となり得る。これら物質は，時として生体に傷害を与え死に至らしめることもある。これに対抗する手段として人間は免疫という生体防御機構を持ち備えている。免疫とは身体の主たる自己防衛機構のことで，腸管や皮膚の傷口，そのほか粘膜などを通して体内に侵入した病原菌やウイルスに対し，われわれの身体は抗体と呼ばれるタンパク質を作る。ただ，ウイルスなどの細胞内寄生体には抗体が直接攻撃できないので，これを破壊する細胞すなわちリンパ球が動員されることになる。

　アレルギー反応は，免疫のうち特異的抗原に対する過敏な応答といえる。皮膚のかぶれのようなアレルギー反応は，抗原によって引き起こされる。言い換えれば，抗原性のない材料はアレルギー反応を引き起こさない。一般的に，歯科材料や生体材料では金属アレルギーがよく知られており[16]，歯科用インレーやクラウンをセラミックスに変えることにより，金属アレルギーが治まったとの事例があるが，セラミックスといえどもアレルギー反応を起こさないとは断定できない。抗原決定基の構造は必ずしも明らかにされていないが，一般にある数以上のアミノ酸残基あるいは糖単位が配列した構造といわれるコラーゲンでは，その分子鎖末端のテロ部分に存在するチロシン残基が抗原決定に重要な役割を果たしているといわれている。

## 5.8　組織工学との連携

　組織工学（tissue engineering）は，遺伝子工学や細胞工学と並んでバイオサイエンスを支える重要な新しい工学分野の一つであり，前二者が基礎分野に属するのに対し，組織工学

は応用分野に属するといえる。組織工学の基本戦略は，細胞を使って特定の組織を再生させることである。組織工学による再生医療には，細胞やサイトカイン（cytokine）に加えて，スキャホールド（scaffold，足場）の存在は欠かせない[17]。特に，細胞の3次元培養可能な多孔性のスキャホールド生体材料が期待されている。

組織工学において最も活発に研究されている生体組織は間葉系組織であり，これらの組織は比較的再生しやすいことも一つの理由である。組織の再生には，細胞が付着して増殖・分化するための足場が必要であり，大きな欠損空間を生じている部位では，一般に新生したコラーゲン性線維組織で充てんされたり，ほかの組織によって占拠されてしまう。そうなると本来の生体組織再生の場が失われるので，増殖用の足場やスペース確保としてのスキャホールドがどうしても必要となる。硬組織の再生では，スキャホールドとして，供給源となり得るアパタイトやコラーゲンのような素材を用いてやれば，生体親和性にとっても組織再生の促進効果という観点からしても理にかなっているといえよう。

一般的には，適度な生体吸収性と多孔性が要求される。生体吸収性は，低すぎると組織再生の妨げになり，多孔性がないと細胞が侵入できなかったり，細胞が侵入できたとしても十分な栄養物や酸素が供給できなくなり，やがては細胞が死滅してしまうことになる。組織工学による骨組織の再生は，骨組織が本来もち備えているリモデリングによる修復機能を応用することにある。この骨組織の再生で利用される細胞は，骨組織を形成する細胞すなわち骨芽細胞である。骨芽細胞は間葉系由来の細胞で，この細胞の供給源として最も有用とされているのが骨髄（bone marrow）である。

一般に，骨芽細胞の分化過程は，種々のホルモンやサイトカインで調節されている。サイトカインのなかでは骨芽細胞の分化を強力に促進する因子としてBMP（bone morphogenetic protein）がある。BMPは1965年にUristにより命名されたもので，異所性に骨組織を誘導するタンパク質であり，骨組織再生への臨床応用が期待される[18]。

ごく最近では，組織工学的アプローチが急速に展開され，アパタイトを骨形成の足場（スキャホールド）材料として利用しようとする研究も行われている。その際，生体材料内部への細胞浸潤がうまく行くように，ポーラス体構造が必要で数百マイクロメートルのポアーサイズが必要との報告もある（骨芽細胞のサイズは，ほぼ10 μm程度であるが，突起を伸展するため細胞サイズの10倍以上のポアーサイズが必要と考えられている）[19]。

さらには骨増殖因子としてのBMP-7，BMP-2といったサイトカイン，遺伝子や幹細胞を足場材料とともに組み合わせて用いることにより，従来では困難であった高齢者の骨折治癒が可能となり，大きなギャップ部に骨が生成したとの報告もある[18]。このように，急速に再生医工学との連携がなされつつあり，骨再生が現実味を帯びている。足場材料としては，アパタイトとコラーゲンやゼラチン・キトサン・ポリ乳酸といった高分子材料との複合体ス

キャホールドの研究が盛んである。

そこで例えば，骨アパタイトに類似した結晶性と組成を有する炭酸アパタイトの合成を行い，得られた粉末結晶試料をコラーゲン溶液と混合し凍結乾燥すると，スポンジ状スキャホールドができる。また，ポーラスなアパタイト円筒状フレームを作成し，スポンジとハイブリッド化すると，生体骨の緻密骨と海綿骨に類似した構造をもつ人工骨ができあがる（図5.9)[20]。ここへ血管新生因子や骨増殖因子のようなサイトカインを導入することにより，生体模倣の人工骨の創製が可能となる。

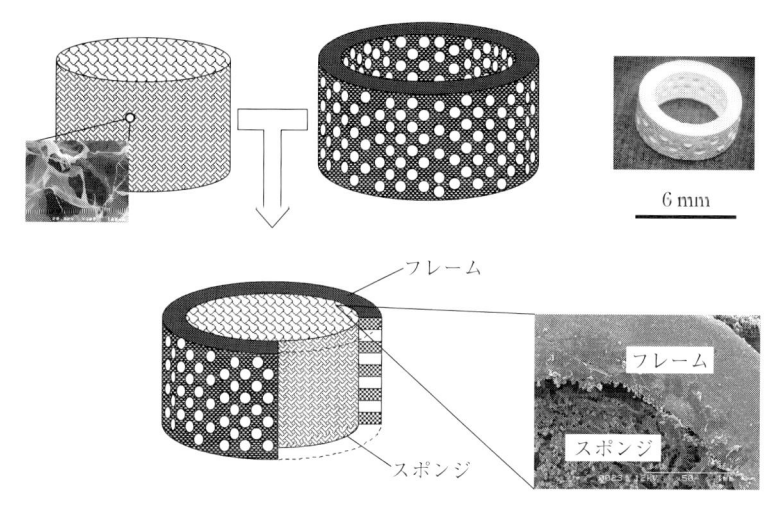

図 5.9　フレーム強化炭酸アパタイト-コラーゲンスポンジ複合体

## 5.9　発生学との融合

組織再生にとって大きな課題は「形づくり」であろう。イモリやオタマジャクシは手足を切断されても，もとの場所に同じ手足ができてくる。われわれの骨にしてもしかりであり，骨折しても少しは太くなることもあるものの，ほぼもとの形に再現する。再生（regeneration）と修復（repair）や再建（reconstruction）とは，本質的に異なるといえよう。

その鍵を握っているのが幹細胞（stem cell）といえる。イモリのような下等動物やヒトの胎児期には，組織中に大量の幹細胞が存在するといわれている。ヒトは成人するにつれ，幹細胞は失われ，胎児期の数百分の一まで減少し，この時点で再生能力をほとんど失ってしまう。

このように，自然には再生できなくなった臓器や組織を再生させ，機能を回復させようとするのが再生医学であり，臨床的には再生医療と呼ばれている。受精の発生の各段階では，多くの遺伝子が関与し，スイッチのオン・オフが繰り返されると思われるが，その詳細はい

まだ明らかとなっていない。遺伝子によるプログラムも謎のままであり，発生過程の解明が再生医学に大きく貢献することは明らかであり，「形づくり」のための第一歩である。目下，自己組織化の研究も盛んである。

きわめて難しいとされている歯の再生研究も，目下，盛んに進められており，歯胚を腹腔に埋入することによりエナメル質様石灰化が生じたとの報告もある[21]。また，ヒトの歯が一定の形状を保ちながら成熟をやめてしまうのは，遺伝子が眠ってしまうからだという仮説もみられる。そしてこの眠っている遺伝子を覚醒（re-weaken）させてやれば，歯は再び生えてくるのではないかと考えられている。非常に興味深い仮説ではあるが，材料屋にとってのもう一つの関心は，やはり化学的に（人為的に），この機能を行ってみたいということであろうか。

## 引用・参考文献

1) 筏 義人 編：バイオマテリアル入門，学会出版センター（1993）
2) 長倉三郎，井口洋夫，江沢 洋，岩村 秀，佐藤文隆，久保亮五 編：理化学辞典 第5版，岩波書店（1998）
3) 結晶工学ハンドブック編集委員会編：結晶工学ハンドブック，共立出版（1971）
4) 荒井康夫：セラミックスの材料化学，大日本図書（1978）
5) 西山 實 ほか編：スタンダード歯科理工学，学建書院（2002）
6) 日本人工臓器学会 編：人工臓器は，いま，はる書房（2003）
7) Miles, A. E. W.：Structural and Chemical Organization of Teeth, Vol. II., Academic Press（1967）
8) 岡崎正之：歯と骨をつくるアパタイトの化学，東海大学出版会（1992）
9) Silver, I. A., Murrills, R. J. and Etherington, D. J.：Microelectrobe studies on the acid microenvironment beneath adherent macrophages and osteoclasts, Experimental Cell Research, **175**, pp.266-276（1988）
10) Brown, W. E., Patel, P. R. and Chow, L. C.：Formation of $CaHPO_4 \cdot 2H_2O$ from enamel mineral and its relationship to caries mechanism, J. Dent. Res., **54**, pp.475-481（1975）
11) Okazaki, M., Aoba, T., Doi, Y., Takahashi, J., Moriwaki, Y.：Solubility and crystallinity in relation to fluoride content of fluoridated hydroxyapatites, J. Dent. Res., **60**, pp.845-849（1981）
12) LeBrasseur, N.：Collagen for swallowing, J. Cell Biol., **166**, pp.443-443（2004）
13) 宮田暉夫：最新のコラーゲン利用工学，コラーゲンの基礎（II），Fragrance J., **17**, pp.109-116（1989）
14) 上野川修一：からだと免疫のしくみ，日本実業出版社（1997）
15) Okazaki, M. and Ohmae, H.：Mechnical and biological properties of apatite composite resins, Biomaterials, **9**, pp.345-348（1988）

16) 佐藤温重 編：バイオマテリアルと生体——副作用と安全性，中山書店（1998）
17) 上田 実 編：ティッシュ・エンジニアリング——組織工学の基礎と応用，名古屋大学出版会（1999）
18) Service, R. F.：Bone remodeling and repair（News）——Tissue engineerings build new bone, Science, **289**, pp.1498-1500（2000）
19) Ohgushi, H., Goldberg, V. M. and Caplan, A. I.：Heterotopic ostegenesis in porous ceramics induced by marrow cells, J. orthop. Res., **7**, pp.568-578（1989）
20) Tieliewuhan, Y., Hirata, I., Sasaki, A., Minagi, H. and Okazaki, M.：Osteoblast proliferation behavior and bone formation on and in $CO_3$ apatite-collagen sponges reinforced with a porous hydroxyapatite frame, Dent. Mater. J., **23**, pp.258-264（2004）
21) Young, C. S., Terada, S., Vacanti, J. P., Honda, M., Bartlett, J. D. and Yelick, P. C.：Tissue engineering of complex tooth structures on biodegradable polymer scaffolds, J. Dent. Res., **81**, pp.695-700（2002）

# 6 バイオマテリアルとしての複合材料

## 6.1 はじめに

　複合材料（composite materials）とは，異なった複数の素材からなり，素材単体よりも優れた性質を示す材料のことを指す。例えば，繊維強化プラスチック（fiber reinforced plastics：FRP）などはその典型であり，プラスチックの強度と破壊靱性を大幅に向上した材料である。生体内では，骨が無機物である水酸アパタイト（hydroxyapatite：HAp）と有機物であるコラーゲン（collagen）の複合材料である。アパタイトのもつ高いヤング率と，コラーゲンのもつしなやかで強靱な性質が組み合わさって，体を支えることができる強度・硬度・粘弾性を示すと同時に，カルシウムの恒常性を保つことをはじめとする代謝においても十分な活性を示しているきわめて巧みな複合材料といえる。生体材料（biomaterials）の枠組みのなかでの複合材料で，最も一般に広く使用されているものはアパタイトコーティングされた金属（おもにステンレスやチタンなど）であろう。この複合材料は人工関節のステム部分や人工歯根の骨埋入部に使用されていて，金属のもつ高い機械的性質とアパタイトのもつ高い生体活性（bioactivity）が，たがいの欠点（金属に生体活性はなく，アパタイトは強度が弱い）を補い合っているものである[1]。しかし，骨と十分な強度で結合したとしても，金属と骨では機械的性質が大きく異なるため，ストレスシールディング（stress shielding）と呼ばれる金属部分への応力集中とそれに伴う骨からの免荷が起こる。骨への応力負荷がなくなると骨量は減少してしまうため，骨の強度が不足し骨折が生じることが報告されている[2]。そこで，機械的強度を骨に合わせる研究が世界中で進められている。例えば，アパタイトと超高密度ポリエチレンでできた HAPEX® は，より骨に近い機械的特性をもった生体活性材料を目指して作られた複合材料である[3,4]。小久保ら，尾坂ら，大槻らはポリマーの表面にアパタイト形成能を賦与する研究を精力的に進めている[5～10]。

　一方，これをさらに進めて，生体内で溶解し，骨が再生・修復したあとはなくなるような材料の一つとして，アパタイトとポリ乳酸の複合体が市販されている[11～13]。これらの材料のほとんどは，骨との直接結合という部分で強化はされているものの，基本的には骨の構造

材料としての側面に注目して機能を代替している材料であり，骨のすべての機能を果たすことはできないし，構造材料としても長期間（20年以上）にわたって安定に機能を果たせないものも多い。そこで，骨においても再生医療によって自分の骨を再生する必要性があることが以前から指摘されてきた。

生体組織を再生する方法には，生体内での再生と生体外における再生が考えられる。前者は整形外科領域ではあまり行われていないが，歯周組織・顎骨・末梢神経などを再生する組織誘導再生法（guided tissue regeneration：GTR）がある。また，後者はいわゆる組織工学（tissue engineering）を利用した再生で，こちらを特に限定して再生医療と呼ぶ場合もある。いずれにせよ再生医療の目的が「自己組織の再生」である以上，これら再生医療に必要とされる材料は究極的には生体内で吸収され，生体組織のみが残る必要があると考えられる。これらを鑑みて，本章ではこれら二つの再生医療における生体吸収性の複合材料を紹介する。

## 6.2 組織誘導再生法のための複合材料

### 6.2.1 組織誘導再生法とは

組織誘導再生法とは，末梢神経を再生するための治療法として19世紀末に提唱された歴史のある手法である。現在では最初に提唱された整形外科の領域ではほとんど省みられることはないが，歯科口腔外科の領域では歯周組織誘導再生法（periodontal tissure regeneration）として盛んに応用されている。

GTRの基本概念は，図6.1に示した骨誘導再生法（guided bone regeneration：GBR）[16]で代表されるとおり，組織欠損部を膜状の材料で覆うことで肉芽組織の侵入を防ぎ，必要組織の再生する場所を確保することである。したがって，ここで用いられる膜材料は組織の侵入を防ぐのに十分な組織遮断効果はもちろん，欠損部にあった形状へ変形することのできる可塑性と，外力に対して十分に対抗し再生空間がつぶれないようにするだけの機械的強度が必要とされる。歯周組織の再生においては，通常2～3 mm四方の隙間を覆うだけの機械的強度しか必要とされないため，e-ポリテトラフルオロエチレン（e-polytetra fluoroethylene：ePTFE）のような非吸収性高分子膜[14]や，ポリ乳酸-グリコール酸（polylactide-co-glycolide：PLGA）などの吸収性高分子膜[15]が使用されている。

しかし，これを歯周組織以外に応用する場合は，10 mm四方を超える大きさの欠損部を再生空間として確保する必要があるため，高分子だけではとても周囲の外力から欠損部を保護することができない。そこで，金属グリッドを併用したGBRが報告されているが，骨の再生後は，膜とグリッドを別途摘出する必要があり，患者に過度の負担を強いることにつな

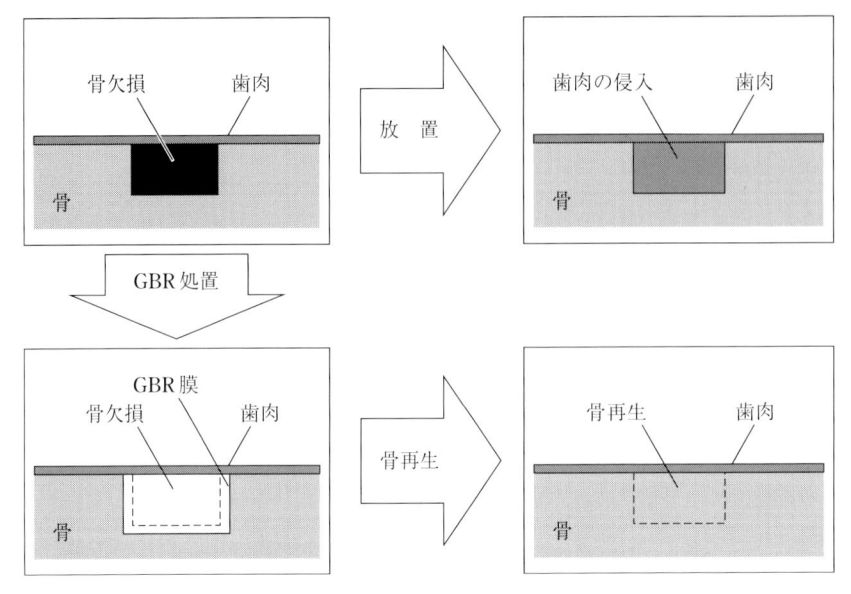

図6.1 骨誘導再生法（GBR）の模式図

がってしまう。これらの問題を解決するような複合材料について次項で述べる。

### 6.2.2 組織誘導再生法のための複合材料

すでに述べたように，大きな欠損を再生するためのGTR膜には欠損部に合わせた形状に成形できる可塑性，十分な機械的強度とともに高い生体親和性と生体吸収性が必要とされる。しかし金属では強度以外に難があり，生分解性の高分子では強度（弾性率）と生体親和性に難がある。また，生体活性セラミックスでは可塑性に難があって，とてもGTR膜として使用できない。これらの状況を解決するために，生体活性セラミックスと生体吸収性高分子の複合体からなるGTR膜，特にGBR膜の開発が日本とヨーロッパでほぼ同時期に進められた。イタリアではCerraiらがHApとカプロラクトン共重合体の複合体でのGTR膜を開発している[17]。また，ドイツのIgnatiusらのグループがポリDL乳酸と$\alpha$-リン酸三カルシウム（$\alpha$-tricalcium phosphate：$\alpha$-TCP，TCPの高温安定相）の複合化によるGBR膜の開発を進めている[18]。日本では筆者らのグループにより開発が進められた，$\beta$-リン酸三カルシウム（$\beta$-tricalcium phosphate：$\beta$-TCP，TCPの低温安定相）とポリ乳酸系共重合体によるGBR膜がある[19]~[25]。本項では材料合成から生体反応試験まで最も多く報告のある，筆者らの材料について詳しく述べる。

一般的に乳酸系高分子とセラミックスの複合体は，乳酸系高分子を有機溶媒に溶解したあと，セラミックス粉末を加えて撹拌し，溶媒を蒸発させる方法で作製される。この方法の利点は，加熱などをすることで加水分解しやすい高分子を水と熱から守ることができるので，

複合化前後で高分子の分子量が低下しにくく，したがって高分子の強度や生分解性も複合化前の高分子と同等のものが得られるという点である．ところがこのような作製方法では，溶媒がポリマーとセラミックスの隙間にも存在するため，ポリマーとセラミックスの界面の間に隙間ができたり，界面相互作用が起きないといった問題が生じる．また，ポリマー溶液とセラミックスの密度差により，ある程度以上高い割合でセラミックスを混ぜた場合，明らかに不均一な複合体が得られることになってしまう．そこで，筆者らは乳酸系高分子を溶融し，セラミックスを混練するという方法を用いて複合体を作製した．

素材として，生分解性の高い $\beta$-TCP とポリ乳酸共重合体とを用いた．$\beta$-TCP と複合化したポリマーでは，ある程度の分子量の低下は認められるものの，強度に関してはほぼポリマー単体と同等の値を保ち，図 6.2 のように十分な熱可塑性も保っていた．一般的には強度が落ちるとされている単純な混合であるにもかかわらず，$\beta$-TCP を用いた複合体が強度を保っていた理由を考えてみる．HAp や $\beta$-TCP は無機物であるにもかかわらず，有機物と特異な吸着を示す材料として知られており，ポリ乳酸共重合体との複合化においても，表面で何らかの相互作用を起こしている可能性がある．例えば，破断面の走査型電子顕微鏡（scanning electron microscope：SEM）写真をみると，$\beta$-TCP 粒子の周りにポリマーがべっとりとまとわりついていて，$\beta$-TCP はポリ乳酸共重合体に対してぬれ性が高いということがわかる．

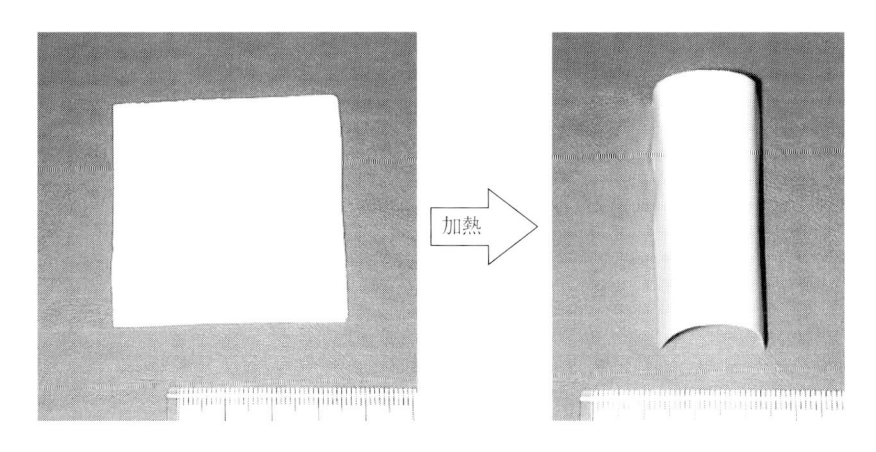

加熱により軟らかくなる熱可塑性を示す．
図 6.2 得られた複合体膜

これを確認するために，反射赤外吸収スペクトルを測定してポリマーの官能基の吸収帯の偏移を調べたところ，図 6.3 のようにエステル結合にあるカルボール基（C = O）に起因する吸収帯が赤方偏移していることが明らかとなった．赤方偏移が $\beta$-TCP の混練量が増えるとともにはっきりとしていること，反射スペクトルは材料最表面の状態が多重反射によって

94    6. バイオマテリアルとしての複合材料

▲ 乳酸セグメントのC＝O伸縮振動
▲ カプロラクトンセグメントのC＝O伸縮振動

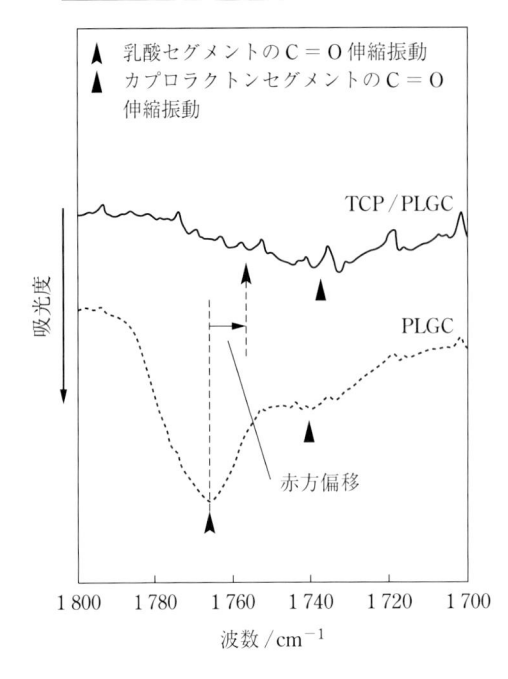

乳酸セグメントのC＝O伸縮振動の赤方偏移が認められ，二重結合エネルギーが低下していることがわかる。

図6.3 複合体膜の赤外吸収スペクトル

強調されて測定されることを考えると，この赤方偏移は，$\beta$-TCP表面のCaとわずかに分極しているポリ乳酸共重合体表面のカルボニル基のOとが静電的相互作用を起こすことで，C＝Oの結合強度が弱まることに対応しているといえる。また，セラミックスと複合化することによる一般的な効果である弾性率の向上も認められるため，初期の機械的性質ではGBR膜に十分な材料が得られたといえる。しかし，生体吸収性材料は使用時間とともに機械的性質が大幅に劣化していくため，GBR膜として必要な期間，機械的性質が保たれているかどうかを検討する必要がある。

この複合体はポリマー単体と比較して，図6.4に示すように37℃の生理食塩水中で3か月にわたって機械的性質を維持することがわかる。ポリマーの分子量変化をみると，複合体の分子量の低下速度はポリマー単体のそれに比べて明らかに遅い。ポリマーの分子量と機械的性質には一定の相関があることがわかっているので，生体内での劣化はおもにポリマーの分子量の低下によるものと考えられる。

ポリ乳酸を含むポリエステルの加水分解は酸やアルカリが触媒としてはたらくので，ポリ乳酸では自分の分解生成物による酸が自己触媒としてはたらき加水分解が促進される。したがって，材料を浸漬した溶液のpHを測定することで，加水分解の促進効果をある程度見積もることができる。図6.5をみると，ポリマー単体ではポリマーの分解に伴なう生理食塩水の酸性化が認められるが，複合体ではほぼ中性を保っている。つまり，複合体では，ポリマーの分解生成物と$\beta$-TCPが共役的に分解していくことで，pHを中性に保つpHの自己調整機能をもっているということである。そして，このはたらきが複合体中のポリマーの加水

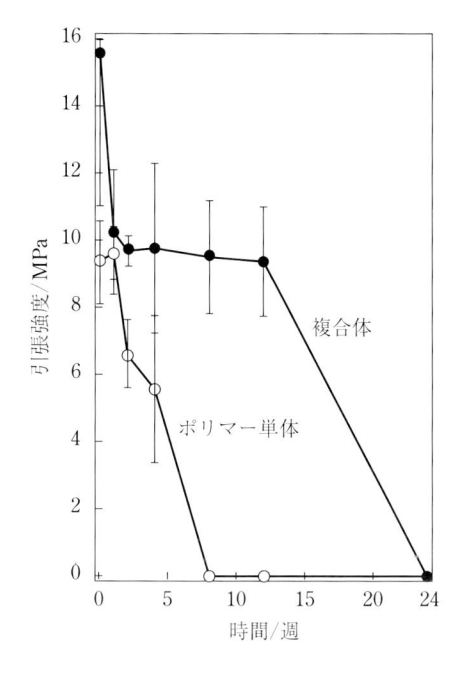

複合化により，治癒に十分な期間（12週間）強度を保つことができることがわかる。

**図 6.4** 37℃の生理食塩水中での複合体とポリマー単体の強度変化

複合化により，pHの酸性化が起きないため，生体内での炎症を抑えることができる。

**図 6.5** 複合体やポリマー単体を浸漬した37℃の生理食塩水のpH変化

分解を抑制しているのである。同じようなpH変化がリン酸緩衝生理食塩水中でも認められることから，生体内のようなpH緩衝条件下でも，ポリマーあるいは複合体周囲のpHの変化は同じような傾向にあることが類推できる。このことは，ポリマーの加水分解を制御しているだけにとどまらず，生体内における炎症の原因の一つを抑制することを意味している。

この複合体をGBRに応用すると，**図 6.6**に示すように顎骨の頬側から舌側に貫通した10 mmの骨欠損を3か月でほぼ再生することができる。ポリマー単体の膜を使用した場合には50％程度しか骨が再生しないことを考えると，複合体の機械的強度とpH調整機能など化学的な性質が骨再生に適した空間を十分に保持することができたといえる。本複合体にコラーゲンコートを行い，細胞親和性を高めることで最初のGTRターゲットである神経の再生も可能である[26]。同様に，カニの腱から作製した配向性キトサンのチューブにHApを複合化させることで，優れた神経再生能力と外力に対抗して再生空間を確保する能力をもった神経再生材料も報告されている[27],[28]。

このように，十分な可塑性と形態保持能力を兼ね備えた生分解性高分子とリン酸カルシウムの複合体は，組織誘導再生に非常に適した材料といえるであろう。

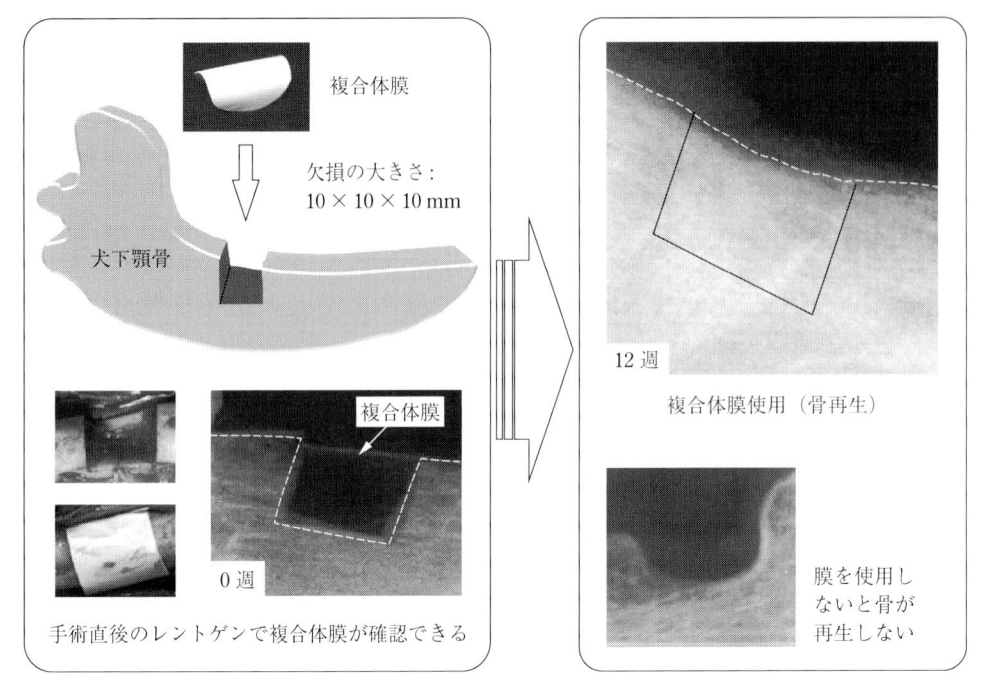

96    6. バイオマテリアルとしての複合材料

**図 6.6** 骨誘導再生法による犬顎骨の再建例

## 6.3 組織工学のための複合材料

　ここでいう組織工学とは，主として患者の細胞を生体外で増殖させ，組織欠損部を十分に再生できる程度の大きさを確保したうえで欠損部に埋入して，欠損した組織を再生する一連の再生医療的手法である。そのため，ほとんどの場合は細胞からなる構造体を作製するために足場材料（scaffold）を使用している。足場材料には，セラミックス，高分子，両者の複合体などが使用されている。大串らはアパタイト多孔体などを足場として骨芽細胞を生体内に埋め込み，異所性の骨化を確認したうえで[29)~31)]，ヒト膝関節の再手術の際に応用している[32)]。さらに本格的な骨組織再生を実現するにあたっては，アパタイトが生体内で吸収されないため，$\beta$-TCP のような吸収性のセラミックスが足場として検討されている[33)]。一方，コラーゲン[34)] やポリ乳酸[35)] などの生分解性ポリマーを足場材料とした骨の組織工学も数多く研究されてきているが，コラーゲンでは形態保持能力が，ポリ乳酸などでは細胞の接着性などが十分でないなどの問題がある。そこで，コラーゲンやポリ乳酸とリン酸カルシウム（主として HAp）の複合体が足場材料として報告されている。ポリ乳酸を使用したものについては，HAp と複合化してなお細胞の接着性に難があるため，さらにコラーゲンでコーティングするなどされている。

一方，コラーゲンとアパタイトの複合体については細胞接着性も良く，特に有望視されている。アパタイト/コラーゲン複合体（以下 HAp/Col 複合体）の製法は，おもにつぎの二つである。

① コラーゲンスポンジをリン酸カルシウムの過飽和溶液に浸し，コラーゲン線維上に HAp を析出させる方法[36),37)]。

② コラーゲン溶液に HAp 粒子を混ぜ，凍結乾燥する方法[38)]。

前者①の方法では，ある程度 HAp の粒子の大きさや HAp とコラーゲンの配向性など，骨のナノ構造に近いものが得られるが，骨のように HAp とコラーゲンの重量比が高いものは合成できないし，形態付与性も低い。無理に重量比を骨に近づけると，コラーゲン線維の表面に厚く HAp が析出したものができてしまい，細胞と相互作用をする表面はまったくの HAp ということになってしまう。後者②の方法では，ナノ構造を再現することはできないが，HAp とコラーゲンの重量比や形態付与性では①より優れたものが得られる。

理論上は，骨芽細胞（ないし間葉系幹細胞）が十分に播種でき，増殖が可能で操作性に優れていれば骨の組織工学には上記の材料で十分である。しかし，足場材料単体でも十分な骨組織反応をもっている材料があれば，より優れた足場材料として使用できる。例えば，HAp セラミックスよりは $\beta$-TCP セラミックスのほうが，生体溶解性があるので再生医療の考え方からすれば後者のほうがより優れているし，無機/有機複合体の有機成分としてはポリ乳酸系高分子よりはコラーゲンのほうが細胞接着性などに優れているので，後者を利用した複合体のほうがより優れているといえる。特に，HAp/Col 複合体では骨とほぼ同じ成分をもつことから，骨組織反応も自家骨のそれと同等なものになると期待されていた。しかし，上記の二つの方式で作製された複合体については，骨内で HAp と同等以上の骨伝導能を示しながらも，実際の代謝が移植された自家骨のそれとは必ずしも同等ではないということが明らかになってきている。つまり，骨の機能は化学組成的な類似性だけでなく，ナノ構造の類似性によって担われていると考えられる。実際に骨が代謝するためには，HAp が十分な速度で溶解し，コラーゲンが十分な速度で分解できるような構造をとっている必要があるので，少なくとも複合体中の HAp 結晶の大きさとコラーゲンの線維化の状態が，骨のそれと類似でなければ十分に代謝されないと考えられる。すなわち，骨吸収の機序として，HAp ナノ結晶の生理的溶解後にコラーゲン線維が現れ，細胞に認識されるというカスケードを踏むことが大事であると考えられる。しかし，このような構造を分子マニュピレーションなどで作ることは非常にたいへんであろうし，細胞にそこまでの分子マニュピレーション能力があるとは考えにくい。実際，骨芽細胞が骨形成をするときには，素材であるコラーゲンやリン酸やカルシウムの供給をしているが，具体的に細胞がコラーゲンや HAp を並べているという報告はない。あくまでもコラーゲンが勝手に並んで，HAp が析出するという報

告のみが存在する[39]。情報量は少ないものの，骨のナノ構造の形成に細胞が積極的なはたらきをしていないということは，生体外で細胞なしに同じナノ構造を再構成できる可能性があるということである。もちろんその際には，細胞は素材の提供以外に化学的環境を整備している可能性もあるので，素材の供給だけでなく，周囲環境も工学的に制御する必要がある。これらの考察から筆者らのグループが研究を進めてきたHAp/Col自己組織化ナノ複合体について説明する[40]〜[46]。

HAp/Col自己組織化ナノ複合体（以下HAp/Col）を合成するにあたって，上記のような考察からいくつかの物理化学的環境における形成反応を検討した。体のなかのpHは，中性〜弱アルカリ性の7.2〜7.4といわれている。一方，HApが安定に生成する条件はもう少しアルカリ性の強いpH 9前後である。コラーゲンの等電点はpH 7〜9の広い範囲にあるので，コラーゲン自体の線維化にはこのpHはほとんど影響ないと考えられる。本材料は生体材料として用いられることが前提なので，最も安全かつ大量に安価に手に入るコラーゲンとしてブタの皮膚由来のコラーゲンを用いることにした。コラーゲンの線維形成は体温に近いほうが進むが，その温度は同時にコラーゲンの変性温度とほぼ同じであるため，線維化はコラーゲンの変性との競争反応となる。そこで，最も効率よくコラーゲンが線維形成する温度を検討するために，温度条件としてブタの体温である40℃から5℃おきに25℃まで検討した。異種イオンの影響を除外するために，水酸化カルシウム，リン酸，コラーゲン（ブタ皮膚由来の非抗原化コラーゲンをリン酸水溶液に分散したもの）のみを出発材料とした。水酸化カルシウム懸濁液と，コラーゲンを分散させたリン酸水溶液を，湯浴で温度制御した反応容器中に滴下した。滴下はpHコントローラにより制御されたチューブポンプで行った。その結果，コラーゲンの自己組織化はpHが8〜9，温度が40℃で最も進んでいることがわかった。例えば，pH 8温度40℃で合成した複合体は**図6.7**のような線維を形成する。一方，複合体線維中に含まれるコラーゲンの量を熱分析で定量すると，温度40℃，pH 9で理想的に反応が進み，仕込んだ量と実際の量がほぼ一致する。一方，温度やpHが低い場合はコラーゲンが十分に線維化しないため，変性が進むことも手伝ってコラーゲンの含有量が低下する。これらの結果から，最適な合成条件が温度40℃，pH 9であることがわかる。

この条件を用い，反応容器中に存在する出発材料の濃度を精密に制御することで，**図6.8**に示すような最大で長さ75 mmの自己組織化線維を得ることができる。このとき，出発材料の濃度を変化させることで，線維長の制御も可能となる。これらの線維は大量に水を含んでいるが，ろ過後圧力により脱水することで緻密体が得られる。この緻密複合体をラット脛骨に埋入してその骨組織反応を調べると，5日目から**図6.9**のようにHAp/Col表面に酒石酸耐性酸性フォスファターゼ（tartrate resistant acid phosphatase：TRAP）活性を示す多核巨細胞が観察できる。それと同時にアルカリフォスファターゼ（alkaline phosphatase：

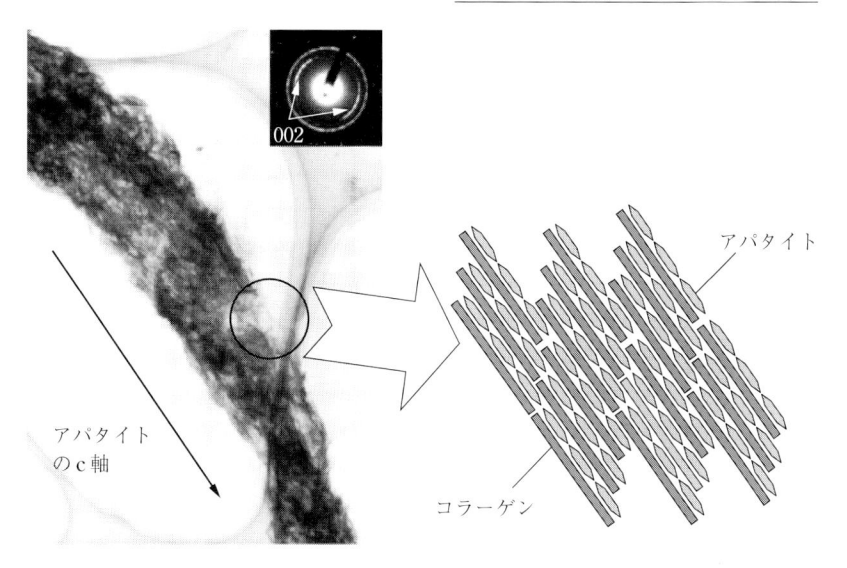

6.3 組織工学のための複合材料　99

アパタイトとコラーゲンの界面相互作用により自己組織化し，アパタイトのc軸が
コラーゲン線維の伸長方向に配向した，骨類似の微構造をもっている。

図 6.7　HAp/Col 自己組織化ナノ複合体線維の透過型電子顕微鏡像

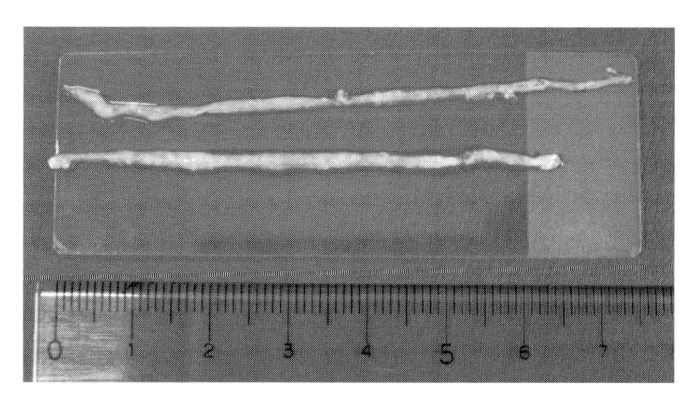

図 6.8　75 mm に成長した HAp/Col 自己組織化ナノ複合体線維

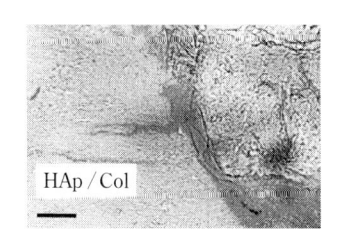

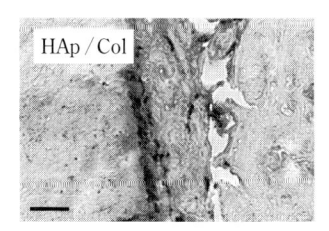

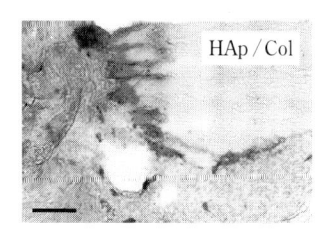

3 日目　　　　　　　　　　5 日目　　　　　　　　　　7 日目

HAp/Col 複合体が破骨細胞で吸収されていることを示す。バーの長さは 0.01 mm

図 6.9　TRAP 染色によるラット脛骨内での HAp/Col
自己組織化ナノ複合体の組織反応（口絵 8 参照）

3日目　　　　　　　　　　5日目　　　　　　　　　　7日目

破骨細胞による吸収後に新生骨が形成されていることがわかる。バーの長さは0.01 mm

**図6.10** AlP染色によるラット脛骨内でのHAp/Col自己組織化
ナノ複合体の組織反応（口絵9参照）

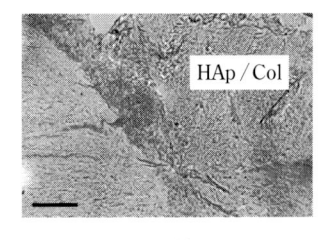

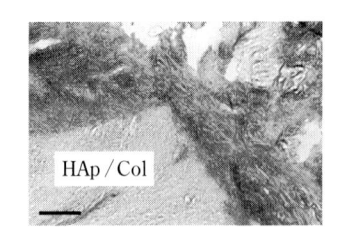

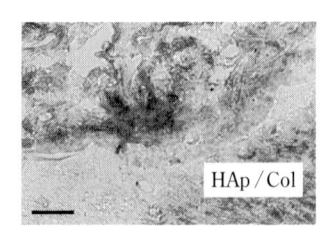

AlP）活性を示す紡錘形の細胞が骨側に現れる（図6.10）。この反応は複合体が完全に吸収されるまで続き，最終的にはHAp/Colが自分の骨に変わる。このような吸収 → 骨再生反応は自分の骨を移植したときのそれとほとんど同じであり，HAp/Colが細胞によって骨と識別され骨リモデリング代謝に取り込まれたことを意味している。同じような反応は，HAp/Colを用いたイヌ脛骨の20 mmの離断骨欠損部の修復時にも認められる。

さらに細胞や組織の侵入性を高めるため，制御された線維長の自己組織化線維を用いて，凍結乾燥法によって多孔体が作成できる。この多孔体は湿潤環境下で図6.11に示すようにスポンジのような弾性を示す。コラーゲンのようにべったりとはならず，またセラミックスなどのようにまったく変形しないものと異なり，好きな形の骨欠損部位に気孔を維持したまま適度に変形して埋入することができるので，その良好な骨組織反応とともに骨補てん材料として非常に有用な材料であるといえる。しかし，この材料の用途はそれだけに限らず，本項の主題である組織工学のための複合材料としても優れていると考えられる。

およそ3次元足場材料を用いた組織再生では，細胞を均一に足場材料に播種することが困難であり，つねにそれが問題視されている。本材料の場合は，細胞懸濁液中で材料をピンセ

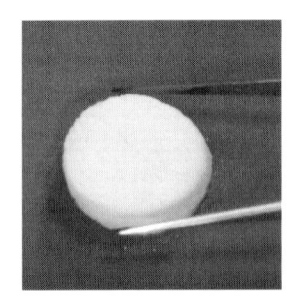

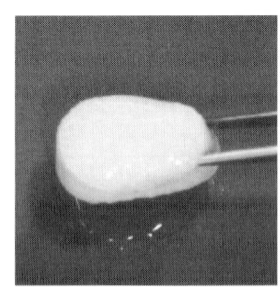

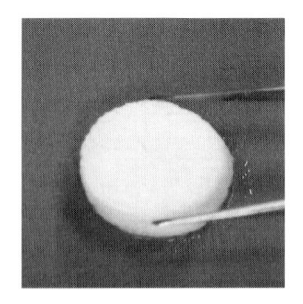

時間経過

**図6.11** HAp/Col複合体で作成したスポンジ状の多孔体

ットで挟みスポンジに水を吸わせるように変形と回復を繰り返すことで，細胞を材料のなかまで均一に播種することが可能である。さらにコラーゲンと異なり，気孔形状を維持することと，適度な親水性をもっていることから内部と外部の培養液の交換もコラーゲンに比べて簡便に行える。さらに先に述べたように，移植後は材料が骨リモデリング代謝で吸収されていくため，材料が徐々に自家骨に変わっていく。本材料の組織工学への応用はまだ始まったばかりであるが，今後このような複合材料が開発されることで組織工学のさらなる発展が期待される。例えば，HAp/Col/多糖類自己組織化ナノ複合体などは，軟骨細胞の足場材料として優れているという報告があり，こちらも大きく期待される材料である。

## 6.4 おわりに

無機/有機複合材料は成分に無機質が含まれているため，おもに骨の再生医療に特化して応用されるような研究がほとんどであるが，前項の最後に記したように軟骨のような組織にも応用できる可能性がある。また，このような自己組織化ナノ複合体の場合，HApが含まれていてもナノメートルサイズの結晶であるため，従来のセラミックスとは異なり比較的簡単に生体で吸収を受ける。したがって，すべてとはいえずとも6.2.2項に例示した神経再生のように軟組織の再生医療にも十分用いることができると考えられる。今後のこの分野のさらなる発展が期待される。

## 引用・参考文献

1) 角田方衛，筏 義人，立石哲也 編：金属系バイオマテリアルの基礎と応用，pp.423-438，アイピーシー（2000）
2) McAuley, J. P., Culpepper, W. J. and Engh, C. A.：Total hip arthroplasty：Concerns with extensively porous coated femoral components, Clin Orthop., **355**, pp.182-187（1998）
3) Wang, M., Joseph, R. and Bonfield, W.：Hydroxyapatite-polyethylene composites for bone substitution：effects of ceramic particle size and morphology, Biomaterials, **19**, 24, pp.2357-2366（1998）
4) Dalby, M. J., Di Silvio, L., Gurav, N., Annaz, B., Kayser, M. V. and Bonfield, W.：Optimizing HAPEX topography influences osteoblast response, Tissue Eng, 8, 3, pp.453-467（2002）
5) Chen, Q., Miyaji, F., Kokubo, T. and Nakamura, T.：Apatite formation on PDMS-modified $CaO-SiO_2-TiO_2$ hybrids prepared by sol-gel method, Biomaterials, **20**, pp.1127-1132（1999）
6) Chen, Q., Miyata, N., Kokubo, T. and Nakamura, T.：Bioactivity and mechanical properties of PDMS-modified $CaO-SiO_2-TiO_2$ hybrids prepared by sol-gel process：J Biomed

Mater Res, **51**, pp.605-611 (2000)

7) Kamitakahara, M., Kawashita, M., Miyata, N., Kokubo, T. and Nakamura, T.: Bioactivity and mechanical properties of polydimethylsiloxane (PDMS)-CaO-SiO$_2$ hybrids with different PDMS contents, J Sol-Gel Sci Techno, **21**, pp.75-81 (2001)

8) Ohtsuki, C., Miyazaki, T., Kyomoto, M., Tanihara, M., Osak, A.: Development of bioactive PMMA-based cement by modification with alkoxysilane and calcium salt, J Mater Sci Mater Med, **12**, pp.895-899 (2001)

9) Miyazaki, T., Ohtsuki, C., Kyomoto, M., Tanihara, M., Mori, A. and Kuramoto, K.: Bioactive PMMA bone cement prepared by modification with methacryloxypropyltrimethoxysilane and calcium chloride, J Biomed Mater Res A., **67**, 4, pp.1417-1423 (2003)

10) Miyazaki, T., Ohtsuki, C., Tanihara, M.: Synthesis of bioactive organic-inorganic nanohybrid for bone repair through sol-gel processing, J Nanosci Nanotechnol, **3**, 6, pp.511-515 (2003)

11) Shikinami, Y. and Okuno, M.: Bioresorbable devices made of forged composites of hydroxyapatite (HA) particles and poly-L-lactide (PLLA): Part I. Basic characteristics, Biomaterials, **20**, 9, pp.859-877 (1999)

12) Shikinami, Y. and Okuno, M.: Bioresorbable devices made of forged composites of hydroxyapatite (HA) particles and poly-L-lactide (PLLA): Part II. practical properties of miniscrews and miniplates, Biomaterials, **22**, 23, pp.3197-3211 (2001)

13) Furukawa, T., Matsusue, Y., Yasunaga, T., Nakagawa, Y., Okada, Y., Shikinami, Y., Okuno, M. and Nakamura, T.: Histomorphometric study on high-strength hydroxyapatite/poly (L-lactide) composite rods for internal fixation of bone fractures, J Biomed Mater Res, **50**, 3, pp.410-419 (2000)

14) 例えば, Flores-de-Jacoby, L., Zimmermann, A. and Tsalikis, L.: Experiences with guided tissue regeneration in the treatment of advanced periodontal disease: A clinical re-entry study: Part I: Vertical, horizontal and horizontal periodontal defects, J Clin Periodontol, **21**, 2, pp.113-117 (1994)

15) Bouchard, P., Giovannoli, J. L., Mattout, C., Davarpanah, M. and Etienne, D.: Clinical evaluation of a bioabsorbable regenerative material in mandibular class II furcation therapy, J Clin Periodontol, **24**, 7, pp.511-518 (1997)

16) Leghissa, G. C., Zaffe, D., Assenza, B. and Botticelli, A. R.: Guided bone regeneration using titanium grids: report of 10 cases, Clin Oral Implants Res, **10**, 1, pp.62-68 (1999)

17) Cerrai, P., Guerra, G. D., Tricoli, M., Krajewski, A., Ravaglioli, A., Martinetti, R., Dolcini, L., Fini, M., Scarano, A., Piattelli, A.: Periodontal membranes from composites of hydroxyapatite and bioresorbable block copolymers, J Mater Sci Mater Med, **10**, pp.677-682 (1999)

18) Ignatius, A. A., Ohnmacht, M., Claes, L. E., Kreidler, J., Palm, F.: A composite polymer/tricalcium phosphate membrane for guided bone regeneration in maxillofacial surgery, J Biomed Mater Res, **58**, 5, pp.564-569 (2001)

19) Kikuchi, M., Suetsugu, Y., Tanaka, J. and Akao, M.: Preparation and mechanical properties of calcium phosphate/copoly-L-lactide composites, J Mater Sci Mater Med, **8**, pp.

361-364 (1997)

20) Kikuchi, M., Tanaka, J., Koyama, Y., Takakuda, K.：Cell culture test of TCP/CPLA composite, J Biomed Mater Res, **48**, 2, pp.108-110 (1999)

21) Kikuchi, M. and Tanaka, J.：Chemical Interaction in $\beta$-tricalcium phosphate / Copolymerized Poly-L-Lactide Composites, J Ceram Soc Japan, **108**, pp.642-645 (2000)

22) 小山富久：生体吸収性有機/無機複合胎膜を利用した下顎骨再建に関する基礎的研究，口腔病学会雑誌，**67**, 1, pp.63-69 (2000)

23) Koyama, Y., Kikuchi, M., Yamada, T., Kanaya, T., Matsumoto, H. N., Takakuda, K., Miyairi, H. and Tanaka, J.：Guided bone regeneration with novel bioabsorbable membranes, JSME Int'l J, **46**, 4 series C, pp.1409-1416 (2003)

24) Kikuchi, M., Koyama, Y., Takakuda, K., Miyairi, H., Shirahama, N. and Tanaka, J.：In vitro change in mechanical strength of $\beta$-tricalcium phosphate/copolymerized poly-L-lactide composites and their application for guided bone regeneration, J Biomed Mater Res, **62**, 2, pp.265-272 (2002)

25) Kikuchi, M., Koyama, Y., Yamada, T., Imamura, Y., Okada, T., Shirahama, N., Akita, K., Takakuda, K. and Tanaka, J.：Development of guided bone regeneration membrane composed of $\beta$-tricalcium phosphate and poly (L-lactide-co-glycolide-co-$\varepsilon$-caprolactone) composites, Biomaterials, **25**, 28, pp.5979-5986 (2004)

26) Itoh, S., Takakuda, K., Ichinose, S., Kikuchi, M. and Shinomiya, K.：A study on induction of nerve regeneration using bioabsorbable tubes, J Reconst Microsurg, **17**, 2, pp.115-123 (2001)

27) Yamaguchi, I., Itoh, S., Suzuki, M., Osaka, A. and Tanaka, J.：The chitosan prepared from crab tendons：II. The chitosan/apatite composites and their application to nerve regeneration, Biomaterials, **24**, 19, pp.3285-3292 (2003)

28) Itoh, S., Yamaguchi, I., Suzuki, M., Ichinose, S., Takakuda, K., Kobayashi, H., Shinomiya, K. and Tanaka, J.：Hydroxyapatite-coated tendon chitosan tubes with adsorbed laminin peptides facilitate nerve regeneration in vivo, Brain Res, **993**, 1-2, pp.111-123 (2003)

29) Ohgushi, H., Goldberg, V. M. and Caplan, A. I.：Heterotopic osteogenesis in porous ceramics induced by marrow cells, J Orthop Res, **7**, 4, pp.568-578 (1989)

30) Ohgushi, H., Dohi, Y., Tamai, S. and Tabata, S.：Osteogenic differentiation of marrow stromal stem cells in porous hydroxyapatite ceramics, J Biomed Mater Res, **27**, 11, pp.1401-1407 (1993)

31) Yoshikawa, T., Ohgushi, H., Uemura, T., Nakajima, H., Ichijima, K., Tamai, S. and Tateishi, T.：Human marrow cells-derived cultured bone in porous ceramics, Biomed Mater Eng, **8**, 5-6, pp.311-320 (1998)

32) Ohgushi, H., Kitamura, S., Kotobuki, N., Hirose, M., Machida, H., Muraki, K. and Takakura, Y.：Clinical application of marrow mesenchymal stem cells for hard tissue repair, Yonsei Med J, **45**, Suppl, pp.61-67 (2004)

33) Dong, J., Uemura, T., Shirasaki, Y. and Tateishi, T.：Promotion of bone formation using highly pure porous beta-TCP combined with bone marrow-derived osteoprogenitor cells, Biomaterials, **23**, 23, pp.4493-4502 (2002)

34) Schoeters, G., Leppens, H., Van Gorp, U. and Van Den Heuvel, R.: Haemopoietic long-term bone marrow cultures from adult mice show osteogenic capacity in vitro on 3-dimensional collagen sponges, Cell Prolif, **25**, 6, pp.587-603 (1992)

35) 例えば，Ishaug-Riley, S. L., Crane-Kruger, G. M., Yaszemski, M. J. and Mikos, A. G.: Three-dimensional culture of rat calvarial osteoblasts in porous biodegradable polymers, Biomaterials, **19**, 15, pp.1405-1412 (1998)

36) TenHuisen, K. S., Martin, R. I., Klimkiewicz, M., Brown, P. W.: Formation and properties of a synthetic bone composite: hydroxyapatite-collagen, J Biomed Mater Res, **29**, 7, pp.803-810 (1995)

37) Tampieri, A., Celotti, G., Landi, E., Sandri, M., Roveri, N., Falini, G.: Biologically inspired synthesis of bone-like composite: self-assembled collagen fibers/hydroxyapatite nano-crystals, J Biomed Mater Res A, **67**, 2, pp.618-625 (2003)

38) Mehlisch, D. R., Leider, A. S., Roberts, W. E.: Histologic evaluation of the bone/graft interface after mandibular augmentation with hydroxylapatite/purified fibrillar collagen composite implants, Oral Surg Oral Med Oral Pathol, **70**, 6, pp.685-692 (1990)

39) 須田立雄，小澤英浩，高橋栄明：骨の科学，pp.129-154，医歯薬出版株式会社 (1985)

40) Kikuchi, M., Itoh, S., Ichinose, S., Shinomiya, K. and Tanaka, J.: Self-organization mechanism in a bone-like hydroxyapatite/collagen nanocomposite synthesized in vitro and its biological reaction in vivo, Biomaterials, **22**, 13, pp.1705-1711 (2001)

41) Itoh, S., Kikuchi, M., Takakuda, K., Koyama, Y., Matsumoto, H. N., Ichinose, S., Tanaka, J., Kawauchi, T. and Shinomiya, K.: The biocompatibility and osteoconductive activity of a novel hydroxyapatite/collagen composite biomaterial, and its function as a carrier of rhBMP-2, J Biomed Mater Res, **54**, 3, pp.445-453 (2001)

42) Itoh, S., Kikuchi, M., Koyama, Y., Takakuda, K., Shinomiya, K. and Tanaka, J.: Development of an artificial vertebral body using a novel biomaterial, hydroxyapatite/collagen composite, Biomaterials, **23**, 19, pp.3919-3926 (2002)

43) Itoh, S., Kikuchi, M., Takakuda, K., Nagaoka, K., Koyama, Y., Tanaka, J. and Shinomiya, K.: Implantation study of a novel hydroxyapatite/collagen (HAp/col) composite into weight-bearing sites of dogs, J Biomed Mater Res, **63**, 5, pp.507-515 (2002)

44) Kikuchi, M., Matsumoto, H. N., Yamada, T., Koyama, Y., Takakuda, K. and Tanaka, J.: Glutaraldehyde cross-linked hydroxyapatite/collagen self-organized nanocomposites, Biomaterials, **25**, 1, pp.63-69 (2004)

45) Itoh, S., Kikuchi, M., Koyama, Y., Takakuda, K., Shinomiya, K. and Tanaka, J.: Development of a hydroxyapatite/collagen nanocomposite as a medical device, Cell Transplant, **13**, 4, pp.451-461 (2004)

46) Sotome, S., Uemura, T., Kikuchi, M., Jiani, C., Itoh, S., Tanaka, J., Tateishi, T. and Shinomiya, K.: Synthesis and in vivo evaluation of a novel Hydroxyapatite/Collagen-alginate as bone filler and a drug delivery carrier of bone morphogenetic protein, Mater Sci Eng C, **C24**, pp.341-347 (2004)

# 7

# 3次元多孔質材料の作製技術

## 7.1 は じ め に

　生体組織は細胞と細胞外マトリックスによって構成され，集団としてある機能を果たす。細胞外マトリックスとは細胞が分泌したタンパク質と多糖類が集合し，それらを産生する細胞の表面と密接に結合して網状構造を形成したものであり，組織の支持・結合，物理的強度の保持といった物理的機能のほかに，細胞外マトリックスに対する受容体によるシグナル伝達を通して，細胞の移動，増殖，分化，形態，代謝などを細胞の外から調節する重要な役割を果たしている。損傷を起こした組織では，細胞とともに細胞外マトリックスも失われる。3次元多孔質材料は失われた細胞外マトリックスを人工的に提供し，細胞の接着や増殖，分化などの機能を制御し，組織再生を助ける足場材料となる。

　3次元多孔質材料は細胞を3次元的に分布，局在させ，細胞の機能を制御し，再生される組織に特定な形を賦与しつつ，再生のスペースを提供するための支持体として重要な役割を果たしている。3次元多孔質材料には細胞の接着，増殖，基質生産を促進して細胞の分化を制御できること，生体に悪影響を及ぼさない性質としての生体親和性，高度な機械強度や多孔質性などの性質が要求されている。また，増殖した細胞と生産された細胞外マトリックスが組織化し，新しい生体組織が形成されると，人工物である3次元多孔質材料は邪魔になるので，組織の形成とともに分解・吸収される生体吸収性も要求される。

　再生医療における3次元多孔質材料は，ハイドロキシアパタイト，リン酸カルシウムや炭酸カルシウムなどの無機材料を除いて，ほとんどは生体吸収性高分子でできている。生体吸収性高分子はポリL-乳酸（poly(L-lactic acid)：PLLA）や，ポリグリコール酸（poly(glycolic acid)：PGA），乳酸とグリコール酸との共重合体（poly(DL-lactic-co-glycolic acid)：PLGA），ポリカプロラクトン（polycaprolactone：PCL）などの生体吸収性合成高分子と，コラーゲン，ゼラチン，ヒアルロン酸などの生体吸収性天然高分子の2種類に分けられる。これらの高分子を繊維，不織布，織物，スポンジに加工し，目的組織の形に応じてロープ状，シート状，チューブ状，ブロック状などの形に成形し，3次元多孔質材

料として利用する．3次元多孔質材料の作製技術としては，ポローゲンリーチング法や相分離法，乳濁液凍結乾燥法，ファイバー融着法，不織布，エレクトロスピニング法，発泡法，固体自由形成法，複合化などが開発されている．

## 7.2 ポローゲンリーチング法

ポローゲンリーチング法（porogen leaching）は水溶性の糖質や塩の微粒子をポローゲン（porogen）として用いて多孔質材料を作製する方法である．多孔質材料の気孔率・孔径を制御することが容易で，3次元多孔質材料の製造方法としてよく用いられている（図7.1）。この方法では，まず水溶性の糖質や塩の微粒子と生体吸収性高分子とを混合し，微粒子を高分子内に包含するコンポジットを調製する．つぎに水で糖質や塩の微粒子を溶出させ，多孔質材料を得る．

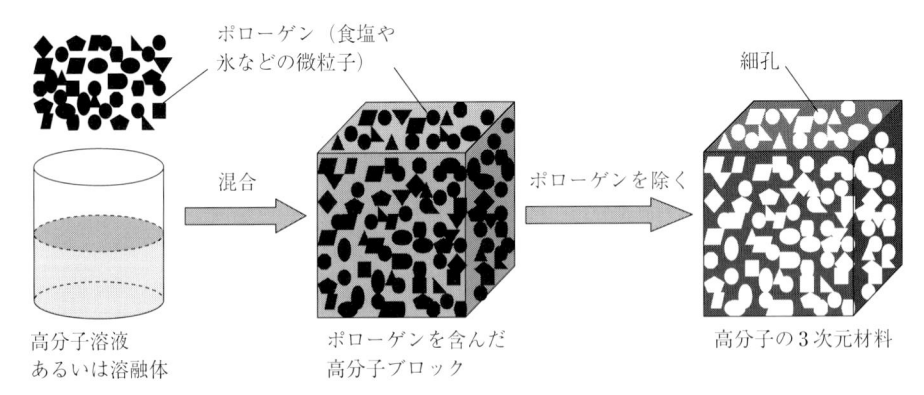

**図7.1** ポローゲンリーチング法による3次元多孔質材料の作製

微粒子を包含する高分子コンポジットを調整するとき，ポローゲンと有機溶媒に溶かした高分子溶液とを混合して乾燥する溶液法と，ポローゲンと生体吸収性高分子内の粒子との混合物を加熱して高分子を溶融混合する溶融法がある．

溶液法では，一定粒径の水溶性ポローゲンを有機溶媒に溶かした生体吸収性高分子の溶液に添加し，よく混ぜたあと鋳型に流し込み，空気中で溶媒を蒸発して乾燥すると，微粒子/高分子コンポジットが得られる．例えば，PLGAの3次元多孔質材料を作るとき，クロロホルムに溶かしたPLGA溶液に一定粒径の塩化ナトリウム微粒子を加えて混合し，混合物をアルミの鋳型に入れて，溶媒を蒸発させる．その後，乾燥した塩/PLGAのコンポジットを鋳型からはがし，蒸留水に浸漬し，塩を溶解させ除去する．このようにして，塩の微粒子と同じ形状の孔をもつPLGAの多孔質材料を作製した（図7.2）。得られたPLGA多孔質材料の形はアルミ鋳型と同じであり，鋳型の形を制御することによって，再生する組織・臓

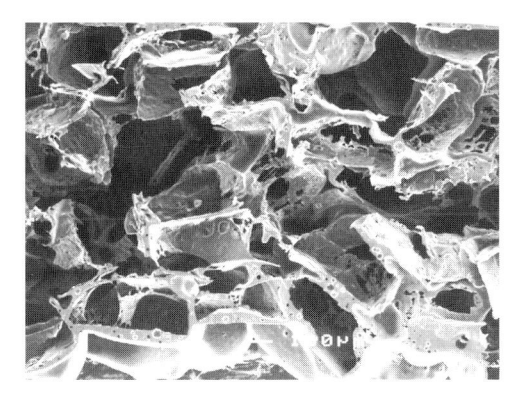

図7.2 粒径が355～425μmのNaCl微粒子を用いて作製した空隙率が90％のPLGA多孔質材料

器の形状と同じ形を有するPLGA多孔質材料を作製することができる。PLGA多孔質材料の空隙率と孔径は，用いた塩/PLGAの重量比および塩微粒子の粒径により決められる。ポローゲンと有機溶媒を選択する条件は，ポローゲンが有機溶媒に溶解しないことである。PLLAやPLGAなどの生体吸収性高分子の溶媒として，クロロホルムや塩化メチレン，ジオキサンなどがよく用いられる。ポローゲンとしては，ブトウ糖，ショ糖などの水溶性の糖質や，塩化ナトリウム，塩化カリウム，酒石酸ナトリウム，クエン酸ナトリウム，炭酸アンモニウム，炭酸ナトリウム，重炭酸ナトリウムなどの塩の粒子・結晶などがよく用いられる。

また，ポローゲンとして水溶性の糖質や塩の微粒子の代わりに氷の微粒子を用いた凍結乾燥法も開発されている。この方法では蒸留水を液体窒素にスプレーすることにより，氷の微粒子をあらかじめ作製する。調製した氷の微粒子とクロロホルムなどの溶媒に溶かした生体吸収性合成高分子の溶液を混合して凍結し，氷の微粒子を生体吸収性合成高分子の溶液に閉じ込め凍結乾燥により氷の微粒子を除くと，生体吸収性合成高分子の多孔質材料が得られる。得られた多孔質材料の孔構造は用いた氷の微粒子の性質や氷の重量比，高分子の濃度などにより制御することが可能である。この方法で作製したPLLA多孔質材料を図7.3に示す。

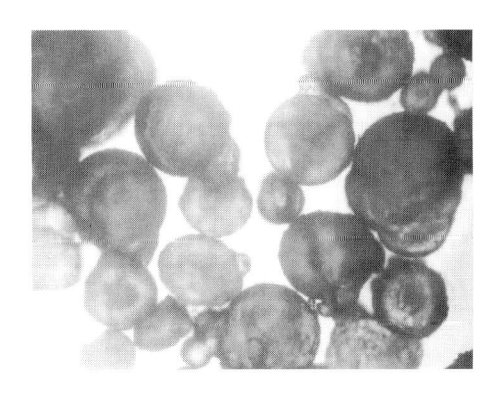

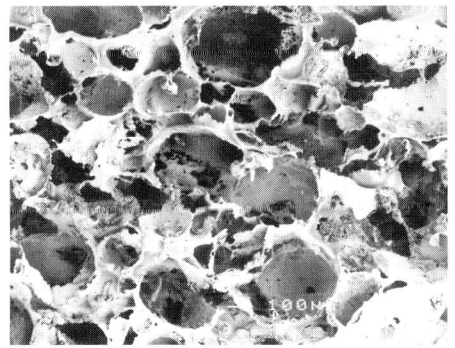

図7.3 氷微粒子（左）を用いて作製した空隙率が90.7％のPLLA多孔質材料（右）

生体吸収性高分子の溶融体を用いる溶融法では，高分子の粉体と一定粒径の水溶性のポローゲンを混合後，溶融成形し，冷却して固まったあと，水中でポローゲンを溶出させて多孔質材料を作製する。用いられるポローゲンは高分子を溶融する過程で熱に安定でなければならず，塩化ナトリウムなどがよく用いられる。この方法は，チューブ状のような比較的複雑な形状の多孔質足場の作製に向いている。例えば，生体吸収性高分子とポローゲンの混合溶融体を射出成形機で金型に射出し，冷却して形状を確保したのち，水で食塩を除去することによりチューブ状の多孔質材料を作製することができる。

ポローゲンリーチング法で作製した多孔質材料の細孔は，ポローゲンとして使われる食塩微粒子や氷微粒子などと同様な形状を有し，平均孔径は微粒子の粒径により，空隙率は微粒子と高分子の重量比により，表面積は微粒子の粒径および微粒子と高分子の重量比により，制御することが可能である。氷微粒子を用いた凍結乾燥法では，これらの条件のほか，高分子の濃度，有機溶媒の種類および凍結する温度も，多孔質体の空隙率と平均孔径に影響を与える。

## 7.3 相 分 離 法

相分離法（phase separation）は，高分子溶液の相変化を利用した3次元多孔質材料の作製方法で，乾湿式法，湿式法および乾式法がある。加熱または冷却による温度変化，溶媒蒸発による濃度変化，または非溶媒接触による溶媒組成の変化により，高分子溶液は均一溶解領域という安定な溶液状態から，相分離領域またはゲル化領域に移行する。製膜によく用いられる乾湿式法では，まず高分子溶液を膜状にキャストまたは中空糸に紡糸して，一部の溶媒を蒸発させてから非溶媒中に導き凝固させる。均一溶解領域の状態にある製膜原液は高分子溶液相の表面で濃度上昇が起こるが，通常相分離の臨界濃度より低い。したがって非溶媒に接触すると，溶媒と非溶媒の相互拡散が起こり，高分子溶液相の界面で相分離が進行し，高分子の濃厚相からなる1次粒子が希薄相中に生成する。1次粒子は衝突によって2次粒子に成長し，相分離が進行すると，ついには2次粒子どうしが融着して膜の基本構造が形成されると考えられている。蒸発による濃度変化と相分離の進行に伴う組成変化によって，非対称的に相分離が進行する。この過程で大量の非溶媒が加えられて溶媒と置換されると，非対称構造の膜が形成される。湿式法の場合，乾湿式法のように溶媒の蒸発を伴わなくても非対称膜が形成される。すなわち，高分子溶液相は非溶媒と接触することにより相分離が進行し，接触界面と高分子溶液相の内部とでは相分離の進行状態が異なるので，非対称構造が形成されるのである。乾式法の場合では，均一溶解領域の状態からゲル化領域に移行し，均質な構造の膜が形成されるが，高分子と溶媒の種類および条件によっては不均質構造が形成さ

れることもある．常温において溶液状態で製膜する方法がほとんどであるが，高温で溶融製膜し，冷却して相分離を起こさせる製膜方法もある．

スポンジ（sponge）などの3次元多孔質材料を作製するために，湿式法である冷却による温度変化を利用した相分離の方法がよく用いられる．高分子を溶媒に溶かした溶液を鋳型に入れて，相分離が起こるまで温度を制御して冷却する．相分離により，相溶状態の高分子相と溶媒の相は2相に分かれて固まり，溶媒が昇華によって除去されると3次元多孔質材料が残される．冷却による相分離では溶媒の氷点（freezing point，$T_f$）と高分子溶液の相分離を起こす臨界温度（critical solution temperature，$T_c$）によって，固-液相分離（$T_f > T_c$ の場合）と液-液相分離（$T_f < T_c$ の場合）に分けられ，相分離のメカニズムの相違により得られた3次元多孔質材料の構造は異なる．1,4-ジオキサンに溶かしたポリ乳酸の溶液を液体窒素に入れると固-液相分離が起こる．これにより得られた多孔質体はシート状の形態を有する異方性の多孔質構造になる．この構造体は縦方向と横断方向はそれぞれが異なるシート状の構造を示し，シート状構造体内にさらに細孔を有する多孔質構造になっている（図7.4）．

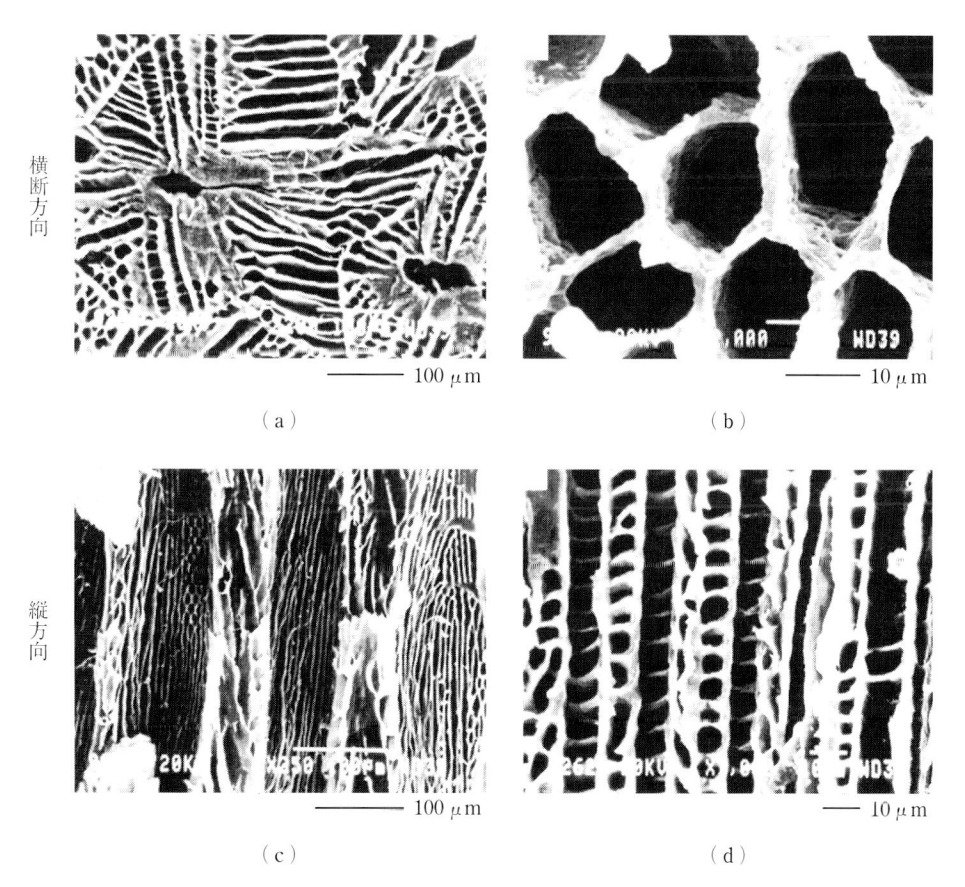

横断方向

― 100 μm
（a）

― 10 μm
（b）

縦方向

― 100 μm
（c）

― 10 μm
（d）

図7.4　固-液相分離により作製したポリ乳酸多孔質材料

一方，ポリ乳酸の非溶媒（例えば水）を1,4-ジオキサンに溶かしたポリ乳酸溶液に添加して冷却すると，液-液相分離が起こる。得られたポリ乳酸の多孔質体は，直径が1〜10 $\mu$m の連通性孔を有する等方性の多孔質構造を示す（**図7.5**）。相分離で作製した多孔質材料の空隙率，孔径，機械強度等の性質は，高分子溶液の濃度や分子量，溶媒の種類，冷却速度などに依存する。

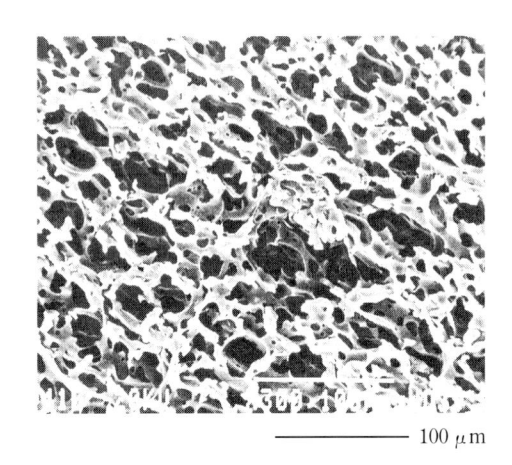

図7.5　液-液相分離により作製したポリ乳酸多孔質材料

## 7.4　乳濁液凍結乾燥法

乳濁液凍結乾燥法（emulsion freeze-drying）は，有機溶媒に溶かした高分子溶液と水を混ぜて乳濁液を調製し，この乳濁液を凍結乾燥することにより，水と有機溶媒を除去し多孔質化する方法である。例えば，塩化メチレンに溶かしたPLGAの溶液に水を添加してホモジネイトすると，水が分散相でPLGA溶液が連続相になる，水/油（water-in-oil）乳濁液が得られる。乳濁液を鋳型に入れて液体窒素中で凍結したのち，凍結乾燥することにより，PLGA多孔質材料が得られる。この方法により空隙率が90％以上で，平均孔径が13〜35 $\mu$m，比表面積が58〜102 $m^2/g$ のPLGA多孔質体を作製した（**図7.6**）。3次元多孔質材料

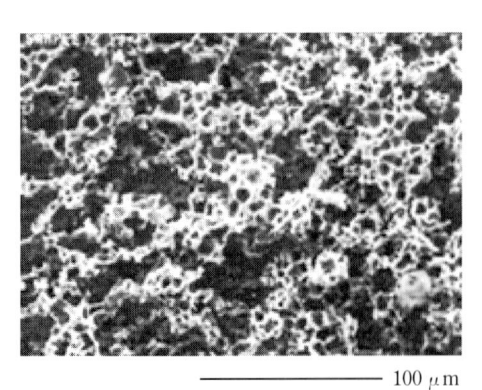

図7.6　乳濁液凍結乾燥法により作製したPLGA多孔質材料

の孔径や空隙率，比表面積などの多孔質構造は分散相と連続相の比率や，高分子の濃度，高分子の分子量などにより制御できる。

## 7.5 ファイバー融着法

高分子ファイバーは高い比表面積と空隙率を有し，細胞の足場材料として非常に好ましい。高分子ファイバーは織物，編物，あるいは不織布（nonwoven）に加工してから，再生医療の足場材料に利用される。図 7.7 に示す PLGA のニットメッシュ（knitted mesh）は高い強度を有し，皮膚や血管などの組織再生に利用されている。不織布は強度が低いので，再生医療に応用する際，それを補強する必要があり，通常，高分子ファイバーを融着（fiber bonding）させ，強度を上げてから利用される。強度を上げる方法としては，熱で高分子ファイバーを熔融して粘着する方法と，ファイバー表面に別の高分子の薄い膜をコーティングすることにより接触部分を付着する方法がある。

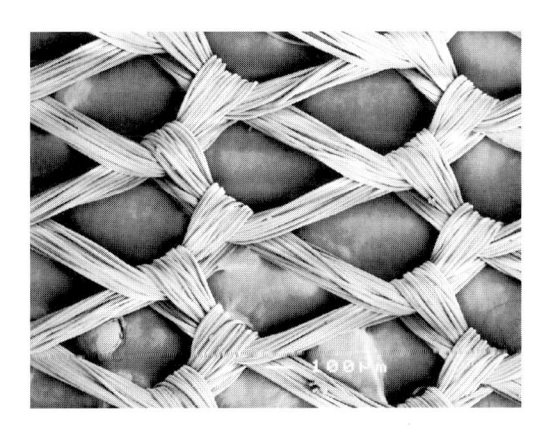

図 7.7　PLGA ニットメッシュ

熱で高分子ファイバーを融着する方法では，加熱により高分子ファイバーの形がくずれる恐れがある。それを防ぐために，高分子ファイバーを融点が高い高分子中に埋め込んでから熱処理を行う。例えば，PGA ファイバーを融着した不織布を作製するとき，まずは PGA ファイバーの不織布を塩化メチレンに溶かした PLLA の溶液に浸漬する。PGA は塩化メチレンに溶けないので，PGA 不織布の形はもとのままである。溶媒を蒸発させると，未融着の PGA 繊維は PLLA 中に埋め込まれる。PLLA の融点は PGA より高いので，PGA の融点以上に温度を上げると，PGA ファイバーの接触点は溶けて融着する。その後，塩化メチレンに浸漬して PLLA を溶かして除くと，接触点を融合した PGA ファイバーの不織布が得られる。PLLA が加工の過程で PGA 繊維の崩壊を防ぎ，熱で溶融した PGA をファイバーの形状に保つため，高分子ファイバーは表面の改質あるいはバルクの改質を行うことなく物理的に融着され，初期の直径が保持されている。しかしながら，PGA ファイバーは長い

時間高温にさらされることによって球状ドメインへとゆっくりと変形していくので，加熱時間は非常に重要である。この技術を利用する際は，溶媒の選択，2種類の高分子の非相溶性，および相対的な溶融温度に関する諸条件を厳密に選定する必要がある。また，この技術は多孔質材料の孔隙率と孔径を制御することは難しい。

　高分子ファイバーの表面に別の高分子の薄い膜をコーティングすることにより不織布を補強する方法は，薄い膜やチューブの作製によく用いられる。この方法では，PGAファイバーからなる未融着のメッシュにPLLAあるいはPLGAの溶液をコーティングする。回転しているテフロン製の円柱に巻き付けられたメッシュに霧吹き状の高分子溶液を吹き付けながら，PLLA（あるいはPLGA）の被膜をPGAファイバーの上に積み重ねていくと，それらが重なったところで融着が起きる。吹付けの時間を長くするとPLLAが堆積していくため，PGA繊維が太くなっていく。PGAの融着メッシュはこの過程によって形成される。細胞培養に使う際，細胞に提示される足場の表面はPLLAあるいはPLGAの薄い被膜層であり，細胞の接着，成長，分化等の機能はPGAメッシュよりもその被膜層によって決定されることになる。この場合PGAメッシュが必要な強度を提供し，PLLAあるいはPLGAの表面性質が細胞にとって望ましいものであるならば，両者の長所を生かした加工法といえよう。融着されたメッシュの機械的性質は，PGAファイバーによるものとPLLAあるいはPLGA被膜層によってもたらされる付加的な安定性の両者の結果を反映する。

## 7.6　不　織　布

　紡糸した高分子ファイバーを不織布にするために，ニードルパンチング方法が用いられる。PGAを溶融紡糸して長繊維を作製後，一定長にカットして短繊維とする。この短繊維をニードルパンチングによりからませて不織布とする。繊維径とニードルパンチング後の熱プレス条件を変えることにより，空隙率と厚みをコントロールできる。また，ノズルから出てきた溶融状の糸を噴出空気による延伸と同時にからませるメルトブロー法でも，綿状の不織布を得ることができる。PGA不織布だけでは細胞の播種後，形状を維持できないことがある。そこで，前記のファイバー融着法でPGAファイバーを融着させ，不織布を補強してから，細胞培養に応用する。

## 7.7　エレクトロスピニング法

　エレクトロスピニング（electrospinning：ELSP）技術は1930年代からすでに研究がなされており，近年，再生医療において足場材料作製への応用が活発に検討されている。エレ

クトロスピニング技術とは高電圧下での紡糸法で，数ナノ〜数マイクロメートル径の細いファイバーを作ることが可能である。直流高電圧を金属コレクタ基盤（負極）と金属紡糸ノズル（正極）間にかけ，溶媒に溶かした高分子溶液をノズルから押し出すと，ノズル先端の液滴表面は正に帯電する。電荷の反発力が液滴の表面張力を超えると，溶液は負極へ糸状に噴射される。噴射された溶液流は負極に接近するにつれてその荷電密度が大きくなり，ついには電荷反発により溶液流は不安定になり，細いファイバーに分散して金属コレクタに集積し，不織布を形成する。メッシュ多孔質材料の構造は，高分子の分子量や分子量分布，溶液の濃度，粘度，誘電率，表面張力，溶媒の蒸発速度などの溶液の性質，および電圧やコレクタとノズル間との距離，溶液流速，コレクタの動きなどの操作条件により決められる。この技術を用いて，生体吸収性高分子であるPLLA，PGA，PCL，PLGAや天然高分子であるシルク，コラーゲン，エラスチン，フィブリノーゲン，ゼラチンなどのナノファイバーを作製できる（図7.8）。また，あらかじめコラーゲンのナノメッシュを内腔面に形成してから合成高分子メッシュを積層した複合構造体にすることも可能である。ただし，天然高分子は合成高分子と比べて生体適合性が優れているが，加工性は非常に劣るので，より厳しいパラメータの検討が必要となる。エレクトロスピニング法により作製したナノメートルサイズのファイバーは細胞外マトリックスと近似したサイズを有し，組織がより再生しやすい環境を提供できると期待される。

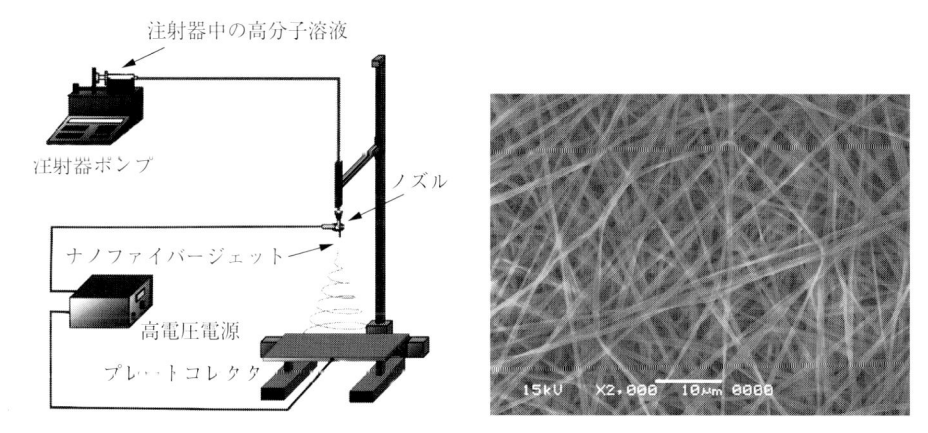

図7.8 エレクトロスピニング装置のしくみ（左）と作製したPLGAナノファイバー（右）

## 7.8 発　泡　法

高分子の発泡（gas foaming）では，熱可塑性高分子については溶融状態から，また，熱硬化性高分子については溶液状態から発泡が行われることが多い。熱分解によってガスを発生させる化学発泡剤を用いる方法や，加圧下において不活性ガスを混合溶解して常圧下に放

出発泡させる方法，空気を混入してゾルを泡立たせて発泡する方法，特別な副成分的な配合剤を混合して化学反応でガスを発生させる方法などがある。化学発泡剤には，炭酸アンモニウム，炭酸ナトリウム，重炭酸ナトリウムなどが用いられ，不活性ガスには，炭酸ガス，窒素ガスなどが用いられる。加圧下から常圧下に放出発泡させる方法では，PLGA のペレットを固体のディスク状に圧縮成形したのち，高圧の二酸化炭素に暴露させる。続いて常圧レベルまで減圧して高分子中の核形成と孔の形成を引き起こし，孔径が 100～500 μm の多孔質材料を得る。しかし，形成された多孔質材料は閉じた孔の形態を示している。そこで，孔を連通させるために，この方法とポローゲンリーチング技術とを組み合わせた技術が開発された。この過程では，塩化ナトリウムの微粒子と PLGA ペレットを混合して固体のディスク状へと圧縮する。つぎにディスクに高圧ガスを充満させて，続いてその圧力を減少させ，水で食塩の微粒子を溶出させると，連通孔を有する PLGA 多孔質材料が得られる。

　高分子発泡体を作るには多くの要因を考慮する必要があるが，熱可塑性高分子では，基本的には高分子側とガス側との，二つの要素を考えればよい。溶融高分子中に，気泡を均一・微細・安定に発生させ，これを破泡することなく，冷却・固化する過程に関与する因子は多数あるが，特に溶融高分子側では，溶融高分子の起泡を助けるための表面張力の低下，およびガス圧によっても破れない気泡膜の強化が重要である。

　発泡法では，気泡構造が粗くなりやすく，また発泡速度の調節が困難であることから実用にはほとんど用いられていない。

## 7.9　固体自由形成法

　固体自由形成法（solid freeform fabrication：SFF）は，積層の方法を利用して3次元多孔質材料を作製する方法である。多孔質材料の形および多孔質構造を自由に制御することが可能で，再生医療の3次元多孔質材料の製造方法として注目されている。一般的には，まずコンピュータ補助設計（computer-aided design：CAD）ソフトウェアを用いてコンピュータ駆動式モデルを作る。そして，この CAD モデルを一連の断面層に変換し，SFF 装置に伝達し，多孔質材料を作製する。底から層を作り始め，層と層を積み重ねて粘着させる。各層は再生組織の実物のそれぞれの断面層に対応しており，支持体を外すと，3次元多孔質材料が得られる。コンピュータ断層撮影（computerized tomography：CT），あるいは磁気共鳴映像法（magnetic resonance imaging：MRI）のデータを利用すれば，再生組織ごとに個別対応できる CAD モデルを作ることができて，再生組織とまったく同じ外形と構造を有する3次元多孔質材料を作製できる。

## 7.9 固体自由形成法

固体自由形成法は加工技術によりたくさんの方法が開発されている。例えば，3次元プリント法（three-dimensional print）や，光造形法（stereolithography），レーザー焼結法（selective laser sintering），熔融沈着法（fused deposition modelling），相変化ジェットプリンティング（phase-change jet printing）などの方法が挙げられる。これらの方法はよく似ており，ここではおもな数種類を選別して紹介する。

### 7.9.1 3次元プリント法

3次元プリント法（three-dimensional print, 3 DP）は高分子の粉体から薄層を作り，ある部分のみを粘着し，この操作を繰り返して積層させたのち，未接着の粉体を除去することで複雑な構造をもつ多孔質材料を作製する方法である。高分子粉体の薄い層をピストンの上に広げ，インクジェットプリントのヘッドによって液体のバインダー，例えば高分子の溶媒であるクロロホルムをこの粉末層の上に印刷する。プリンタヘッドの位置はCADによって完全に制御される。印刷された液体バインダーは局所の粉体を粘着させると同時に隣接する層と層を結合させる。1層を作ったあとピストンを層の厚みと同程度の高さを下げて，つぎの層の作製を始める。構造体が完成するまでこの操作を繰り返し，積層化により複雑な3次元形状を作ることができる（**図7.9**）。

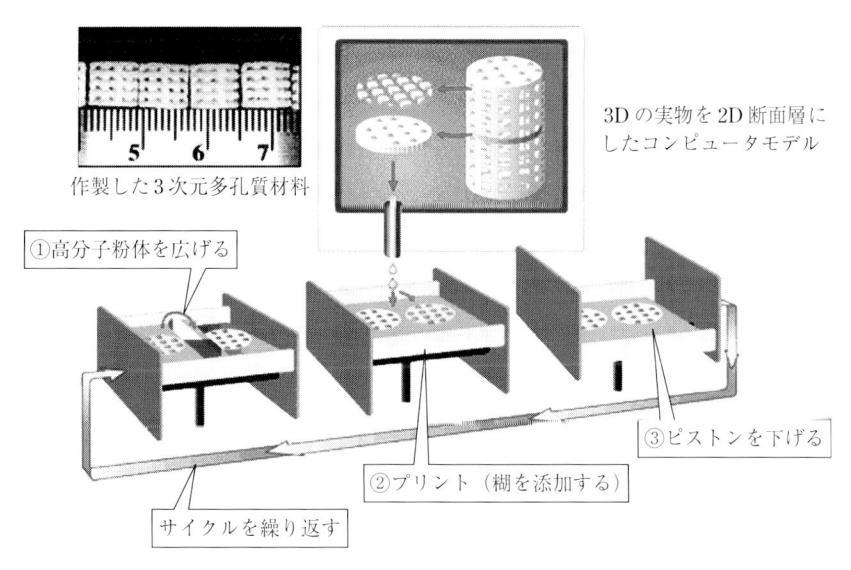

**図7.9** 3次元プリント装置のしくみ

未粘着の粉体は3次元多孔質体を完成するまで支持体として機能し，完成したら3次元多孔質体から取り除く。PLLAあるいはPLGA粉体床にクロロホルム溶液をプリントし，PLLAあるいはPLGAの3次元多孔質材料を作製する場合では，クロロホルムをPLLA，PLGA粉体床に浸透させ，PLLA，PLGAを部分的に溶かし蒸発させると，隣接する粉末

どうしがつながる．このPLGA多孔質材料は肝臓や軟骨などの組織再生に用いられている．3DPでは，多孔質材料内に複雑な多孔質構造を作ることが可能で，できた多孔質体は栄養や酸素の提供，代謝物の排出などに優れている．さらに空隙率と孔連通性を上げるために，PLGA粉体と塩化ナトリウム微粒子を混ぜてから有機溶媒をプリントする方法も開発された．プリントののち，水で塩化ナトリウムを溶出させると，多孔質のなかにさらにマイクロポアが形成される．3Dプリンターの解像度はノイズのサイズおよびプリンタヘッドの移動を制御するコントローラーの精密さにより制限され，積層の厚みは粉体の粒子サイズ（通常80〜250 μm）に決定される．3DPは大気中で行えるので操作しやすいが，欠点としては，複雑な多孔質構造を有する多孔質材料を作る際，支持体として機能した未接着の粉末を構造体中心部から除くのが困難であることが挙げられる．また，再生医療の基盤材料を作製するための粉体原材料は手に入らないため，特別な前処理が必要になることと，有機溶媒はバインダーとして利用されるため，有機溶媒を完全に除くのには時間がかかるということが挙げられる．有機溶媒の代わりに水も利用されており，例えば，水をバインダーとしてデンプン多孔質材料が開発された．しかし，デンプンの強度は弱いので，ほかの合成高分子による補強が必要である．

### 7.9.2 光 造 形 法

紫外線レーザー光照射によって光反応性液体モノマーを重合させ，任意の形状の3次元多孔質材料を作製する方法は光造形法（stereolithography：SLA，あるいはrapid prototyping）と呼ばれている．X-Y軸で微動する紫外線レーザー光をCADによって制御し，光反応性液体モノマー浴槽の表面に照射する．重合が開始すると，モノマー浴槽の表面とすぐ下にレーザー光によって固体高分子層が作られる．最初の層ができたら，Z軸方向可動式のプレートを下げて光反応性液体モノマーの浴槽に浸漬し，固体高分子層の表面を光反応性液体モノマーで覆う．スウィーパー（sweeper）で1層目の固体高分子層の表面に光反応性液体モノマーを平らにコーティングし，それから再度紫外線レーザー光を照射する．このように1層目の固体高分子層の上に2層目の固体層を形成させ，模型が完成されるまで操作を繰り返す．模型が完成したら，プレートを光反応性液体モノマー浴槽から上げて，余分なモノマーを流し出す．さらにUVオーブンで硬化し，表面を滑らかにし，3次元多孔質材料を得る．光造形法で形成される層の解像度はZ軸方向に移動するエレベーターの精密さとレーザースポットのサイズに制限される．この方法では，硬化および後処理で模型が縮むため模型の解像度がこれらの処理により下げられる欠点がある．また，小さい複雑な多孔質材料を作製するとき，レーザー光の吸収および散乱による変形が拡大される恐れもある．さらに，生体吸収性と生体適合性が優れている光反応性の生体材料も限られている．

### 7.9.3 レーザー焼結法

レーザー焼結法（selective laser sintering：SLS）は$CO_2$レーザー光を利用して高分子粉体材料の薄い層を焼結することにより3次元多孔質材料を作る方法である．レーザー光はCADにより制御され，読み込んだ実物の断面層のデータに従って，粉体表面のある領域を選択的に照射する．照射された粉体の温度は上昇し，高分子のガラス転移温度より高くなると，粉体は熔融したのち固まる．この上をさらに高分子粉体材料の薄い層で覆い，同様にレーザー光で照射すると，第2層の固体層が形成される．この操作を繰り返して，3次元多孔質材料を作製する．この方法では，レーザー光照射による材料の分解・架橋・酸化の恐れがある．また，材料の収縮，多孔質材料の空隙率に気をつける必要があるので，この方法を利用する際には高密度の粉体材料を使うことが望ましい．

### 7.9.4 熔融沈着法

伝統的な熔融沈着法（fused deposition modelling：FDM）では，加熱式ヘッドをもつ液化機を水平面で移動するキャリッジにつけている．液化機はノズルを通して高分子フィラメントを吹き出し，プログラムに従ってフィラメント層を支持台の上に配列する．1層を完成したのち，支持体をZ軸方向で下げて，つぎのフィラメント層を配列する．この操作を繰り返して積層することにより3次元多孔質材料を得る（**図7.10**）．フィラメント層の厚みはノズルのサイズと関係する．FDM法は高温射出を利用するので，有機溶媒を使わない利点があるが，高温加工なので生理活性物質を材料に導入することができない．また，優れた熔融粘度を有する熱可塑性の材料しか適用できない．

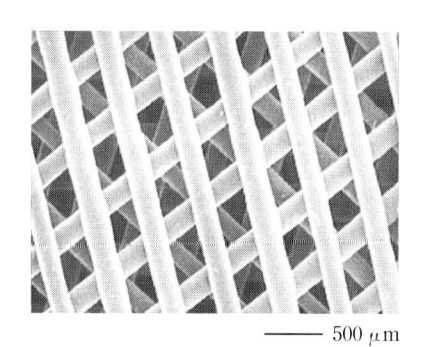

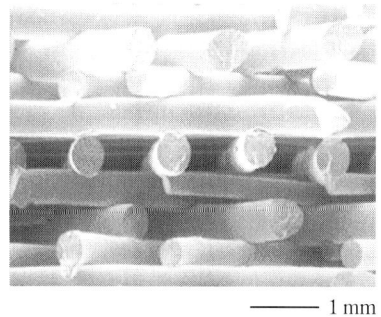

図7.10 熔融沈着法で作製したPCL多孔質材料

### 7.9.5 相変化ジェットプリンティング

相変化ジェットプリンティング（phase-change jet printing）では，多孔質材料を構成する材料と支持体を形成する材料をそれぞれデリバリーする二つのインクジェットプリンタへ

ッドを用いる。高分子融熔体のマイクロ滴をプリンタヘッドよりを滴下すると，固まってビーズを形成する。ビーズを重ねるとラインができ，ラインを重ねると層が形成される。1層が形成されたあと，水平方向で回転するカッターで層の上部を平らにカットし，層の厚みを調整する。ホルダーを下げ，この操作を繰り返してつぎの層を作る。層と層がつながり，最後の模型ができ上がるまでこの操作を繰り返す。このあと，でき上がった模型を多孔質材料が溶けず支持体材料が溶ける溶媒に浸漬し，支持体材料を溶出させる。

### 7.9.6 組織プリンティング

最近，固体自由形成法をさらに発展させ，3次元多孔質材料を構築するとともに細胞を3次元多孔質材料に播種する方法が開発された。すなわち，直接組織を構築するのである。これらの方法には組織プリンティング（organ printing）やハイドロゲル光パターニング（photopattening of hydrogels）などの方法がある。

組織プリンティングは熱可逆ゲルをプリンティング紙として用いて，ゲルのなかに細胞，細胞凝集塊をプリントする方法である。この方法で，ウシ動脈内皮細胞をプリントしたコラーゲンゲルチューブが構築されている。

ハイドロゲル光パターニング（photopattening of hydrogels）は半導体製造業でよく用いられる光リソグラフィ（photolithography）技術を利用した方法である。テフロン土台に細胞を含んだ高分子溶液の薄い層をコーティングし，フォトマスクを通して紫外光を照射すると，照射部分の高分子は固まり，細胞は固まった高分子内に閉じ込められる。多種類フォトマスクを利用して重層すると，領域ごとに異なる細胞を配置された複雑な構造体を構築できる。これらの方法により細胞播種およびマトリックス形成は同時に行うことが可能になる。

## 7.10 複合化技術

生体吸収性合成高分子は強度が高く，加工性に優れて任意の形に加工しやすいが，多孔質材料の表面は疎水性であり，細胞が特異的に認識する結合部位をもっていないため，細胞を材料のなかに空間的に均一に分布させることが困難である。一方，コラーゲンなどの生体吸収性天然高分子は高い細胞接着・増殖促進活性をもっているが，加工性と強度に劣るため，的確な形状を付与することが難しい。そこで，生体吸収性合成高分子の生体親和性を高め，天然高分子材料の強度を改善するために，生体吸収性合成高分子と生体吸収性天然高分子を新たに複合化（hybridization）する方法が開発されている。生体吸収性高分子と天然高分子を複合化する方法として，コラーゲンなどの天然高分子を生体吸収性高分子の多孔質体の表面にコーティングする方法と，生体吸収性合成高分子材料でできた骨格構造体の内部に，

コラーゲンなどの生体吸収性天然高分子のマイクロスポンジを形成する方法がある。コーティングする方法は多孔質材料の多孔質構造に影響しないが，天然高分子のマイクロスポンジの導入による複合化は多孔質体の孔径をより小さくし，比表面積を増やすことができる。また，合成高分子のスポンジやメッシュなどの骨格の隙間のなかに天然高分子のマイクロ構造体を有する多孔質体を形成することにより，合成高分子/天然高分子の複合3次元多孔質材料は作製できる。骨格としての生体吸収性合成高分子のスポンジやメッシュは，複合多孔質材料の形状を維持し，取り扱いを容易にする一方，天然高分子のマイクロ構造体は複合材料に細胞との特異的相互作用や高い親水性による細胞播種の容易さを付与し，それぞれの高分子の長所を組み合わせることが可能となる。例えば，PLGAスポンジやニットメッシュ，PLLA組み紐の隙間のなかにコラーゲンのマイクロスポンジを形成し，PLGAコラーゲン複合スポンジ，複合メッシュおよびPLLAコラーゲン複合紐を得た（**図7.11**）。得られた複合スポンジやメッシュ，紐は高い強度や優れた生体適合性などの性質を示した。これらの複合多孔質材料は骨，軟骨，靱帯，膀胱，心筋，皮膚などの組織再生の3次元培養担体として応用されている。

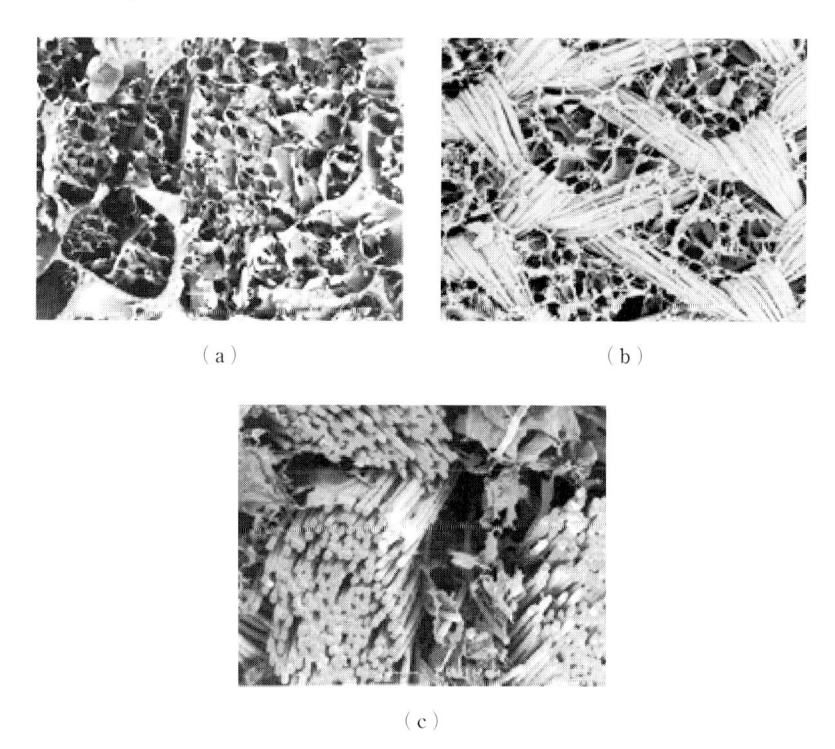

**図7.11** PLGAコラーゲン複合スポンジ（図（a）），複合メッシュ（図（b）），およびPLLAコラーゲン複合紐（図（c））

## 7.11 おわりに

これらの3次元多孔質材料の作製法にはそれぞれの長所と短所がある。乳濁液凍結乾燥法，発泡法と相分離法では多孔質材料の孔サイズを制御することが困難である。不織布とファイバー融着法で作った材料では機械強度が不足である。ポローゲンリーチング法は水溶性の糖質や塩の粒子を用いて多孔質材料の孔構造を制御できるが，有機溶媒や熱を利用するので，有機溶媒の完全除去や生理活性物質の導入において問題が残る。エレクトロスピニング法では高い空隙率で，厚い多孔質材料を作製するのが困難である。固体自由形成法で作製した材料は優れた多孔質構造を有し，材料中心部への細胞播種が容易になったが，原料の加工や有機溶媒，支持体材料の除去などの問題点があり，また，特殊な装置が必要である。したがって，3次元多孔質材料を作製するために，再生する組織・臓器の構造と機能および加工する材料の性質を考慮したうえで，方法を選ばなければならない。

### 引用・参考文献

1) 大野典也，相澤益男：再生医療，エヌ・ティー・エス（2002）
2) 立石哲也，田中順三：図解再生医療工学，工業調査会（2004）
3) 陳　国平：再生医療に必要なバイオマテリアル，小児外科，**86**，pp.24-36（2004）
4) Chen, G., Ushida, T. and Tateishi, T.：Scaffold design for tissue engineering, Macromole. Biosci., **2**, pp.67-77（2002）
5) Chen, G., Ushida, T. and Tateishi, T.：Preparation of poly(L-lactic acid) and poly(DL-lactic-co-glycolic acid) foams by use of ice microparticulates, Biomaterials, **22**, pp.2563-2567（2001）
6) Schugens, Ch., Maquet, V., Grandfils, C., Jerome, R. and Teyssie, Ph.：Biodegradable and macroporous polylactide implants for cell transplantaion. I：Preparation of macroporous polylactide supports by solid-liquid phase separation, Polymer, **37**, pp.1027-1038（1996）
7) Schugens, Ch., Maquet, V., Grandfils, C., Jerome, R. and Teyssie, Ph.：Polylactide macroporous biodegradable implants for cell transplantaion. II：Preparation of polylactide foams by liquid-liquid phase separation, J. Biomed. Mater. Res., **30**, pp.499-461（1996）
8) Whang, K., Thomas, C. H., Healy, K. E. and Nuber, G.：A novel method to fabricate bioabsorbable scaffolds, Polymer, **36**, pp.837-842（1995）
9) Mikos, A. G., Bao, Y., Cima, L. G., Ingber, D. E., Vacanti, J. P. and Langer, R.：Preparation of poly(glycolic acid) bonded fiber structures for cell attachment and transplantation, J. Biomed. Mater. Res., **27**, pp.183-189（1993）
10) Mooney, D. J., Mazzoni, C. L., Breuer, C., McNamara, K., Hern, D., Vacanti, J. P. and Langer, R.：Stabilized polyglycolic acid fibre-based tubes for tissue engineering, Biomater-

ials, **17**, pp.115–124 (1996)

11) 松田武久：ティッシュエンジニアリングのためのポリマープロセッシング総論，再生医療，**5**，pp.23–33 (2004)

12) Xu, C., Inai, R., Kotaki, M. and Ramakrishna, S.：Electrospun nanofiber fabrication as synthetic extracellular matrix and its potential for vascular tissue engineering, Tissue Eng., **10**, pp.1160–1168 (2004)

13) Sachlos, E. and Czernuszka, J. T.：Making tissue engineering scaffolds work. Review：The application of solid freeform fabrication technology to the production of tissue engineering scaffolds, Eur. Cell. Mater., **30**, 5, pp.29–39 (2003)

14) Yang, S., Leong, K. F., Du, Z. and Chua, C. K.：The design of scaffolds for use in tissue engineering.：Part I. Traditional factors, Tissue Eng., **7**, pp.679–689 (2001)

15) Yang, S., Leong, K. F., Du, Z. and Chua, C. K.：The design of scaffolds for use in tissue engineering.：Part II. Rapid prototyping techniques, Tissue Eng., 8, pp.1–11 (2002)

16) Hutmacher, D. W., Sittinger, M. and Risbud, M. V.：Scaffold-based tissue engineering：rationale for computer-aided design and solid free-form fabrication systems, Trends Biotechnol., **22**, pp.354–362 (2004)

17) Yeong, W. Y., Chua, C. K., Leong, K. F. and Chandrasekaran, M.：Rapid prototyping in tissue engineering：challenges and potential, Trends Biotechnol., **22**, pp.643–652 (2004)

18) Hutmacher, D. W.：Scaffolds in tissue engineering bone and cartilage, Biomaterials, **21**, pp.2529–2543 (2000)

19) Mironov, V., Boland, T., Trusk, T., Forgacs, G. and Markwald, R. R.：Organ printing：computer-aided jet-based 3D tissue engineering, Trends Biotechnol., **21**, pp.157–161 (2003)

20) Chen, G., Ushida, T. and Tateishi, T.：A Biodegradable Hybrid Sponge Nested with Collagen Microsponges, J. Biomed. Mater. Res., **51**, pp.273–279 (2000)

21) Chen, G., Sato, T., Ushida, T., Hirochika, R., Shirasaki, Y., Ochiai, N. and Tateishi, T.：The use of a novel PLGA fiber/collagen composite web as a scaffold for engineering of articular cartilage tissue with adjustable thickness, J. Biomed. Mater. Res., **67**, pp.1170–1180 (2003)

# 8 機能性足場

## 8.1 はじめに

　再生医療の目的は，従来の薬物療法や外科療法では対処できないほど大きく損傷した生体組織や臓器を治療することである。現在，このような治療のためには人工臓器と臓器移植が適用されている。しかしながら人工臓器には，構成材料に対する生体の異物化反応や十分な生体代行性の欠如，時間とともに進む機能低下などの問題がある。また臓器移植も供給臓器の不足や免疫系，倫理等に問題が発生する。そこで人工臓器と臓器移植の欠点を補い，それに取って代わる治療法が考えられている。これが再生医学であり，この治療法を医療応用したのが再生医療である。

　再生医療が研究され始めてから約15年の年月が経過している。その間のゲノム解析・分子生物学をはじめとするバイオテクノロジー関連の進歩はめざましい。これにより再生医療はかなり現実味を帯び，一部が臨床応用されてきた。再生医療を達成するには細胞の存在が不可欠である。再生現象に関する幹細胞の基礎生物医学研究が飛躍的に進歩したことによって，高等動物の細胞の増殖および分化に優れた胚性あるいは組織由来の幹細胞が分離され始めた。しかし，詳しいメカニズムに関してはまだ不明であるため，細胞の増殖・分化のためには細胞の周辺環境を構築することが必要である。

　一般に生体組織は，細胞と細胞外マトリックスから構成されている。細胞の増殖・分化にはその細胞外マトリックスが足場（スキャホールド：scaffold）としての役目を果たす。再生医療を成し遂げるには，組織のもとになる細胞と欠損した3次元構造での細胞から組織への再生の場（細胞の増殖・接着の足場）が重要となる[1~6]。

　細胞外マトリックス（extracellular matrix：ECM）は，組織の充てん材として物理的構造を保つだけと考えられていた。しかし研究が進むにつれて，細胞の接着・移動・分化・増殖など細胞活性を，細胞の外側から制御する因子群として重要視されるようになった。細胞外マトリックスは，表8.1に示すようなさまざまな成分によって構成されている。大きく分類すると，構造タンパク質・グリコサミノグリカン・細胞接着性タンパク質の3成分で構成

表 8.1 細胞外マトリックスの主成分

| 構造タンパク質 | コラーゲン |
|---|---|
| | エラスチンなど |
| グリコサミノグリカン | ヒアルロン酸 |
| | コンドロイチン硫酸 |
| | デルマタン硫酸 |
| | ヘパラン硫酸 |
| | ヘパリン |
| | ケラタン硫酸 |
| 細胞接着性タンパク質 | フィブロネクチン |
| | ラミニン |
| | ビトロネクチン |
| | テネイシン |
| | トロンボスポンジン |
| | エンタクチン |
| | オステオポンチン |
| | フィブリノーゲン |

されており，これら成分は人工の細胞外マトリックス構築の指針となる。特に近年注目されている細胞接着性タンパク質とは，細胞と接着するタンパク質の総称で，フィブロネクチン・ラミニン・ビトロネクチンなど数十種類の存在が確認されている。これら細胞接着性タンパク質を細胞が認識し，細胞-細胞外マトリックス間の接着を形成している[7〜11]。

## 8.2 足場の特性と役割

再生医療の材料学的アプローチとして最も重要な課題が，再生の場の構築である足場の設計，すなわち再生医工学（tissue engineering）である。組織の細胞・前駆細胞・幹細胞などの接着・増殖のためには足場が必要である。本来ならば細胞外マトリックスがその役目を果たすが，組織の欠損によりその細胞外マトリックスが欠如した状態となる。そのため，細胞自身によって細胞外マトリックスを再構築するまで，人工の細胞外マトリックス，つまり足場を供給する必要がある。足場の役割やそれに必要な条件を**表 8.2**に，またその概念を**図 8.1**に示す。

足場は，細胞の機能を最大限生かすとともに，その細胞群に十分な栄養と酸素を供給しなければならないため，多孔質体である必要がある。また，図 8.1に示したように組織再生と同時に分解吸収されなければならない。さらに細胞増殖因子などのタンパク質を足場内にとどめ，徐放化しなければならない（drug delivery system：DDSの概念）。なぜならば，そのまま体内に投与すると，酵素分解などによりただちに消化（半減期がとても短い）されたり，患部にとどまることなく体内にすぐ拡散してしまうためである。足場材料としての生体吸収性材料とその性質のまとめを**表 8.3**に，足場の形状と製法の例を**表 8.4**に示す[1〜6]。

## 8. 機能性足場

**表8.2 足場としての役割**

① 細胞の増殖・分化時における接着基質
② 再生の場の確保（空間の確保）
③ 外部からの瘢痕組織などの侵入防止
④ 再生組織の形態の決定
⑤ 再生までの組織代替（強度保持など）
⑥ 多数の細胞の入り込みを可能にする多孔性
⑦ 細胞への酸素と栄養分の補給路
⑧ 老廃物の除去を可能にする多孔性
⑨ そのほかの細胞外マトリックスの代替
⑩ 組織再生の物理的障害になることなく消滅する吸収性
⑪ 細胞増殖因子の保持と徐放の制御

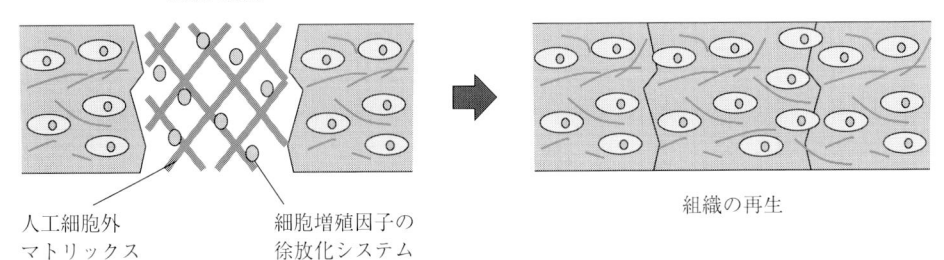

**図8.1** 再生医工学（tissue engineering）における組織欠損から人工細胞外マトリックスと細胞徐放化システムによる組織再生の概略図

**表8.3 足場として用いられている生体吸収性材料とその性質**

| | 生体吸収性材料 | | 利 点 | 欠 点 |
|---|---|---|---|---|
| 合成材料 | 合成高分子 | ポリグリコール酸（PGA）<br>ポリ乳酸（PLA）<br>　ポリ-L-乳酸（PLLA）<br>　ポリ-D-乳酸（PDLA）<br>ポリエチレングリコール（PEG）<br>ポリ-ε-ジオキサノン<br>ポリ-p-ジオキサノン<br>および，これらの共重合体 | ・性質制御が容易（分解性，強度，3次元形状，表面性状，化学的修飾など）<br>・明確な物質組成<br>・高い成型性 | ・分解物の影響<br>・異物反応<br>・低い生体適合性 |
| | 無機物 | $\beta$-リン酸三カルシウム（TCP）<br>炭酸カルシウム | | |
| 天然材料 | 生体由来高分子 | I型コラーゲン<br>フィブリン<br>多糖類（アルギン酸・ヒアルロン酸・キチン・キトサンなど） | ・高い生体適合性<br>・植物由来もある | ・抗原性，感染性<br>・分解性や強度制御の幅が小さい<br>・均質性の維持が困難 |
| | 脱細胞化組織 | （由来）<br>哺乳類の小腸粘膜下組織，皮膚，膀胱，筋肉，羊膜 | ・多種多様な構成物質（微量のものを含む）<br>・残存生理活性物質の効果<br>・組織構造の残存による効果 | ・抗原性，感染性<br>・不均質性<br>・構成物質の正確な同定は不可能<br>・入手が困難 |

表 8.4 足場材料の形状および作製法

| 形　状 | 作製法 |
|---|---|
| シート，チューブ | 押出し，プレス，キャスト |
| スポンジ | 凍結乾燥，発泡，相分離，ポローゲン溶出，シンタリング |
| 不織物 | スパンボンド，メルトブロー，ニードルパンチ |
| メッシュ，編織物 | 紡糸 |
| 高次成型体 | 光造形，レーザー加工，3次元インクジェット成型 |

## 8.3　機能性足場へのアプローチ

　機能性足場を設計するには，表 8.1 に示した細胞接着性タンパク質を基材となる材料と組み合わせて有効に利用しなければならない．機能性足場として，コラーゲンや細胞接着性タンパク質であるフィブロネクチン（fibronectin）・ラミニン（laminin）やその活性部位を利用した研究が行われていることからもわかるように，機能性足場を設計するには，細胞接着性タンパク質について知る必要がある．

### 8.3.1　細胞接着性タンパク質[10)～14)]

　フィブロネクチンは Hynes や箱守らによって，細胞のがん化に伴って欠損する巨大なタンパク質として 1973 年に発見された．その後さまざまな研究が行われ，その生理機能や構造が明らかになってきた．フィブロネクチンは分子量約 230 kDa のタンパク質であり，2本のポリペプチド鎖が C 末端部分に存在している Cys 残基の側鎖で，S-S 結合を形成した二量体である．フィブロネクチンの2本のペプチド鎖はドメイン構造を有しており，そのドメインごとに，細胞・ヘパリン・フィブリン・コラーゲンなどそれぞれの接着部位をもっていることが明らかになった（図 8.2（a））．

　フィブロネクチンの1次構造は，1980 年代前半にタンパク質の化学的手法によって研究され始め，1986 年にデンマークの研究グループがウシのフィブロネクチンの1次構造を決定した．さらに，フィブロネクチンの1次構造は3種類のよく似たユニットに区分けされ，そのユニットをモジュールと呼び，タイプ I～III 構造の3種類に分けられている．

　1987 年ドイツの Timpl らが，マウス肉腫を材料に基底膜の主要構成タンパク質の一つを精製し，basal lamina（基底膜）にちなんでラミニンと名づけた．ラミニンは，A 鎖（440 kDa），B1 鎖（230 kDa），B2 鎖（220 kDa）の3本鎖からなり，十字架構造をしたタンパク質である．基底膜形成・細胞接着・神経突起伸長などの作用を有しており，コラーゲンやプロテオグリカン，ラミニン自身とも結合するタンパク質である（図 8.2（b））．

126    8. 機能性足場

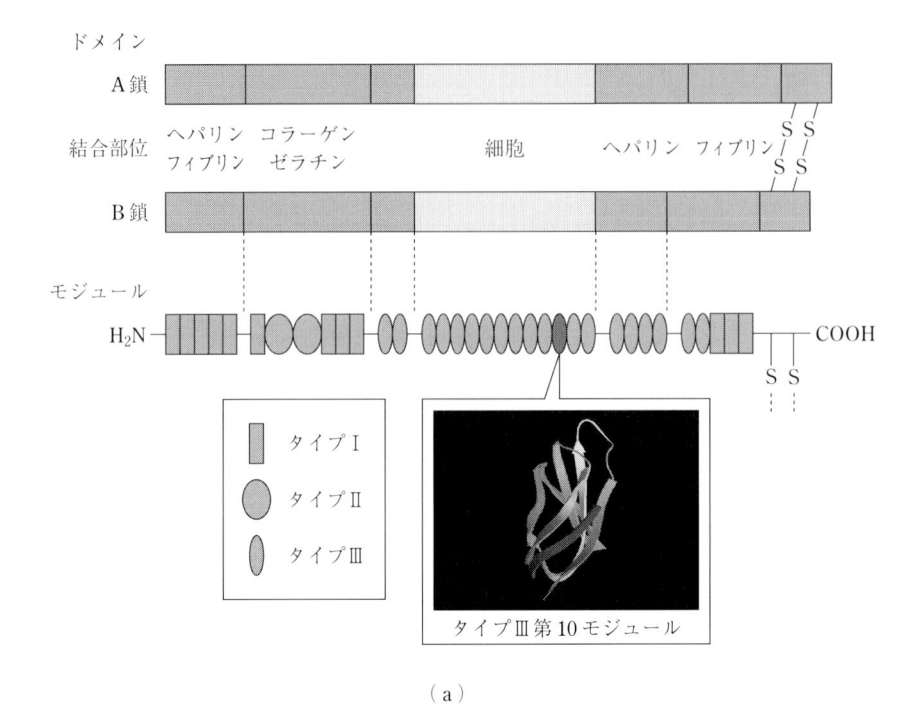

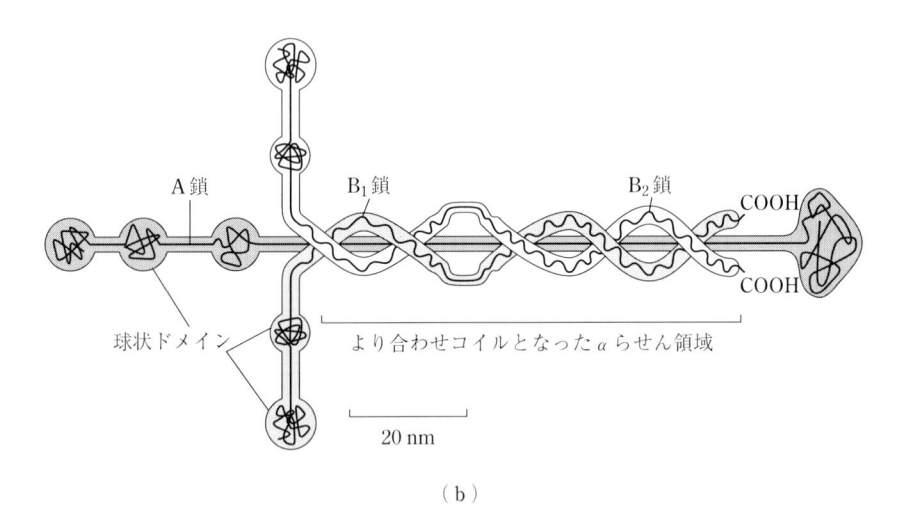

(a)

(b)

図 8.2　図 (a)：フィブロネクチンのドメイン構造と各種結合サイト（上部）。モジュール構造と細胞接着活性部位（タイプⅢ第10モジュール）の3D構造図（3D構造図は Protein Data Bank より。口絵10参照）図 (b)：ラミニンの十字架構造の模式図

### 8.3.2 細胞接着性ペプチド

フィブロネクチンの1次構造が詳細に検討され，1984年にPierschbacherとRuoslahtiによって，細胞接着活性に関与している部位のアミノ酸配列のうち，-Arg-Gly-Asp-Ser-（RGDS）のわずか4残基がたいへん重要であると報告された[15]。その後もフィブロネクチンの第2，第3の接着活性部位の解明が進み，-Arg-Glu-Asp-Val-（REDV）や[16]，-Gly-Pro-Glu-Ile-Leu-Asp-Val-Pro-Ser-Thr-（GPEILDVPST）が確認された[17]。また，-Tyr-Glu-Lys-Pro-Gly-Ser-Pro-Pro-Arg-Glu-Val-Val-Pro-Arg-Pro-Arg-Pro-Gly-Val（YEKPGSPPREVVPRPRPGV：ペプチドⅠ）や，-Lys-Asn-Asn-Gln-Lys-Ser-Glu-Pro-Leu-Ile-Gly-Pro-Lys-（KNNQKSEPLIGPK：ペプチドⅡ）も報告された[18]。表8.5に細胞接着性タンパク質の細胞接着活性部位のアミノ酸配列を示す（文中ではアミノ酸の1文字表記を使用する）。

**表8.5** 細胞接着性タンパク質とその細胞接着活性部位

| 細胞接着性タンパク質 | 細胞接着部位 |
|---|---|
| フィブロネクチン | Gly-**Arg**-**Gly**-**Asp**-Ser-Pro-Ala-Ser-Ser（G**RGD**SPASS）<br>Arg-Glu-Asp-Val（REDV）<br>Glu-Ile-Leu-Asp-Val（EILDV）<br>Peptide Ⅰ（YEKPGSPPREVVPRPRPGV）<br>Peptide Ⅱ（KNNQKSEPLIGRK） |
| ラミニン | Tyr-Ile-Gly-Ser-Arg（YIGSR）<br>Arg-Asn-Ile-Ala-Glu-Leu-Leu-Lys-Asp-Ile（RNIAELLKDI）<br>**Arg**-**Gly**-**Asp**-Asn（**RGD**N）<br>F-9 Peptide（RYVVLPRPVCFEKGMNYTVR）<br>Ile-Lys-Val-Ala-Val（IKVAV）<br>Pro-Asp-Ser-Gly-Arg（PDSGR） |
| ビトロネクチン | **Arg**-**Gly**-**Asp**-Val（**RGD**V） |
| コラーゲン | **Arg**-**Gly**-**Asp**-Thr（**RGD**T）<br>**Arg**-**Gly**-**Asp**-Ala（**RGD**A） |
| フィブリノーゲン | **Arg**-**Gly**-**Asp**-Phe（**RGD**F） |
| オステオポンチン | **Arg**-**Gly**-**Asp**-Ser（**RGD**S） |
| ディコイジン | **Arg**-**Gly**-**Asp**-Phe（**RGD**F）<br>**Arg**-**Gly**-**Asp**-Ala（**RGD**A） |
| スロンビン | **Arg**-**Gly**-**Asp**-Ala（**RGD**A） |
| テネイシン | **Arg**-**Gly**-**Asp**-Met（**RGD**M） |

フィブロネクチンの水溶液中の構造も徐々に解明され，1998年にはフィブロネクチンのタイプⅢ第10モジュールのRGDを含む部分の配列の10残基程度が，ループ構造を形成しタンパク質の表面より飛び出ているという報告がなされた。その折り返し部分に存在するRGDS配列を細胞が認識し接着していると考えられている[19]~[21]。図8.3にNMR測定により決定された，水溶液中のRGDS近傍の予想構造を示す。

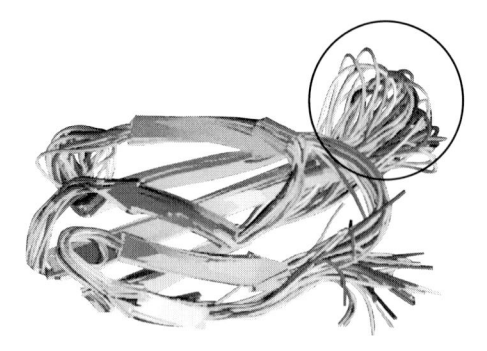

この構造は NMR により決定され，円内のターン部分に RGDS 配列が存在し，ターン構造とある程度のゆらぎが活性発現に必要とされている。

**図 8.3** フィブロネクチンタイプⅢ第 10 モジュールの水溶液中での 3 D 構造図（口絵 11 参照）〔Protein Data Bank より〕

　ラミニンにおいては，RGD 配列以外に B 1 鎖中に，-Tyr-Ile-Gly-Ser-Arg-（YIGSR）というラミニン特有の細胞接着活性部位が存在している。B 2 鎖中の RNIAEIIKDI 配列に神経突起伸展活性があると報告され，A 鎖中には RGDN 配列が見いだされた。Furcht らのグループは，第 4 番目の活性部位として，B 1 鎖中にアミノ酸 20 個からなる RYVVLPRPVCFEKGMNYTVR（F-9 ペプチド）を，1989 年 Yamada らは，第 5 番目，第 6 番目として，IKVAV，PDSGR をそれぞれ細胞接着活性部位であると報告した。東京薬科大学の野水らは，ラミニンのアミノ酸配列を 10 残基程度ずつすべて化学合成し，細胞との相互作用をスクリーニングすることで，新たな細胞接着活性を有するアミノ酸配列を明らかにしている[22)~29)]。

　上述したフィブロネクチン，ラミニン以外に，ビトロネクチン・コラーゲン・フィブリノーゲン・テネイシン・オステオポンチンなどにも RGD 配列が含まれていることがわかっている（表 8.5 参照）。ただし，RGD 配列の 3 残基のみでは活性発現が認められず，RGD の第 4 番目のアミノ酸残基が活性発現に大きく左右する。第 4 番目のアミノ酸としては，グリシンや電荷を有さないアミノ酸以外であれば活性発現はみられる。なかでも RGDS の 4 残基が最もよく知られ広く用いられている[30)]。

### 8.3.3　生理活性ペプチドの合成方法

　現在，人工タンパク質の合成には遺伝子組換え法が一般的であるが，ペプチドレベルになると通常は化学合成法が採用される。現在の手法であれば，100 残基程度の化学合成が可能である。ヒトゲノム配列が決定された現在では，細胞と深いかかわりのある細胞増殖因子であるタンパク質の 1 次構造が解明され，構造と活性の相関からペプチドレベルの活性部位が明らかにされつつある。その際，ペプチドを材料化することは再生医学において大きなツールとなるであろう。

　タンパク質（ポリペプチドレベル）で人為的に分子設計し合成された，代表的な細胞接着性人工タンパク質の例を挙げる。細胞接着配列 RGDS，YIGSR や IKVAV を，遺伝子組換え

により β-シート構造を形成するシルクフィブロイン配列中 (Gly-Ala-Gly-Ala-Gly-Ser)₉ に組み込み，合成タンパク質に変換し ECM として利用する方法が現在試みられている。これは，(Gly-Ala-Gly-Ala-Gly-Ser)₉ 配列の折り返し部分に RGDS を 13 個有する分子量 11 万の大腸菌による合成タンパク質プロネクチン® として市販されている[31]~[32]（図 8.4）。

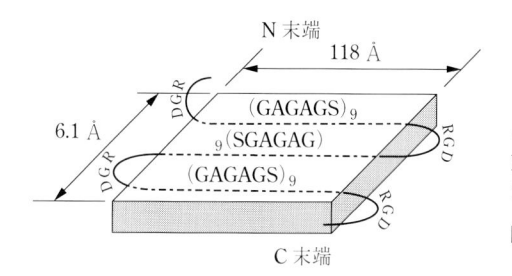

(GAGAGS)₉ が β-シート構造を形成し RGDS がターン部分に配置されている。フィブロネクチン中の構造を模倣している。

**図 8.4** 人工タンパク質プロネクチンの構造図

また，朝倉・樋口らは，同様にシルクフィブロインモチーフの (Ala-Gly) の β-シートの折り返し部分に細胞接着性部位を組み込み，(Ala-Gly)₆ RGD (Ala-Gly)₇ を人工細胞外マトリックスとして利用している[33]~[35]。

ペプチド合成には大きく分けて，固相法 (solid phase peptide synthesis)，液相法 (liquid phase peptide synthesis)，酵素法の 3 種類がある。なかでも 1963 年に Merrifield によって開発された固相法[36] は，それ以来あらゆる面から徹底的に合成条件が検討された結果，純度の高いペプチドが迅速に合成されるようになってきた。固相ペプチド合成法には Boc-アミノ酸（$N$-$\alpha$-$t$-butoxycarbonyl：Boc-）と Fmoc-アミノ酸（$N$-$\alpha$-Fluorenylmethocycarbonyl：Fmoc-）を用いる二つの大きな流れがある。両者は用いるアミノ酸誘導体が異なるため，樹脂上で成長しているペプチド中間体の立体構造や，末端アミノ基の反応性が異なる。また，$\alpha$-アミノ基の保護基の除去に用いられる試薬，さらにはペプチドの樹脂からの取り出し条件も異なる。そのため同じアミノ酸配列のペプチドではあるものの，一方ではうまく合成ができても他方では合成できない場合がある。

固相法はペプチド鎖の伸長段階での精製操作が一切なく，合成終了時に得られた組成生物から目的とするペプチドを見つけ出し，単離・精製しなければならない。ペプチド合成の成否にかかわる要素は，樹脂の性質，樹脂と末端アミノ酸をつなぐリンカーの性質，樹脂上の末端アミノ酸の密度，合成途上のペプチドの構造と配列，使用するアミノ酸誘導体とその保護基，活性化方法，縮合時の活性化剤とアミノ酸濃度，温度，溶媒と保護基の脱離，ならびにペプチドを樹脂から切り出す操作など多岐にわたる。Fmoc 法による一般的なペプチド合成スキームと保護基の除去方法を **図 8.5** に示す。ペプチド合成計画を立てる際には，固相法と液相法のどちらで行うかを決めなければならない。近年，自動固相合成装置と分離分析機能が飛躍的に向上した HPLC を利用して，かなりの鎖長のペプチドを合成できるようにな

130    8. 機能性足場

$$\text{Fmoc} - \text{Tyr}(t\text{Bu}) - \text{Alko} - \text{PEG} - \boxed{\text{Resin}}$$

ⅰ）膨潤          DMF swelling
ⅱ）Fmoc−基除去   20 % PPD/DMF
ⅲ）洗浄          DMF wash

$$\text{H} - \text{Tyr}(t\text{Bu}) - \text{Alko} - \text{PEG} - \boxed{\text{Resin}}$$

ⅳ）縮合          Fmoc − Xaa − OH       4.0 eq
                 0.5 mol/L HATU/DMF   4.8 eq
                 1.0 mol/L DIEA/DMF   9.6 eq
ⅴ）洗浄          DMF wash

$$\text{Fmoc} - \text{Asp}(Ot\text{Bu}) - \text{Tyr}(t\text{Bu}) - \text{Alko} - \text{PEG} - \boxed{\text{Resin}}$$
（Fmoc − Asp(OtBu) を導入）

ペプチド鎖の伸長繰り返し ⅱ）〜ⅴ）

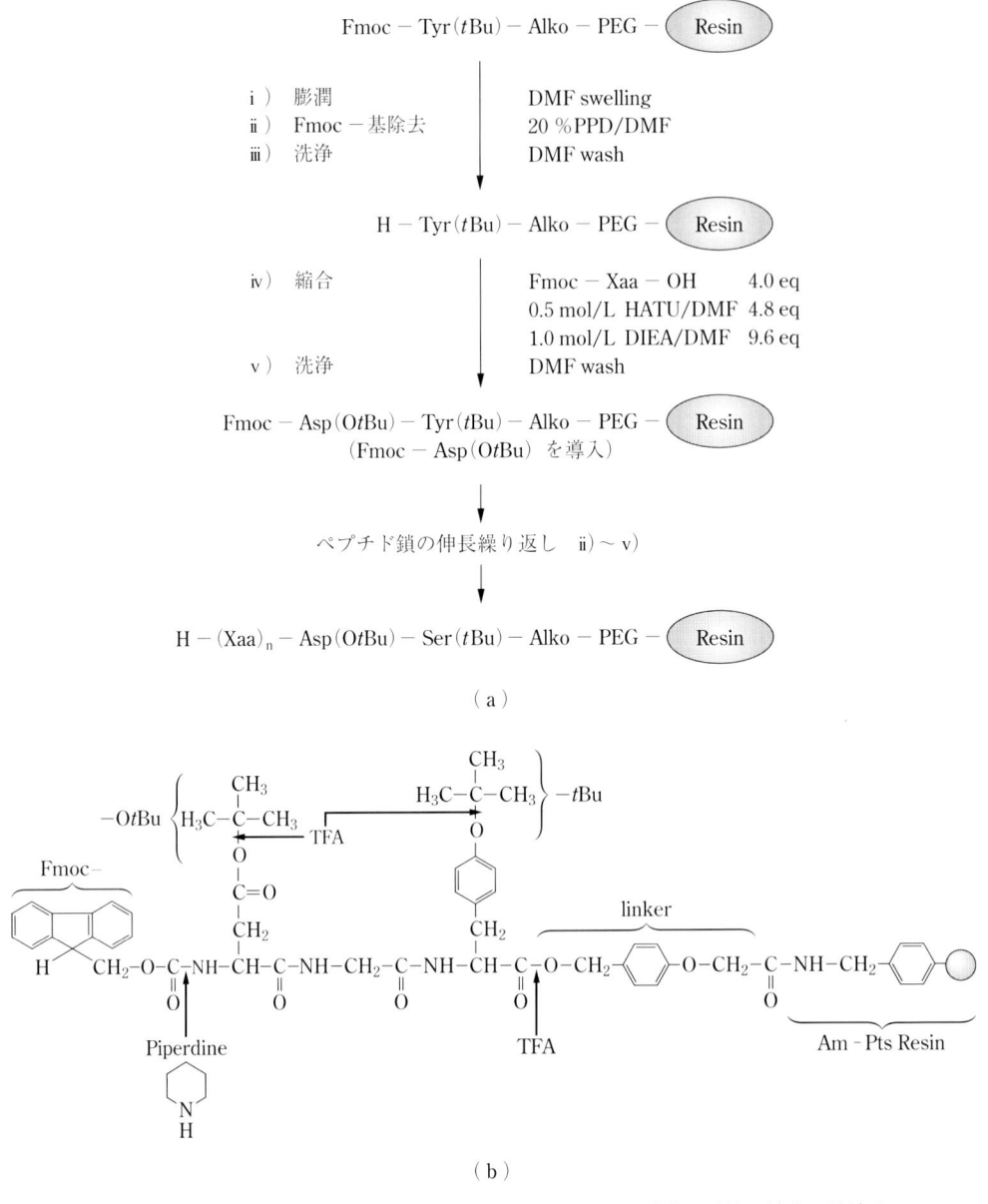

$$\text{H} - (\text{Xaa})_n - \text{Asp}(Ot\text{Bu}) - \text{Ser}(t\text{Bu}) - \text{Alko} - \text{PEG} - \boxed{\text{Resin}}$$

（a）

（b）

**図 8.5** 図（a）：Fmoc 固相法の合成スキーム。Fmoc 基の除去・洗浄・縮合・洗浄を繰り返しペプチド鎖を逐次伸長する。図（b）：伸長したペプチドの保護基の除去ならびに樹脂からの切出しの概要。ピペリジン（塩基）により Fmoc 基を除去し，トリフルオロ酢酸（TFA：強酸）により側鎖保護基の除去ならびに樹脂からの切出しを行う。Asp-Gly-Tyr ペプチドが得られる。

った。しかし材料開発として目的物が多量に必要な場合や，特殊なアミノ酸を含み構造的に複雑なペプチドを合成する場合は，依然として液相法が有用である[37〜39]。

## 8.4 生理活性ペプチド・機能性タンパク質を固定化した機能性足場の設計

　細胞接着性活性を有する生理活性ペプチド・細胞接着性タンパク質・細胞増殖因子などを固定化した機能性足場と，細胞へのシグナル伝達の概念を図 8.6 に示す。タンパク質を材料表面に吸着させた場合，タンパク質を材料表面に共有結合を利用して化学固定した場合，タンパク質の活性部位のみを材料表面に共有結合を利用して化学固定した場合，3 次元の足場内に物理的にまたは化学結合を利用して包埋した場合をそれぞれ図（a）〜（d）に示す[40]。機能性足場を創成するには，共有結合を利用しタンパク質や活性部位を化学固定した場合や，3 次元の足場内に化学結合を利用して包埋した場合が有効である。

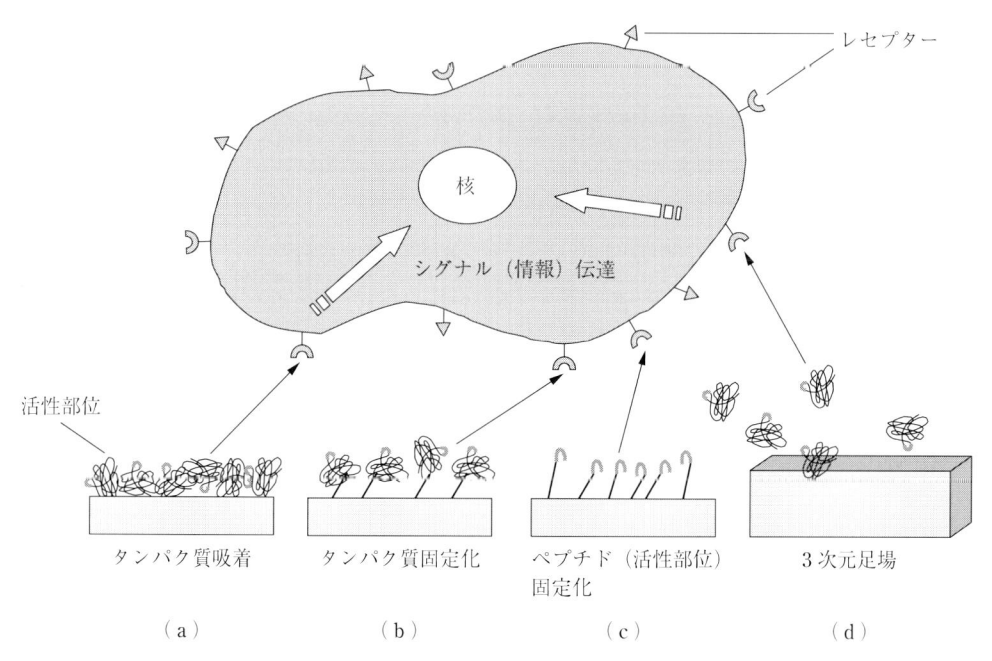

（a）：タンパク質を材料表面に吸着させた場合
（b）：タンパク質を材料表面に共有結合法を用いて化学固定した場合
（c）：タンパク質の活性部位のみを共有結合法を用いて化学固定した場合
（d）：3 次元足場内に物理的に内包した場合

図 8.6　タンパク質・ペプチドを固定化した機能性足場と細胞の関係

### 8.4.1　吸　着　法[40]

　タンパク質を材料表面に吸着させた場合は，吸着タンパク質の方向性・吸着層の厚さ・構造変化などコントロールが不可能である。加えて材料との相互作用が化学結合に比べてはるかに弱いため材料表面からはがれ落ちることも考えられる。これらのことより，細胞と材料

表面の相互作用を考える場合は，高機能足場として弱点を有することとなる。またペプチドレベルの吸着では水溶性が高いため，タンパク質よりもいっそう微弱な相互作用で材料表面に吸着することになり，細胞との相互作用も弱くなる。そこで，材料表面との相互作用をより強固にするため，ペプチドを分子設計して疎水性オリゴペプチド残基を導入することにより欠点を克服している。ペプチドの $\beta$-シート構造や疎水性相互作用を利用したり，脂質とペプチドを組み合わせた脂質膜様の分子を設計し，その自己組織化を利用して，ナノファイバー状にしたり，材料とペプチドレベルの相互作用を高める工夫がなされている。ペプチド材料は，自由自在に分子設計でき，特定の2次構造を構築させることも可能であることから今後有望な材料といえる。

### 8.4.2 共有結合法[40]

共有結合法を用いて材料表面にタンパク質を固定化した場合は，タンパク質の活性部位の方向性や化学反応中のタンパク質の変性などの問題も生じるが，材料からの脱落もなく機能性足場を設計するには有効な方法である。また，同様に共有結合法を用いてタンパク質の活性部位ペプチドを固定化した場合も，変性や脱落がなくたいへん有効な方法である。どちらの場合も，固定化効率や固定化密度のコントロールが必要である。

材料表面に共有結合法を用いて固定化する場合は，材料とタンパク質・ペプチドの有する官能基を有効に利用しなければならない。タンパク質は20種類のアミノ酸から構成されており，反応性基を有するアミノ酸と有さないアミノ酸に分類できる。これら，タンパク質を材料に固定する場合，2官能性以上の架橋剤を用いるか，表8.6に示すような材料が有している官能基と，タンパク質・ペプチドの有する官能基間で縮合剤を用いて固定化する方法が最も有用である。共有結合法により固定化するには反応性の高いタンパク質・ペプチドのN末端かC末端を利用するか，タンパク質中の電荷を有するアミノ酸側鎖を利用するのが一般的である。電荷を有するアミノ酸としては，側鎖にカルボキシル基を有するアスパラギン酸（Asp）・グルタミン酸（Glu），側鎖にアミノ基を有するリシン（Lys）・アルギニン（Arg）・ヒスチジン（His）が知られている。これらは容易にペプチド結合やアミド結合を形成する。そのほかに反応性を有するアミノ酸側鎖は，水酸基（フェノール性水酸基）を有するチロシン（Tyr）とシステイン特有のチオール基が挙げられる。システイン特有のチオール基（メルカプト基）は，チオール基間でジスルフィド結合（-S-S-）を容易に形成する。さらには，金などの表面に配位結合により自己組織化することが知られている。これらの反応を利用して容易に材料表面に化学修飾することが可能である。しかしながら，セリン（Ser），トレオニン（Thr）も水酸基を有するが，両者の水酸基は反応性が低いため反応条件を吟味しなければならない。

8.4 生理活性ペプチド・機能性タンパク質を固定化した機能性足場の設計　　133

表8.6　タンパク質・ペプチドの固定化方法の概略

| 基材表面の官能基 | 縮合試薬ならびに架橋剤 | ペプチド・タンパク質の反応部位 |
|---|---|---|
| $-OH$ | Cyanogen bromide（CNBr）<br>Cyanuric chloride<br>4-(4,6-Dimethoxy-1,3,5-triazin-2-yl)-4-methyl-morpholinium chloride（DMT-MM） | $-NH_2$ |
| $-NH_2$ | Diisocyanate compounds<br>Diisothoncyanate compounds<br>Glutaraldehyde<br>Succinic anhydride | $-NH_2$<br>$-OH$ |
| $-NH_2$ | Nitrous acid<br>Hydrazine＋Nitrous acid | $-NH_2$<br>$-SH$<br>$-Ph-OH$ |
| $-NH_2$ | Crbodiimide Compounds（EDC, DCC et. al.,）<br>4-(4,6-Dimethoxy-1,3,5-triazin-2-yl)-4-methyl-morpholinium chloride（DMT-MM） | $-COOH$ |
| $-COOH$ | Thionyl chloride<br>$N$-hydroxysuccinimide<br>$N$-hydroxysulfosuccinimide＋EDC | $-NH_2$ |
| $-SH$ | Disulfide compound | $-SH$ |

### 8.4.3　機能性タンパク質を内包した機能性足場の設計

　機能性タンパク質を内包した機能性足場は，薬物徐放システムの構築が必要である。薬物を有効な濃度に安定させ，持続的な放出が可能であることが大切である。再生医療用足場として分解制御型放出で，生体吸収性高分子の分解とともに内包されている薬物（機能性タンパク質）が放出されることになる。足場の形状としては，微粒子状のもの，メッシュ・不織布状のもの，ハイドロゲル状（インジェクタブル）のものが有名である。

　一般的に，微粒子状の足場内に機能性タンパク質を内包する方法で簡便なのは，エマルション法である。油相に水相が分散したW/Oエマルションは，水溶性タンパク質に適用できる。内相に水溶性高分子と水溶性タンパク質が存在し，油中に架橋剤を添加することで，内相の物質を架橋して乾燥すれば微粒子足場が製造できる。逆にO/Wエマルションは疎水性薬物を含有した微粒子を調製できる。例えば，生分解性高分子であるPLLAと水難溶性薬物を塩化メチレンに溶解して水中に分散させると，水相を介して徐々に塩化メチレンが蒸発して薬物を包含したPLLA微粒子が得られる（液中乾燥法）。一方，PLLAのように水不溶性高分子に水溶性タンパク質を包含させる一つの方法としてW/O/Wエマルション法がある。タンパク質水溶液をポリ乳酸/有機溶媒液に分散させて生成したW/Oエマルションを，さらに水中に分散させると，小さなリザーバーコンパートメント（薬物含有部分）を内部に含有するポリ乳酸微粒子が得られる。これら微粒子のままで使用しても有効であるが，

ハイドロゲルやコラーゲンゲル内に内包して使用することも可能である[3]。

メッシュにするには，高分子量PLLAを紡糸・延伸し，モノフィラメントを織製にする。このメッシュは足場の形状に加工することができ，70℃で成形可能である。不織布は文字どおり織らざる布のことであり，製造方法は多岐にわたり素材の種類も多い。なかでも，近年ナノテクノロジーとの融合から，エレクトロスピニング法が注目を浴びている。紡糸口金と捕集ネットの間に高い電圧をかけ，そこに繊維形成性樹脂溶液を押し出し紡糸を行う方法である。この過程により，数十〜数百nmの均一フィラメントがネット上に得られる。これらの足場に細胞増殖因子を吸着させることにより，機能性足場の構築が可能となる[3〜5]。

多孔質状の足場は，水溶性高分子（アルギン酸・ゼラチン・コラーゲン）を凍結乾燥することにより自由自在な形状で得ることができ，細胞増殖因子などを多孔質内に導入することも容易である。アルギン酸ハイドロゲルから作製したスポンジを図8.7に示す。

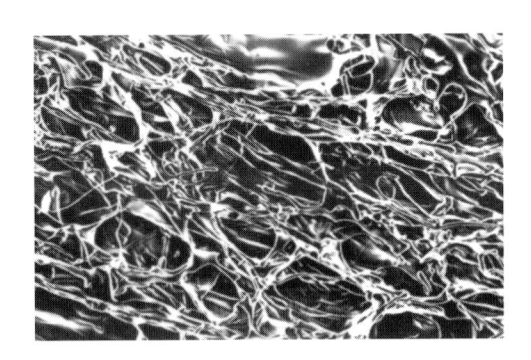

図8.7 凍結乾燥法により得たアルギン酸スポンジの電子顕微鏡写真（2％水溶液で作成）

ハーバード大学のMooneyらは，高圧ガスフォーミング法を開発した（図8.8）。ポリ乳酸-ポリグリコール酸共重合体（PLGA）と血管内皮細胞増殖因子（VEGF）と食塩の混合物を二酸化炭素の高圧下で処理することにより，PLGA多孔質体を得ることができる。この手法を用いると，熱に弱いタンパク質（VEGF）でも問題なく多孔質体のPLAGに吸着させることが可能である。また食塩を水により除去しても，疎水性相互作用によりタンパク質（VEGF）を多孔質内に保持することが可能である[41]。

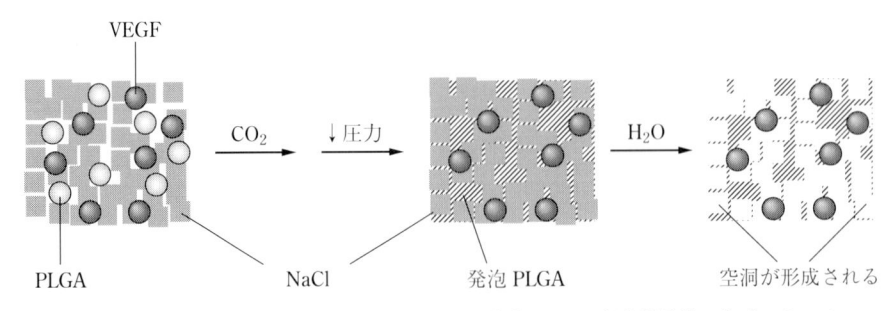

図8.8 高圧ガスフォーミング法によるVEGF含有PLGA多孔質足場の作成スキーム

最後に，インジェクタブルな足場材料について述べる。組織のもとになる細胞と足場材料のもとになる材料がともに注入可能で，注入後体内の組織欠損部位で3次元体の足場が構築されれば，治療の侵襲を小さくすることが可能である。アルギン酸は，カルシウムなどの2価のイオン存在下，穏和な条件でゲル化することができ，インジェクタブルな足場材料としての期待がある。そのほかにも体温付近で相転移温度を有する高分子や[42]，光照射により重合する分子など[43,44]，外部刺激により機能化する研究成果が報告されている。これらを有効に利用することで機能性足場の構築が可能となる。

## 8.5　再生医療を目指した機能性足場

再生医療に必要なバイオマテリアルとしての機能性足場の創成は，細胞外マトリックスのもつ機能の模倣，すなわち人工細胞外マトリックスの構築を意味する。現時点では，人為的なヒトの細胞外マトリックスの創成は不可能である。そこで以下に示すような細胞外マトリックスの成分と材料との組合せによる，人工細胞外マトリックスの設計が考えられる[4,5]。

①　細胞外マトリックスの成分をそのまま用いる。
②　生体由来材料と合成高分子に細胞外マトリックス成分を組み合わせる。
③　生体由来材料と合成高分子に細胞外マトリックス成分の機能を組み合わせる。

①の手法は，コラーゲンやフィブリンなど細胞外マトリックスの成分をそのまま用いる。②の手法は，細胞接着性タンパク質（8.3.1項）などを生体由来材料と合成高分子に固定化して用いる。③の手法は，細胞接着性ペプチド（8.3.2項）など細胞外マトリックスの機能を抽出し，生体由来材料と合成高分子とを組み合わせて用いる。特に機能性足場の設計方法である②および③を行うには，8.4節で述べた化学的手法は欠かすことができない技術である。以下に機能性足場の具体例を述べる。

### 8.5.1　*in vitro* における機能性足場

細胞外マトリックス成分であるコラーゲンは，各種細胞培養用の材料としてそのまま用いられている。コラーゲンは，これまでに19種類発見されており，異なる配向性やRGD配列を有したり，組織特異的に分布することで細胞と相互作用していることがわかっている。なかでもタイプ1コラーゲンは，細胞培養基材として，プラスチックシャーレなどにコートして広く一般的に用いられている。異種から採取されたコラーゲンは，現在，人工真皮として医療に応用されている。

細胞接着性オリゴペプチドRGDS，YIGSRなどを高分子材料上に化学固定し，人工細胞外マトリックスや再生医工学用足場材料・細胞培養床などに応用するために，細胞接着性オ

リゴペプチドを，テフロン・ポリエチレンテレフタラート・ポリアクリルアミド・ポリメチルメタクリレート（PMMA）・ポリウレタン・ポリビニルアルコール（PVA）・エチレン-アクリル酸共重合体（PEA）などのフィルム上に化学修飾し，表面化学的解析を行ったのち，種々の細胞との相互作用を観察している。これらは細胞外マトリックスの機能の一部を生体由来材料と合成高分子に組み込み，機能化する手法である[30]。

その一例として，PVAフィルムの水酸基にヘキサメチレンジイソシアネート（HMDI）を介してRGDSペプチドのN-末端から固定化し，L929細胞を用いて細胞接着活性試験を行った結果を図8.9に示す。PVAフィルムは超親水性のため細胞の接着は観察されないが，RGDSを固定化することにより顕著に接着性が向上し，RGDSの有用性が認められる[30],[45]。

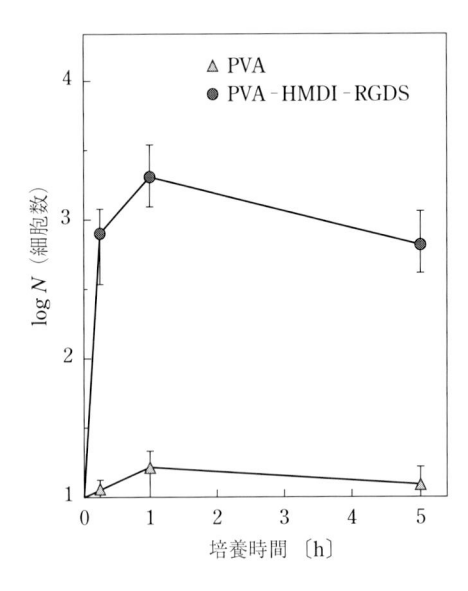

図8.9 RGDSをポリビニルアルコール（PVA）フィルムに共有結合法を用いて固定化したフィルム上で細胞接着実験を行った結果

Jeschkeらは，再生医工学材料としてサイクリックRGDSfK（f＝D-Pheを示す）ペプチドを，PMMAや培養シャーレ上にコートしたBSA（bovine serum albumin）と共有結合させヒトや豚の軟骨細胞の培養を行ったところ，長期にわたり細胞が成長したと報告している。これらの結果は，RGDオリゴペプチドを再生医工学用材料として用いた例である[46]。また，リンゴ酸とグリコール酸の環状二量体モノマーとL-ラクチドを共重合させたあとに保護基を除去すると，側鎖にカルボキシル基を有する高分子体を得ることができる。その側鎖にRGDSペプチドを導入すると，細胞接着性・親水性・高い分解速度，および十分な強度を備えた再生医工学用足場の構築が可能であり，細胞接着性・増殖性に優れた材料が合成できる[47]。

RGDをはじめとする多くの活性ペプチドは水溶性が高いため，前述のように高分子材料上に化学固定して用いられてきた。自己組織化（self-assembly）する構造保持ドメインと

RGDSとを組み合わせることにより，コーティング可能で不溶性の高次組織化構造を可能とする構築ができる。その一つの手法がペプチドの自己組織化であり，これはクモの糸に代表されるように，生物学的ファイバーを構成するアミノ酸配列に深く関与していることが明らかにされてきている。人工的に設計する際に，$\beta$-ストランド極性基（His，Lys，Asn，Asp，Gln，Glu）と無極性基（Lue，Ile，Val，Phe）の配列パターンをコントロールすれば不溶性タンパク質を構築できる。これらは$\beta$-シート構造に代表されるように，水素結合，疎水性相互作用，疎水性-親水性相互作用によって自発的にシート状，球状，ナノチューブ状にペプチドが集積することを表している。MITのZhangらは，これらの観点から$\beta$-シート構造や$\alpha$-ヘリックスの集合体を利用した，自己組織化バイオマテリアルの設計に取り組んでいる[48)〜51)]（図8.10）。

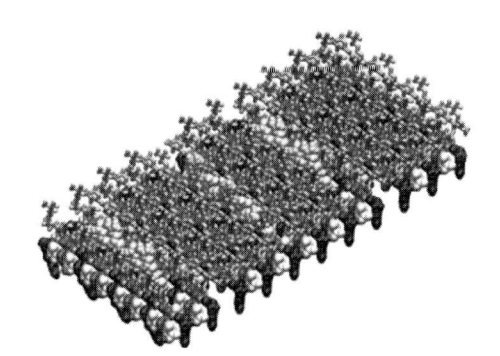

$\beta$-シート構造と疎水性相互作用により自己組織化している。

**図 8.10** ペプチドの自己組織化膜の分子構造（口絵 12 参照）

ノースウエスタン大学のStuppらは，骨の成長に重要なペプチドをモノマーに付与し，そのモノマーの自己組織化によって作製されたナノチューブを，骨の欠損部位に付着させることにより骨の成長を加速させることに成功している。この分子は，RGDペプチドにより細胞との親和性を上げ，リン酸は無機質との相互作用を向上させ，システイン残基は-S-S-結合により分子どうしの架橋を形成し安定化させるために設計されている。アルキル鎖は，疎水性相互作用による自己組織化を図っている[52)〜53)]（図8.11）。

Cutlterらは，これらと同様に遺伝子組換え技術でRGDSとPHSRNの二つの細胞接着性配列を有するフィブロネクチン-タイプIII 第7〜10モジュール（FN III (7〜10)）を作成した。FN III (7〜10)修飾した材料表面上でMC 3 T 3-E 1 骨芽細胞を培養したところ，FN III (7〜10)をコートした材料では，細胞接着・伸展・接着斑などがフィブロネクチンと同等かすべての点で優れていると報告している。これらの結果は，インテグリン$\alpha_5\beta_1$に特異的に結合すると結論づけ，インテグリン$\alpha_5\beta_1$を介した細胞接着性材料の創成に有望である[54)]。

そのほか，アルギン酸やコラーゲンなどの天然高分子・合成高分子ハイドロゲル上に修飾し，再生医療に向けて人工細胞外マトリックスや生医学用材料など多数の研究が展開されている。これらは，いずれも上述③の手法である。

(a) 分子設計した分子の構造式。①アルキル鎖，②分子間で-S-S-結合を形成させるために導入したシステイン残基，③グリシンスペーサー，④無機質との相互作用を高めるためのリン酸基，⑤RGD 配列

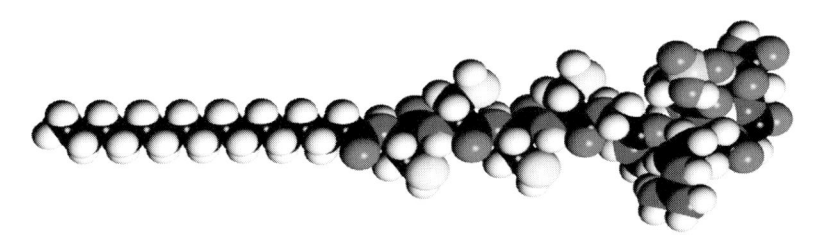

(b) 分子模型図

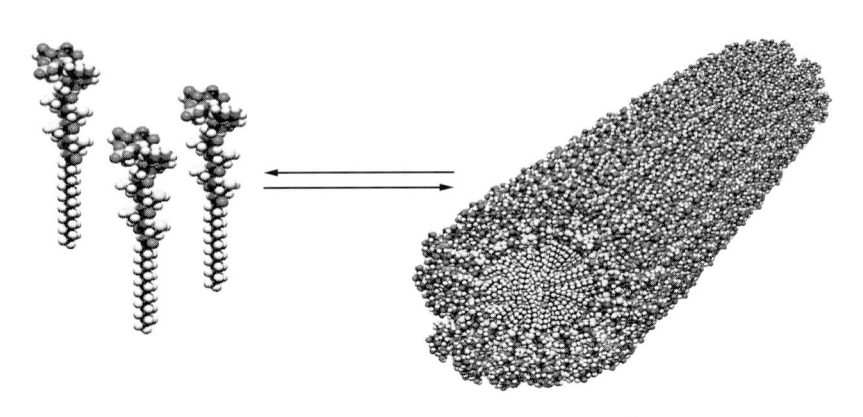

(c) 自己組織化しナノファイバーを形成する様子

図 8.11 自己組織化により形成されたナノファイバー（図 (b), (c) は口絵 13 参照）

## 8.5.2 *in vivo* 系における機能性足場

細胞外マトリックスの成分であるコラーゲンは，*in vivo* における細胞接着機構について詳細に研究されている[55),56)]。そこで，さまざまな細胞に対して 3 次元に再構成したゲル内に細胞を包埋，細胞の機能維持を図り，組織再生の足場として用いられている。

またコラーゲンの熱変性体でゼラチンをスポンジ状やハイドロゲル状にし，再生医療用足場として活発に利用されている。ゼラチンは含有アミノ酸の組成により正電荷や負電荷を有

し，タンパク質の等電点とうまく組み合わせると，ポリイオンコンプレックスを形成する。京都大学の田畑らはゼラチンハイドロゲルから骨形成因子（BMP），塩基性線維芽細胞増殖因子（bFGF），トランスフォーミング増殖因子（TGF-β）を徐放し，足場機能と増殖因子徐放機能を兼ね備えた機能性足場を構築した。これら機能性足場を用いて，骨組織・皮膚・血管・脂肪などの再生を行っている。これら手法は現在，臨床応用を目指し研究が鋭意展開されている。これらは細胞接着性タンパク質や細胞増殖因子などを生体由来材料と組み合わせて構築した人工細胞外マトリックスモデルである。親水性ハイドロゲルを用いることで，以前より報告されているポリ乳酸などの疎水性物質を用いた徐放に比べて，より薬物・タンパク質の活性を保持することができる。また，ハイドロゲル中の拡散によって放出が制御されるのではなく，ゲル内に包含した薬物・タンパク質がハイドロゲルの分解とともに放出されることで，より長期間にわたる制御が可能であると考えられる[5]。

多糖類の例としては，ヒアルロン酸ベンジルエステルからなるHyaff®が挙げられる。Hyaff®はこれまでに，骨・軟骨・皮膚・脂肪組織などの再生用足場として用いられている[57]～[60]。

*in vivo* での細胞接着性ペプチドを用いた再生医工学の報告例は数少なく，3次元の足場であるスポンジやハイドロゲルにRGDSペプチドを修飾して用いた成果がほとんどである。

Mooneyらは，海草由来天然高分子であるアルギン酸カルシウムハイドロゲル上では細胞接着がみられないと指摘している（**図8.12**）。その改善方法として，アルギン酸のカルボキシル基に細胞接着性ペプチドRGDSを導入すると，顕著に細胞接着性の向上がみられることを明らかにしたうえで，RGDSを導入したアルギン酸カルシウムハイドロゲルを硬組織の再生用足場としてデザインしている。アルギン酸カルシウムゲル内にラット頭部より採取した骨芽細胞や牛関節より採取した軟骨細胞を混合し，SCIDマウス背部にシリンジを用いてインジェクションしたあとの骨と軟骨の再生を観察している。組織切片を採取し組織学的解析の結果より，RGDS修飾アルギン酸のほうが修飾していないアルギン酸より，顕著な

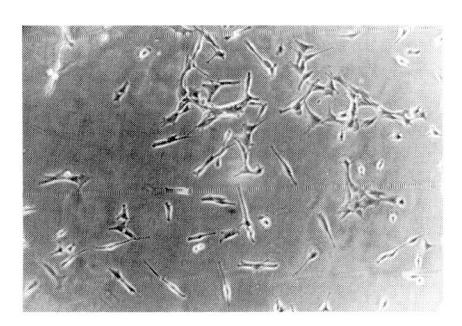

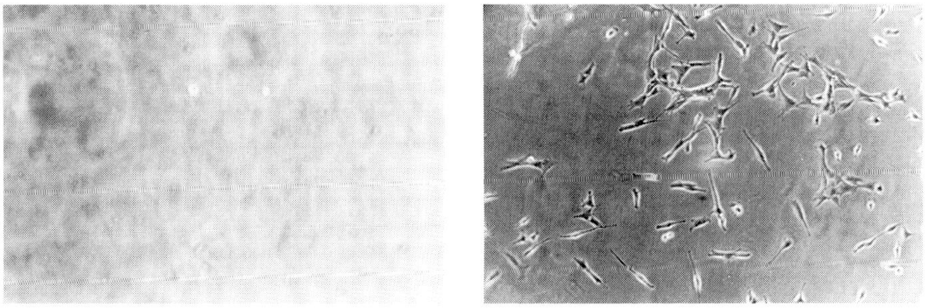

（a）アルギン酸カルシウムゲル　　　（b）RGDS固定化アルギン酸カルシウムゲル

**図8.12** アルギン酸ゲル状とアルギン酸にRGDSを固定化したゲル状での骨芽細胞の接着の様子

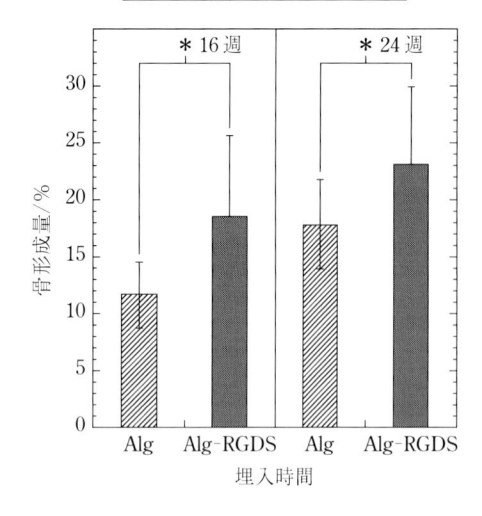

140    8. 機能性足場

**図8.13** RGDSを固定化した機能性足場での骨形成の効果

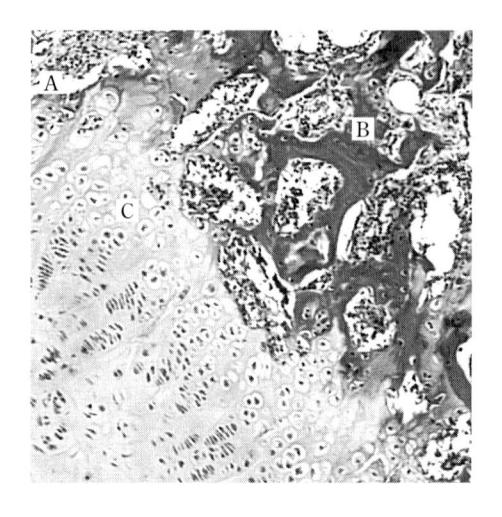

アルギン酸カルシウムゲル内に骨芽細胞を内包して、マウス背部にインジェクションしたところRGDSを固定化した足場においては、骨形成能に優位差がみられた。

**図8.14** 機能性足場内で形成した組織の切片（口絵14参照）

アルギン酸カルシウムゲル内に骨芽細胞と軟骨細胞の両者を内包して、マウス背部にインジェクションして得られた組織の切片。A：アルギン酸、B：骨組織、C：軟骨組織

骨組織や軟骨組織の再生が観察されたと報告している（図8.13）。なお、その際にはアルギン酸の分子量が重要であることもわかっている（図8.14）[61)〜63)]。

Lutolfらは、RGDSとマトリックスメタロプロテアーゼ（MMP）気質を含む架橋剤を用いてポリエチレングリコール（PEG）からなるハイドロゲルを作製し、骨形成因子（BMP-2）を包含したハイドロゲルをラット頭骸骨欠損部に埋入したところ、コントロールより顕著な骨再生が観察された。これは周囲の細胞がMMPを産出してゲルを分解することで、BMP-2が有効的に放出され骨再生がみられたと考察している[64)]。

また、RGDSとヘパリンをpoly(carbonate-urea) urethane（MyoLinKTM®）に共有結合させ内皮細胞との相互作用を観察したところ、RGDSとヘパリンを同時に固定したほうが接着性に向上がみられ、さらに*iv vivo*において血液を流したところ、流速に内皮細胞がはがれることなく、初期段階では高い抗血栓性が観察されたと報告している[65)]。

一方でKaoらは、monomethoxy polyethylenglycol monoacrylate, acrylic acid, trimethylolpropanetriacrylate共重合体ハイドロゲルにRGDSおよびPHSRNを組み合わせて修飾し、巨細胞や炎症系の細胞、マクロファージの接着性や状態を観察したところ、RGDSおよびPHSRNを固定化した材料は、マクロファージなどの生理活性状態を大きく変化させると指摘している[66)]。

以上のように、ECMの機能として細胞接着性ペプチドを再生医工学材料に応用しようと

する試みは，*in vitro* の系において多数の研究が展開されているが，*in vivo* で実際に3次元の足場材料に導入した研究例はまだ少数である。もちろん，本来の細胞外マトリックスにはまだ及ばない。さらに機能化させて再生医療を発展させなければならない。細胞接着性ペプチドの例は，細胞との親和性や細胞機能のコントロールなどを向上させる一つのツールであるが，さらに多機能な足場を化学的手法・材料学的手法により分子設計することによって，今後，再生医工学・再生医療の場で発展することを望んでやまない。

## 引用・参考文献

1) 筏　義人 編：再生医工学，化学同人（2001）
2) 浅島　誠 ほか編：再生医工学と生命科学，共立出版（2000）
3) 田畑泰彦 編：ドラッグデリバリーシステムDDS技術の新たな展開とその活用，遺伝子医学別冊，メディカル ドゥ（2003）
4) 田畑泰彦 編：再生医療の実際，羊土社（2003）
5) 田畑泰彦 編：再生医療へのブレイクスルー，遺伝子医学MOOK 1，メディカル ドゥ（2004）
6) 上田　実 編：ティッシュ・エンジニアリング，名古屋大学出版会（1999）
7) 宮坂昌之 編：接着分子，メジカルビュー社（1991）
8) 月田承一郎 ほか編：細胞接着の分子機構，羊土社（1992）
9) 佐邊壽孝 ほか編：細胞接着研究の最前線，羊土社（1996）
10) 林　正男：細胞接着分子の世界，羊土社（1995）
11) 林　正男：新 細胞接着分子の世界，羊土社（2001）
12) Mosher, D. F. Ed.：Fibronectin, Academic Press Inc（1989）
13) Hynes, R. O.：Fibronectins, Springer-Verlag（1990）
14) Schwarzbauer, J. E. et al.：Fibronectin fibrillogenesis：a paradigm for extracellular matrix assembly, Curr. Opin. Cell. Biol., **11**, pp.622-627（1999）
15) Pierschbacher, M. D.：Cell attachment activity of fibronectin can be duplicated by small synthetic fragments of the molecule, Nature, **309**, pp.30-33（1984）
16) Humphries, M. J. et al.：Identification of an alternatively spliced site in human plasma fibronectin that mediates cell type-specific adhesion, J. Cell. Biol., **103**, pp.2637-2647（1986）
17) Guan, J. L. et al.：Lymphoid cells recognize an alternatively spliced segment of fibronectin via the integrin receptor $\alpha4\beta1$, Cell, **60**, pp.53-61（1990）
18) McCarthy, J. B. et al.：RGD-independent cell adhesion to the carboxy-terminal heparin-binding fragment of fibronectin involves heparin-dependent and-independent activities, J. Cell. Biol., **110**, pp.777-787（1990）
19) Copie, V. et al.：Solution structure and dynamics of linked cell attachment modules of mouse fibronectin containing the RGD and synergy regions：comparison with the human fibronectin crystal structure, J. Mol. Biol., **277**, pp.663-682（1998）
20) Krammer, A. et al.：Forced unfolding of the fibronectin type III module reveals a tensile

molecular recognition switch, Proc. Natl. Acad. Sci. USA., **96**, pp.1351-1356（1999）

21) Koide, A. et al.：The fibronectin type III domain as a scaffold for novel binding proteins, J. Mol. Biol., **284**, pp.1141-1151.（1998）

22) Pierschbacher, M. D. et al.：Variants of the cell recognition site of fibronectin that retain attachment-promoting activity, Proc. Natl. Acad. Sci. USA., **81**, pp.5985-5988（1984）

23) Graf, J. et al.：Identification of an amino acid sequence in laminin mediating cell attachment, chemotaxis, and receptor binding, Cell, **48**, pp.989-996（1987）

24) Nomizu, M. et al.：Identification of cell binding sites in the laminin $\alpha$1 chain carboxyl-terminal globular domain by systematic screening of synthetic peptides, J. Biol. Chem., **270**, pp.20583-20590（1995）

25) Nomizu, M. et al.：Identification of cell binding sequences in mouse laminin $\gamma$1 chain by systematic peptide screening, J. Biol. Chem., **272**, pp.32198-32205（1997）

26) Nomizu, M. et al.：Cell binding sequences in mouse laminin $\alpha$1 chain, J. Biol. Chem., **273**, pp.32491-32499（1998）

27) Nomizu, M. et al.：Cell adhesive sequences in mouse laminin $\beta$1 chain, Arch. Biochem. Biophys., **378**, pp.311-320（2000）

28) Nomizu, M. et al.：Laminin-1 peptide-conjugated chitosan membranes as a novel approach for cell engineering, FASEB J., **17**, pp.875-877（2003）

29) Hoffman, M. P. et al.：Laminin-1 and laminin-2 G-domain synthetic peptides bind syndecan-1 and are involved in acinar formation of a human submandibular gland cell line, J. Biol. Chem., **273**, pp.28633-28641（1998）

30) Hersel, U. et al.：RGD modified polymers：biomaterials for stimulated cell adhesion and beyond, Biomaterials, **24**, pp.4385-4415（2003）

31) Cappello, J. et al.：ACS Polymer Preprints, **31**, pp.193-194（1990）

32) Anderson, J. P. et al.：Morphology and primary crystal structure of a silk-like protein polymer synthesized by genetically engineered Escherichia coli bacteria, Biopolymers, **34**, pp.1049-1057（1994）

33) Yao, J. et al.：Synthesis and structural characterization of silk-like materials incorporated with an elastic motif, J. Biochem（Tokyo）., **133**, pp.147-154（2003）

34) Asakura, T. et al.：Synthesis and characterization of chimeric silkworm silk, Biomacromolecules, **4**, pp.815-820（2003）

35) Higuchi, A. et al.：Production of interferon-$\beta$ by fibroblast cells on membranes prepared with RGD-containing peptides, J. Biomed. Mater. Res., **65A**, pp.369-378（2003）

36) Merrifield, R. B.：Solid phase peptide synthesis：I. The synthesis of a tetrapeptide, J. Am. Chem. Soc., **85**, pp.2149-2154（1963）

37) 泉屋信夫ほか：ペプチド合成の基礎と応用，丸善（1985）

38) 日本化学会 編：実験化学講座22，丸善（1990）

39) 岡田芳男ほか 編：続医薬品の開発，**14**，廣川書店（1992）

40) Hirano, Y. et al.：Peptide and protein presenting materials for tissue engineering, Adv. Mater., **16**, pp.17-25（2004）

41) Sheridan, M. E. et al.：Bioabsorbable polymer scaffolds for tissue engineering capable of

sustained growth factor delivery, J. Controlled Release, **64**, pp.91–102 (2000)

42) Jeong, A. et al.：Drug release from biodegradable injectable thermosensitive hydrogel of PEG–PLGA–PEG triblock copolymers, J. Controlled Release, **63**, pp.155–163 (2000)

43) Elisseeff, J. et al.：Transdermal photopolymerization for minimally invasive implantation, Proc. Natl. Acad. Sci. USA., **96**, pp.3104–3107 (1999)

44) Anseth, K. S. et al.：Photopolymerizable degradable polyanhydrides with osteocompatibility, Nat. Biotechnol., **17**, pp.156–159 (1999)

45) Hirano, Y. et al.：Synthesis and evaluation of oligopeptide RGDS exhibiting cell-attachment activity, Polymer Bull., **26**, pp.363–370 (1991)

46) Jeschke, A. et al.：RGD-peptides for tissue engineering of articular cartilage, Biomaterials, **23**, pp.3455–3463 (2002)

47) Yamaoka, T. et al.：Synthesis and properties of malic acid-containing functional polymers, Int. J. Biol. Macromol., **25**, pp.265–271 (1999)

48) Zhang, S.：Emerging biological materials through molecular self-assembly, Biotechnology Advances, **20**, pp.321–339 (2002)

49) Zhang, S. et al.：Extensive neurite outgrowth and active synapse formation on self-assembling peptide scaffolds, Proc. Natl. Acad. Sci. USA, **97**, pp.6728–6733 (2000)

50) Zhang, S.：Fabrication of novel biomaterials through molecular self-assembly, Nature Biotechnology, **21**, pp.1171–1178 (2003)

51) Arnaout, M. A.：Integrin structure：new twists and turns in dynamic cell adhesion, Immunol Rev., **186**, pp.125–140 (2002)

52) Hartgerink, J. D. et al.：Self-assembly and mineralization of peptide–amphiphile nanofibers, Science, **294**, pp.1684–1688 (2001)

53) Stendahl, J.：Novel silica nanotubes with a high aspect ratio-synthesis and structural characterization, Adv. Mater., **14**, pp.1540–1543 (2002)

54) Cutler, S. M. et al.：Engineering cell adhesive surfaces that direct integrin $\alpha 5\beta 1$ binding using a recombinant fragment of fibronectin, Biomaterials, **24**, pp.1759–1770 (2003)

55) Wolf, K. et al.：Compensation mechanism in tumor cell migration：mesenchymal-amoeboid transition after blocking of pericellular proteolysis, J. Cell. Biol., **160**, pp.267–277 (2003)

56) Grinnel, F.：Fibroblast biology in three-dimensional collagen matrices, Trends. Cell. Biol., **13**, pp.264–269 (2003)

57) Caplan, A. I. et al.：Tissue engineering designs for the future：new logics, old molecules, Tissue Engineering, **6**, pp.1–8 (2000)

58) Solchaga, L. A. et al.：Hyaluronic acid-based polymers as cell carriers for tissue-engineered repair of bone and cartilage, J. Orthop. Res., **17**, pp.205–213 (1999)

59) Aigner, J. et al.：Cartilage tissue engineering with novel nonwoven structured biomaterial based on hyaluronic acid benzyl ester, J. Biomed. Mater. Res., **42**, pp.172–181 (1998)

60) Zacchi, V. et al.：In vitro engineering of human skin-like tissue, J. Biomed. Mater. Res., **40**, pp.187–194 (1998)

61) Alsberg, E. et al.：Cell-interactive alginate hydrogels for bone tissue engineering, J. Dent.

Res., **80**, pp.2025-2029 (2001)
62) Alsberg, E. et al.：Engineering growing tissues, Proc. Natl. Acad. Sci. USA., **99**, pp.12025-12030 (2002)
63) Alsberg, E. et al.：Regulating bone formation via controlled scaffold degradation, J. Dent. Res., **82**, pp.903-908 (2003)
64) Lutolf, M. P. et al.：Repair of bone defects using synthetic mimetics of collagenous extracellular matrices, Nat. Biotechnol., **21**, pp.513-518 (2003)
65) Tiwari, A. et al.：Development of a hybrid cardiovascular graft using a tissue engineering approach, FASEB J., **16**, pp.791-796 (2002)
66) Kao, J. W. et al.：Engineering endogenous inflammatory cells as delivery vehicles, J. Control. Release, **78**, pp.219-233 (2002)

# 9 分離膜・隔離膜

## 9.1 はじめに ——そもそも「膜」とは何か——

　本章で取り上げるものは分離膜・隔離膜であるが，そもそも「膜」とは何であろうか。
　広辞苑第5版（岩波書店，1998年）では「① 生物体内の器官を包み，隔てている薄い層。『鼓膜・角膜・粘膜』 ② 物の表面を覆う薄い物。薄皮（うすかわ）。『被膜・膜片』」とある（「分離膜」，「隔離膜」で検索しても，もちろん記載はない）。では，英語ではどうだろうか。新和英大辞典第4版（研究社，1995年）では「［粘膜］a　membrane；［薄い層］a film」とある。広辞苑の ① が membrane に，② が film に相当しているようだが，これらでは，本書で取り上げるべき「膜」の本質を記しているとは思えない。より専門性を高めた辞典ではどうだろうか。かなりの長文だが化学辞典第1版（東京化学同人，1998年）から引用すると「二つの相を仕切る境界相で，種々の物質の透過やエネルギー伝達を機能的に制御するものを膜という。この性質を利用して，膜は広範な物質の検知，分離やエネルギー変換などの目的に利用されている。膜には種々の構造，形態のものがあるが，透過物質の膜内通路となる膜の孔構造に着目し，孔径により分類すると，3 nm 以下の緻密膜（dense membrane），孔径 3～$10^4$ nm の多孔性膜（porous　membrane），孔径 $10^4$ nm 以上の繊維質膜（fibrous membrane）になる。緻密膜は高分子フィルムが代表的で，気体分離，透析などに用いられる。分子間隙の割合が増え，空隙が相互に連絡すると多孔性膜となる。多孔性膜の製法としては代表的なものは相転移法で，膜素材を良溶媒と貧溶媒の混合物に溶解し，蒸発によって良溶媒を除くか貧溶媒を加えることによってゲル化させ多孔性膜とする。孔径によって精密濾過，限外濾過，逆浸透（超濾過）などに利用される。逆浸透膜としては孔径の小さい緻密な活性層と多孔性の支持層より成る非対称膜や複合膜が用いられる。多孔性膜には多孔性ガラスを用いたセラミックス膜もある。繊維質膜には古くから濾材として用いられてきた濾紙があり，通常の濾過に利用される。固定電荷密度の高い荷電膜はイオン交換膜とよばれ，電気透析や電極反応の隔膜として用いられる。以上の固体膜のほかに液体膜（liquid membrane）があり，適当な支持材に浸漬保持してキャリアー輸送のための膜として使われ

る。マイクロカプセルやリポソームも球状の膜とみなすことができる。膜は種々の物質分離法において利用されている。生体では種々の膜構造が発達しており，生体膜は生命活動発現の基本的構造として重要な役割を演じている」

ここに及んで，ようやく本書で取り上げようとしている「膜」が現れてきたように思える。すなわち，一般向けの辞典で記載されている「薄い」あるいは「生物」の限定はなく，二つの相の境界に位置し，何らかの機能を有するものであれば，薄い・厚いや生物・人工物，孔の有無や大きさは関係ないものといえる。

なぜ初めに長々とこのようなことについて記しているかというと，「膜」という言葉を聞いたとき，人によって思い浮かべる定義は異なっている。したがって，少なくとも本章で扱う「膜」とはこういうものだということを大まかに定義（おもに不要な限定の排除）しておきたいと考えたからである。これは筆者が所属している会社では多くの部署で膜に関する仕事を行っているが，「膜」といわれたときにイメージするものは人によってまったく異なっていることを感じたことが原体験になっている。

先の，化学辞典での定義と代表的な対象物質の大きさの関係を図9.1にまとめた。

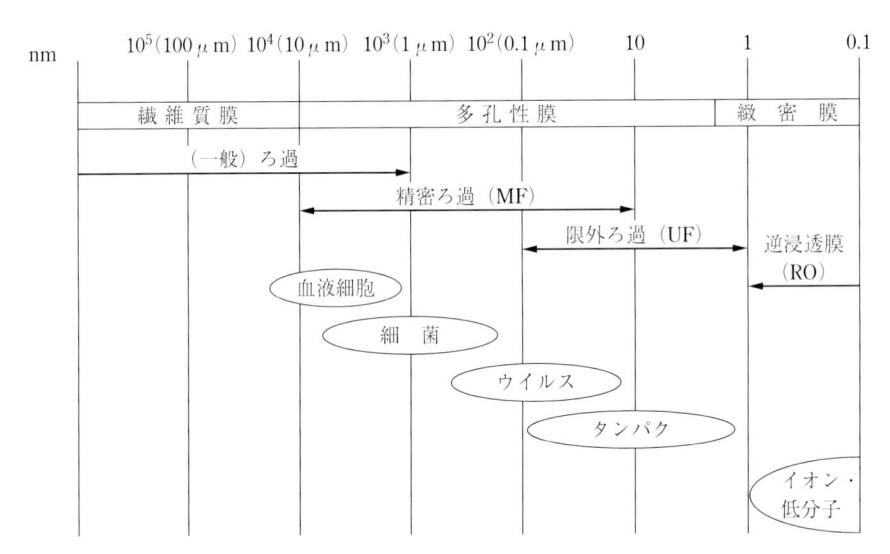

図9.1 膜の種類と対象物質の大きさ

## 9.2 再生医療と分離膜・隔離膜

ではつぎに，本書で取り上げる分離膜・隔離膜とは何かについて考えてみよう。本書は「再生医療の基礎シリーズ」のなかの，「再生医療のためのバイオマテリアル」である。そこで，「再生医療」ということに範囲を限定した。医療用の分離膜というと，最も有名かつ市

場に出回っている数量が多いものは，腎臓機能が廃絶した末期腎不全患者の血液浄化療法に用いる透析器（中空糸型人工腎臓）であろうが，後述する再生医療の範疇に入るもの以外（現在市販されている通常の血液透析器）の詳細は割愛する。これら（透析器に限らず，急性臓器不全や難病治療のための各種中空糸型血液浄化器）については優れた成書が数多く出ているので[1)~4)]そちらを参照されたい。

つぎに，「再生医療」とは何かについて考えてみよう。これも定義は数多く存在するが，ここでは第一回日本再生医療学会の大会長であった井上氏が定義[5)]した「機能障害，機能欠損状態や機能不全に陥った生体組織・臓器に対して，細胞を積極的に利用することによりその再構築をはかる医学に基づく医療」を採用する。これに基づき，分類や具体例を加えると**表 9.1** のようになる。

また，外界と生体の分離・隔離という点では（バイオ）人工皮膚も膜にほかならず，生体と薬物の分離・隔離という点ではドラッグデリバリーシステムも，血液と血管外の組織の分離・隔離という点では（バイオ）人工血管も，やはり膜にほかならないが，ここでは他章に委ねることとし，本章で取り上げる分離膜・隔離膜として典型的な以下に絞った。

- 分離膜：① *in vitro* 操作で再生医療用細胞を採取（分離回収）するために用いる膜
  ② 体外循環型バイオ人工臓器に用いる膜
- 隔離膜：① 埋込み型人工臓器における免疫隔離膜
  ② 歯科の歯周組織再生誘導療法における隔離膜[†]

各分離膜・隔離膜に要求される物性と機能を**表 9.2** にまとめた（なぜその機能が必要か，どうやってその機能を発現させるかなどの詳細は各論で述べる）。

物性としては，いずれの場合においてもほとんど同じものが要求されていることが目につくであろう。医療用途に用いるものであるので，安全性が要求されるのは当然のことであり，また，病原性微生物を死滅させる滅菌性が要求されるのも当然のことであるので，ここでは詳しくは述べない（成書[6)~8)]を参照いただきたい）。しかし，ここで注意しなくてはならないのは「生体適合性」という語である。いずれも生体適合性は要求されるが，それぞれの場合で要求される「生体適合性」の意味が異なるということである。では，生体適合性とは何であろうか。「生体適合性とはどのような性質か，と問われたとき，なかなか的確な答が出てこない。実際，ヨーロッパでは数回にわたって，生体適合性の定義をテーマにして国際会議が開かれているほどである。…（中略）… 生体適合性の重要性を正しく認識するには，それと生体安全性とは異なると考えた方がよいのである」[9)]とあるように，しばしば，安全性と混同される場合があるが，生体適合性と安全性は区別して考えるべきである。筆者

---

[†] 体外循環型バイオ人工臓器に用いる膜も「隔離」の性格をあわせもつが，ここでは分離膜に分類することにした。

表 9.1 再生医療の分類

| 大分類 | 再生医療 | | | | | |
|---|---|---|---|---|---|---|
| | 移植を伴う治療 | | | | 移植を伴わない治療 | |
| 中分類 | 細胞医療 | | | バイオ人工臓器移植治療 | 再生組織/臓器移植療法 | 再生誘導療法 | 体外循環型バイオ人工臓器 |
| | 細胞そのものを人体に投与（遺伝子改変した細胞を含む） | | | 細胞を加えた埋込み型人工臓器 | 細胞に支持体を組みあわせて形成させた再生組織/臓器 | 薬剤等，非生体材料の投与による再生誘導 | 細胞を含有した体外循環デバイス |
| 小分類 | 細胞移植療法 | 細胞免疫療法 | 遺伝子療法 | | | | |
| | 細胞の組織再生・構築の機能を活用 | 細胞の免疫機能を活用 | 遺伝子的に機能改変した細胞を活用 | | | | |
| 具体例（対象疾患） | ・造血幹細胞移植（血液疾患，がん，自己免疫疾患）<br>・組織/臓器 前駆細胞/臓器移植（骨，心臓，肝臓，膵臓，血管）（上記組織/臓器の欠損または不全症） | ・樹状細胞免疫療法（がん，感染症）<br>・活性化リンパ球療法（がん，感染症）<br>・がんワクチン療法（がん） | ・TNF遺伝子導入細胞による遺伝子治療（がん）<br>・欠損遺伝子導入細胞による遺伝子治療（先天性免疫不全） | ・埋込み型バイオ人工膵臓（糖尿病） | ・培養皮膚（皮膚欠損）<br>・骨系前駆細胞と複合化した人工骨・関節（骨・関節疾患）<br>・ES細胞で体外製造した組織/臓器（各種組織/臓器の欠損または不全症） | ・HGF投与による組織再生（腎不全，肝不全）<br>・多孔質膜の投与による歯周組織再生（歯周病） | ・ブタ肝細胞を用いたバイオ人工肝臓（肝不全）<br>・尿細管細胞を用いたバイオ人工腎臓（腎不全） |

## 9.2 再生医療と分離膜・隔離膜

表 9.2 要求される物性と機能

| | 分 類 | 物 性 | 機 能 |
|---|---|---|---|
| 分離膜 | in vitro 細胞採取 | ・安全性<br>・滅菌性<br>・生体適合性<br>(・力学的強度) | ・細胞選択能 |
| | 体外循環型バイオ人工臓器 | ・安全性<br>・滅菌性<br>・生体適合性<br>・力学的強度 | ・細胞保持能<br>・免疫(細胞,タンパク)遮蔽能<br>・産生物質透過能 |
| 隔離膜 | 埋込み型バイオ人工臓器 | ・安全性<br>・滅菌性<br>・生体適合性<br>・生体内安定性<br>・力学的強度 | ・細胞保持能<br>・免疫(細胞,タンパク)遮蔽能<br>・産生物質透過能 |
| | 歯周組織再生誘導 | ・安全性<br>・滅菌性<br>・生体適合性<br>・生体内安定性または吸収性<br>(・力学的強度) | ・細胞遮蔽能 |

の経験を述べると、筆者が以前勤務していた会社では人工骨を研究開発していたが、人工骨が生体に埋め込まれたときに、いかに早期に周囲に骨を新生させ人工骨と結合するかが重要であり、そのためには人工骨材料表面へのタンパクの吸着が重要とされていた(血漿タンパクのフィブリノーゲンが吸着すると骨形成が早いことが示されている[10])。すなわち、人工骨材料にとっての生体適合性は、いかに血漿タンパクを吸着させるかということになる。また、さらに筆者の研究例を挙げると、本来ならば生体にとっては好ましくない強アルカリにより、骨形成が早まるという例[11]もある。一方、現在の勤務先ではおもに体外循環治療器が研究開発対象であり、この分野では材料へのタンパク吸着をいかに防ぐか、また、生体への刺激をいかに軽減するかが重要である。すなわち、ここでは生体適合性とはタンパク非吸着性であり、生体非刺激性である。

表 9.3 は、生体安全性・生体適合性・機能についての項目の例を挙げたものであるが、安全性においては、急性全身毒性や細胞毒性など、少なければ少ないほど良いことはすぐに理

表 9.3 生体安全性・生体適合性・機能

| | 項 目 例 |
|---|---|
| 生体安全性 | 少ないほど良い:急性全身毒性,細胞毒性,発熱性,発がん性,変異原性など |
| 生体適合性 | 少ないほど良い:補体活性化,血栓化,好中球活性化,石灰化など<br>多いほど良い:組織接着性,石灰化など |
| 機 能 | 分離(透析,吸着,ろ過など),被覆,遮蔽,結合,再建など |

解できると思うが,「生体適合性」において,「石灰化」は「少ないほど良い」と「多いほど良い」の両方に記載されていることに注目して欲しい。いずれもリン酸カルシウムの一種であるハイドロキシアパタイト（$Ca_{10}(PO_4)_6(OH)_2$）の析出によるものだが,前者は,例えば人工血管や人工心臓における石灰化であり,これは血管の閉塞など重大な問題となる。一方,後者の「多いほど良い」は前述の人工骨など,硬組織に適用する医用材料の場合で,早期骨形成につながる望ましいものである。このように生体適合性の意味は,使用する目的や部位によって大きく異なることに留意しなければならない。

さらに,表9.2の「歯周組織再生誘導」で,「生体内安定性または生体吸収性」と,相反する語が並んでいるが,これは生体内で吸収せずに安定に存在し機能することが望まれる製品と,目的（歯周組織再生）が済んだらすみやかに消失することが望まれる製品の2種類が存在するためである。

## 9.3 分　離　膜

### 9.3.1 *in vitro* 細胞採取

再生医療のさまざまな場面で細胞が利用される。表9.1の分類で,細胞移植療法では,その細胞を患者に移植するために,バイオ人工臓器移植治療や体外循環型バイオ人工臓器では,人工臓器と組み合わせるために,である。細胞の採取について,最も進展している再生医療である造血幹細胞移植についての例を述べる。

〔1〕 要求される物性

・安全性：採取した細胞はヒトに移植されるため,材料からの溶出物の毒性があってはならない。安全性試験の項目については財団法人食品薬品安全センター秦野研究所のホームページ中の「医療用具安全性試験の手引き」[12]に詳しく載っているので参照されたい。

・滅菌性：現在,医療用具†の滅菌方法としては高圧蒸気滅菌（オートクレーブ），エチレンオキサイドガス滅菌,放射線滅菌が主流であり,これらのいずれかの滅菌法で滅菌が可能であり,かつ,使用に供されるまでの間,無菌性が維持され,さらに,滅菌によって材料の変質がないことが要求される。なお,滅菌に類した語で殺菌や消毒があるが,日本薬局方の定義では「滅菌とはすべての微生物を殺滅させるか除去すること,殺菌とは微生物を死滅させること,消毒とは人畜に対して有害な微生物又は目的とする対象微生物だけを殺滅すること」であるので区別して用いるべきである。医療用具に必要なのは「滅菌」である。

---

† 2005年4月の薬事法改正により,「医療用具」ではなく「医療機器」という名称のみが法的には用いられるようになったが,ここでは一般的な名称として「医療用具」を用いる。

- 生体適合性：採取すべき細胞が膜に接触した際に，同細胞の機能（造血幹細胞の場合は造血機能）変化は可及的僅少であるだけでなく，採取すべき細胞以外の接触においても可及的僅少の変化であること（しばしば，好中球などは異物に接触すると活性化され，サイトカイン類を放出することが多い）が望ましい。

〔2〕 要求される機能 ──細胞選択能──

必要な細胞を回収し，不必要な細胞は回収しないという「細胞選択能」が要求される。造血幹細胞は骨髄・末梢血・臍帯血の単核球画分に含まれるが，よほど特殊な場合（CD 34 抗原を指標にした抗原抗体反応での分離など）でない限り，純粋な造血幹細胞単体ではなく，造血幹細胞を含む単核球画分として移植される。この場合，原料（骨髄，末梢血，臍帯血）中で明らかに除去すべき成分は赤血球で，明らかに回収すべき成分は造血幹細胞であるが，場合により，表 9.4 の細胞成分が除去対象・回収対象となる。ここでいう「除去対象」とは，臨床上の問題などを引き起こすため積極的に除去すべきものを指しており，存在してもさしたる問題とならないものは含んでいない。赤血球を除去し単核球画分を採取する方法としては，赤血球と単核球の比重差を利用した比重遠心分離法や，ヒドロキシエチルスターチを用いた赤血球凝集法が用いられる。また，表 9.4 のさらなる分離ではモノクローナル抗体を用いた抗原抗体反応による手法が用いられることが多いが，これらは非常に煩雑で，時間もかかるなどの問題が多いことから，膜を用いた新規分離法の開発がなされている。これについては〔3〕で述べる。

表 9.4 造血幹細胞移植における除去対象・回収対象

|  | 移植の種類 | 対象細胞 | 目 的 |
|---|---|---|---|
| 除去 | 同種，自家とも | 赤血球 | さらなる分離のための濃縮 |
|  | 同種移植（自分以外の細胞を用いる） | リンパ球 | 移植片対宿主病（GVHD）の防止 |
|  | 自家移植（自分の細胞を用いる） | 腫瘍細胞 | 白血病など原疾患の再発の防止 |
| 回収 | 同種，自家とも | 分化細胞 | 血液学的回復の促進 |
|  |  | リンパ球 | 白血病など原疾患の再発およびウイルス感染の防止 |

注）造血幹細胞は回収の前提として作成

〔3〕 実際の応用例

- 表面親水化ポリエステル（ポリエチレンテレフタレート）不織布を用いた細胞分離フィルターが開発され，ヒト臍帯血からの造血幹細胞採取が行われている[13)〜15)]。これは，赤血球と造血幹細胞含有単核球画分の細胞サイズの差と，繊維に対する付着性の差を利用したものである。また，本方式は造血幹細胞だけでなく，骨組織を再生する細胞[16)]や腎組織を再生する細胞[17)]の分離も報告されている。

- 各種官能基（$SO_3H$, $OH$, $COOH$, $NH_2$, $N(C_2H_5)_2$, $NHC_2H_4OH$）を導入したポリウレタン多孔質膜によるヒト末梢血を用いた細胞分離実験で，造血幹細胞の採取には$COOH$基が有効であることが示されている[18]。

### 9.3.2 体外循環型バイオ人工臓器

表9.1の分類で「移植を伴わない治療」のなかに位置づけられる体外循環型バイオ人工臓器は，体外循環治療器（図9.2）のなかに細胞を含有させたもので，純工学的体外循環治療器にはない機能の付加が細胞の利用により期待されている。バイオ人工肝臓，バイオ人工腎臓がおもに開発されているが，ここでは，最も進んでいるバイオ人工肝臓について述べる。

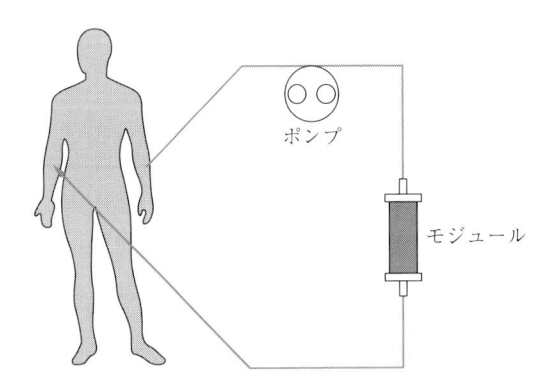

図9.2 体外循環治療器

〔1〕 **要求される物性** 安全性・滅菌性は *in vitro* 細胞採取と同じであるが，生体適合性と力学的強度に関して若干補足しておく。

- 生体適合性：*in vitro* 細胞採取と異なり，膜材料と接触した血液成分はそのまますぐ人体に戻るので（*in vitro* 細胞採取の場合はその後，さらなる細胞処理…保存，さらなる細胞分離，細胞培養などが施される場合が多い），生体適合性はより重要である。接触した血液成分（細胞・タンパク）の量的・質的変化が可及的僅少であることが最も望ましい。量的変化とは吸着・捕捉などによる量的損失を，質的変化とは本来細胞がもっている機能の低下や望ましくない新たな機能発現（*in vitro* 細胞採取と同様。活性化など）を指している。
- 力学的強度：*in vitro* 細胞採取用の膜であっても，力学的強度が弱く，使用中に破損することがあれば，それは重大な欠陥だが，生体適合性と同様な理由で，体外循環型バイオ人工臓器においては，より重大な問題となる。したがって，力学的強度はより重要視される。

〔2〕 **要求される機能** 細胞保持能，免疫（細胞・タンパク）遮蔽能，産生物質透過能がある。

- 細胞保持能：肝臓の機能のごく一部である低分子物質（薬物など）の血中除去による解毒を目的とした，純工学的人工肝臓ともいうべき血液浄化器はすでに実用化され，救命救急医療分野で広く用いられている[19]。体外循環型バイオ人工肝臓は，この血液浄化器にはない機能を，添加した細胞によって達成しようというものであるので，細胞がモジュール内で機能を発揮するよう保持されることが要求される。

- 免疫（細胞・タンパク）遮蔽能：生体は非自己（自己と異なるもの。わかりやすいところでは細菌やウイルスなどの微生物。また，同じヒトであっても自分以外は非自己と認識する。ヒトからの臓器移植の拒絶反応はこの「免疫」による）を認識・排除する機構として「免疫」を備えている。免疫には大きく分けて，細胞が直接，異物を排除する細胞性免疫と，細胞が放出する液性因子（抗体や補体など）により排除する液性免疫に分けられる。体外循環型バイオ人工肝臓に用いられる細胞はすべて非自己の細胞（現時点ではブタなど異種動物細胞やヒトの細胞であっても，非自己の細胞が用いられている。将来は自己の細胞を用いるという可能性もないわけではない）が用いられているので，免疫に関与する細胞や液性因子の攻撃からまもる必要がある。

- 産生物質透過能：体外循環型バイオ人工肝臓で，含有した細胞に期待されているのは血液浄化器にはない機能であり，それは肝臓の解毒作用以外の重要な機能である血漿タンパクなど有用物質の産生が主であろう。細胞が産生した有用物質を血中に戻してやるためには，産生物質透過能を有することが必要である。

〔3〕 **実際の応用例** 細胞として，ブタ肝細胞を用いた体外循環型バイオ人工肝臓の171例のヒト臨床試験結果が報告されている[20]。前述の各種機能の達成のために，膜としては孔径 0.15 μm の中空糸を用いている。患者の血管から採取された血液は遠心式血球分離装置により血漿と血球に分離され，血球は患者に戻り，血漿は前述の中空糸が充てんされたモジュールに通液される（同モジュールは中空糸の外側にブタ細胞が充てんされており，血漿は中空糸の内側を通る）。この膜を通して有害物質の除去，産生された有用物質の補充が行われる。

## 9.4 隔 離 膜

### 9.4.1 埋込み型人工臓器免疫隔離膜

埋込み型人工臓器免疫隔離膜は，表 9.1 の分類のなかでは「移植を伴う治療」のなかに位置づけられている，バイオ人工臓器移植治療に用いられる埋込み型のバイオ人工臓器に用いられるものである。ここでは，埋込み型バイオ人工臓器のなかで最も進展している埋込み型バイオ人工膵臓（以下，バイオ人工膵）について述べる。I 型糖尿病は膵臓からのインスリ

ン分泌機能が廃絶し，血糖（血液中のグルコース濃度）のコントロールが不能になるため高血糖や低血糖（インスリン投与による）発作，さらには高血糖に伴う各種合併症（腎障害・血管障害・神経障害など）を引き起こす疾患である。血糖をコントロールするホルモンを分泌しているのは膵臓中の膵島（ランゲルハンス島ともいう。血糖を下げるホルモンであるインスリンを分泌する$\beta$細胞や，血糖を上げるホルモンであるグルカゴンを産生する$\alpha$細胞などの集合体）であるので，他人（同種移植）やブタなどのほかの動物（異種移植）の膵島を移植することは容易に思いつくであろう。しかし，他人やほかの動物の細胞は，9.3.2項で述べたように異物であり，移植により生体側の免疫反応により攻撃・排除されることも，これまた容易に想像できる。そこで，「免疫隔離膜」が用いられるのである。

〔1〕 **要求される物性**

- 安全性，滅菌性：基本的考え方は *in vitro* 細胞採取や体外循環型バイオ人工臓器同じだが，生体内に埋込むということで，体外循環型バイオ人工臓器よりもはるかに厳しくなる。医療用具の安全性試験の項目は，生体との接触形式は何か（非接触，体表面接触，体内-体外連結，体内埋込み），接触部位はどこか（皮膚，粘膜，損傷表面，血液流路，組織/骨，血液），どれくらいの期間接触するのか（24時間以内，1～29日以内，30日以上）によって細かく分かれており，体内埋込みは当然のことながら，必要な項目は最も多くなっている。これについては前にも述べた財団法人食品薬品安全センター秦野研究所のホームページ中の「医療用具安全性試験の手引き」[12]などを参照して欲しい。

- 生体適合性：ここでいう生体適合性とは，生体内安定性も兼ね備えるものといえよう。生体の正常な反応である異物排除機構によって排除や分解されずにとどまること，そして周囲組織に異常を及ぼさないことを意味する。

〔2〕 **要求される機能** 細胞保持能，免疫（細胞・タンパク）遮蔽能，産生物質透過能がある。

- 細胞保持能：バイオ人工膵で期待される細胞（膵島）の機能は血糖に応答し，血糖コントロールホルモン（インスリンやグルカゴン）を産生することである。この機能を隔離膜中でも保持させることが重要となる。すなわち，細胞が生きていくために必要な酸素や栄養の供給ができることである。これらの模式図を**図9.3**に示す。

- 免疫（細胞・タンパク）遮蔽能：体外循環型バイオ人工臓器と同様に免疫反応による細胞や液性因子であるが，免疫による攻撃はさらに激しくなる。

- 産生物質透過能：バイオ人工膵の場合，含有した細胞（膵島）に期待されている産生物質はインスリンやグルカゴンなどの血糖コントロールホルモンであり，これらは透過する膜でなければならない。

9.4 隔離膜

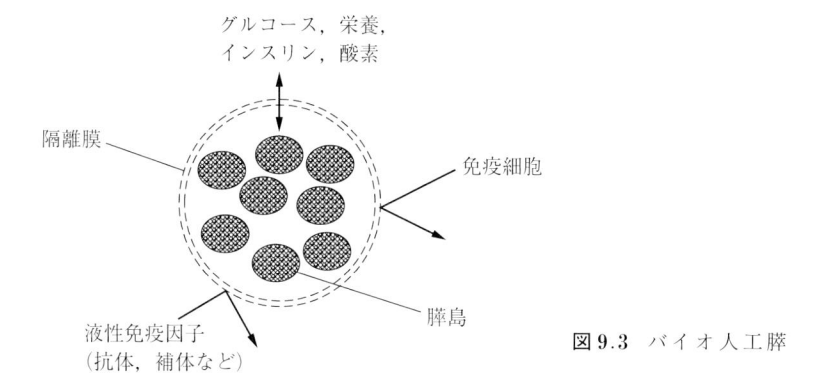

図9.3 バイオ人工膵

〔3〕 実際の応用例

- マイクロカプセル[†]：アルギン酸とポリリジンを用いたマイクロカプセル法が1980年代に確立されて以来，ほかの材料も含め，現在まで非常に多くの研究がある。アルギン酸とポリリジンを用いたマイクロカプセル化の概要のフロー図を図9.4に示す。

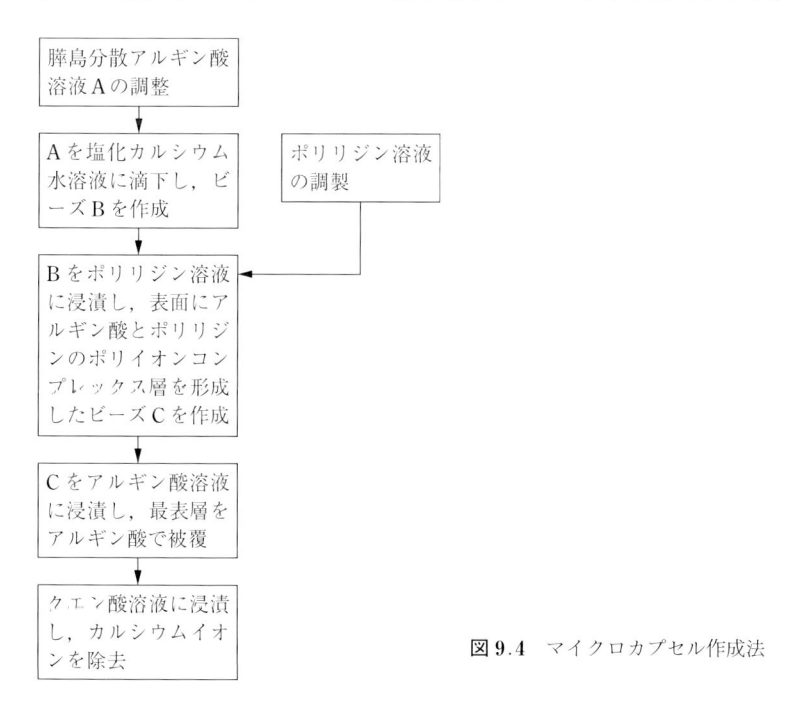

図9.4 マイクロカプセル作成法

- マイクロカプセル以外の膜：平膜では孔径 $0.4\ \mu m$ の放射線穿孔膜，中空糸では分画分子量5万の塩化ビニル-アクリロニトリル共重合体製中空糸やポリアミド製中空糸，分画分子量6万のセルロース膜を用いた動物実験レベルの報告はあるが，臨床応用はさ

---

[†] マイクロカプセル法，マイクロカプセル以外の膜については，いずれも Cerco Medical 社のホームページ[21]に詳しく解説されているので参考にされたい。

### 9.4.2 歯周組織再生誘導膜

歯周病は歯石・細菌感染・炎症などにより歯周組織（歯肉・歯根膜・歯槽骨）が破壊され，いずれは歯が抜けてしまう疾患であり，歯槽膿漏の名前のほうが広く知られている。破壊された歯周組織は生体の修復機能により修復されるが，その際に集合してくる細胞は，歯槽骨由来細胞・歯肉結合組織由来細胞・歯肉上皮由来細胞・歯根膜由来細胞であり，このなかでは歯肉上皮由来細胞の増殖スピードが最も速いため，本来，最も望ましい修復形態となる歯根膜由来細胞が駆逐されてしまう（「上皮性付着」の形成，図9.5）。そこで，歯肉上皮由来細胞の侵入を膜により堰き止め，歯根膜由来細胞の再生に邪魔にならないようにしてやる（図9.6）のがGTR（guided tissue regeneration）であり，1980年代に開発されて以来，現在では通常の歯科治療法として汎用されるに至っている。GTRを含め，歯周組織の再生の詳細に関しては成書[22]を参照されたい。

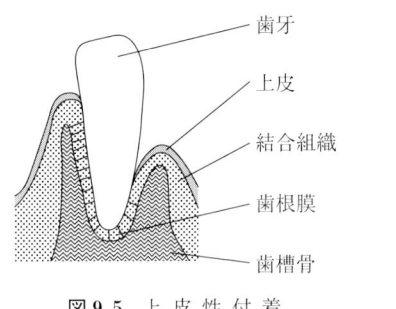

図 9.5　上 皮 性 付 着　　　　　図 9.6　GTR

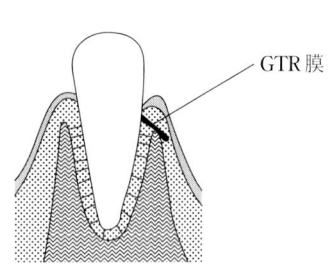

〔1〕 要求される物性

- 安全性・滅菌性・生体適合性：9.4.1項の埋込み型人工臓器免疫隔離膜と基本的考え方は同じである。
- 生体内安定性または吸収性（力学的強度）：9.2節の分離膜・隔離膜に要求される物性と機能でも若干述べたが，歯周組織の再生が完了し，不要となった膜の摘出手術を行うまで安定に存在することが必要な「非吸収性膜」と，歯周組織再生が済んだらすみやかに消失することが望まれる「吸収性膜」の2種類が存在する。前者は安定性が必要で，逆に後者は吸収性が必要であるが，後者の場合，歯周組織の再生が完了する前に分解吸収されてしまわないことが必要である。

〔2〕 要求される機能

- 細胞遮蔽能：上皮細胞の侵入を防ぎ，ほかの細胞による歯周組織再生の空間を確保することが要求される（図9.6）。

〔3〕 **実際の応用例**　1980年代から四フッ化エチレン樹脂製の非吸収性膜が市販され，実際に歯科治療に用いられるようになり，1990年代に入ると，乳酸-グリコール酸共重合体やコラーゲンによる吸収性膜が開発され，これも実際に歯科治療に用いられるようになっている。吸収メカニズムは，乳酸-グリコール酸共重合体が純化学的加水分解，コラーゲンがコラーゲン分解酵素（コラゲナーゼ）による分解であり，3～8か月で吸収されるといわれている（乳酸-グリコール酸共重合体の場合，吸収速度の早いポリグリコール酸と吸収速度の遅いポリ乳酸を共重合体にすることで，吸収速度を調整している）。

## 9.5　膜の素材について

表9.5に，本章で紹介した膜の素材についてまとめた。なお，体外循環型バイオ人工臓器の欄には，細胞を含有しない純工学的体外循環治療器として実際にヒト臨床に用いられている素材も挙げた。

表9.5　膜素材

| 素材 | 形状 | 分類 |
|---|---|---|
| ポリエチレンテレフタレート | 不織布 | *in vitro* 細胞採取 |
| ポリウレタン | 多孔質平膜 | |
| セルロース<br>酢酸セルロース<br>ポリアクリロニトリル<br>ポリメチルメタクリレート<br>エチレンビニルアルコール共重合体<br>ポリスルホン<br>ポリエーテルスルホン<br>ポリエチレン<br>ポリプロピレン<br>ポリアミド | 中空糸 | 体外循環型バイオ人工臓器 |
| アルギン酸-ポリリジン<br>アガロース<br>ポリイソプロピルアクリルアミド | マイクロカプセル | 埋込み型バイオ人工臓器 |
| ポリエチレンテレフタレート<br>ポリカーボネート<br>ポリビニルアルコール | 多孔質平膜 | |
| 塩化ビニルアクリロニトリル共重合体<br>ポリアミド<br>セルロース | 中空糸 | |
| ポリ四フッ化エチレン | 多孔質平膜 | 歯周組織再生誘導（非吸収性） |
| 乳酸-グリコール酸共重合体<br>コラーゲン | | 歯周組織再生誘導（吸収性） |

## 9.6 お わ り に

　バイオマテリアルは化学・物理学・生物学・医学など多数の学問が絡む学際領域であるといわれて久しい。筆者はバイオマテリアルの分野に身をおいて 20 年以上になるが，対象とする材料や医療分野はいろいろ変化してきた。そこで感じるのは，「ことば」の重要性である。いわゆるバイオマテリアル屋ではない，純粋なバイオ系研究者の集団のなかに初めて入って驚いたのは，彼らが使う「生体材料」や「バイオマテリアル」という語は細胞や遺伝子など，生体「由来」材料の意味で使っていることを知ったときであった。「生体材料」という語を使って会話しているが，どうも話が通じない。確認したところ，彼らは生体由来材料の意味で使っており，私は生体に適用する人工材料の意味で使っていたというわけだ。

　同じバイオマテリアル屋どうしでも 9.2 節で述べたように，使用する目的や医療分野により誤解が生じる場合がある。こういった誤解を事前に防ぐには「バイオマテリアルとひと口にいっても，使用目的や対象医療分野によってさまざまである。いま，議論しているバイオマテリアルはどういった目的で使われ，どういう機能が要求されるものかおたがい確認しておくこと」，そして「バイオマテリアルとはこのように幅広い学問であることを認識し，自分の対象分野だけに視野狭窄にならず広い視野をもつこと」が重要であると思う。最後に，私が「まったくそのとおり」と思わず膝を打って感銘を受けた，北海道大学村林氏の以下の文章を挙げ，筆を置くことにする。

　「生体不適合性材料の応用——血漿分離膜には各種の高分子材料が用いられているが，体外循環における血液との接触により，補体の活性化，一過性白血球減少症など種々の反応を生じさせることが知られている。これらは膜材料の生体適合性の見地から議論され，より反応の少ない材料が求められてきた。しかし，一方，これら免疫系への作用を免疫調節という観点から論じることも可能であり，まず，血漿分離膜材料による免疫調節効果，特に補体の活性化が及ぼす効果について考えてみたい。 …（中略）… 補体の活性化は，これまで体外循環に伴う合併症の一因とも考えられ，いわば生体不適合性の指標とされてきた。確かに健常人にとっては，補体活性化による恒常性の攪乱は望ましいものではないが，その恒常性が乱れている免疫疾患の患者では，有益な効果が期待できる可能性がある。 …（中略）… 体外免疫療法に用いられている材料の免疫系への作用をさらに検討することが必要であろう。それは療法の治療効果を評価する上で重要であるばかりではなく，新たな免疫調節材料を開発する糸口となり得るかもしれないからである。特に，従来，生体不適合と考えられている材料を，免疫調節の観点から再考することにより，新たな発展が期待できるのではないかと思われる」[23]

## 引用・参考文献

1) 中林宣男ほか：医療用高分子材料の新展開，シーエムシー（2003）
2) 中本雅彦ほか：透析療法事典，医学書院（1999）
3) 篠崎正博ほか：急性血液浄化法マニュアル，南江堂（2002）
4) 日本アフェレシス学会：新版アフェレシスマニュアル，秀潤社（2004）
5) 井上一知ほか：21世紀の再生医療，シーエムシー（2000）
6) 土屋利江ほか：医療材料・医療機器の安全性と生体適合性，シーエムシー（2003）
7) 佐藤温重ほか：バイオマテリアルと生体，中山書店（1998）
8) 古橋正吉ほか：滅菌・消毒マニュアル，日本医事新報社（2001）
9) 筏 義人ほか：生体適合材料，日本規格協会（1993）
10) 中村美穂ほか：ハイドロキシアパタイト表面における初期生体反応に対するポーリングの効果，第25回日本バイオマテリアル学会大会予稿集，演題A 309，106（2003）
11) 澄田政哉ほか：リン酸カルシウム系生体材料及びその製造方法，日本公開特許公報特開平03-143448号（1991）
12) 財団法人食品薬品安全センター秦野研究所のホームページ，http://www.fdsc.or.jp/IyouZairyou/IryouTebiki.html（2006年4月現在）
13) 安武幹智ほか：臍帯血からの新しい造血幹・前駆細胞の分離方法：臍帯血造血幹細胞採取フィルターシステム，医科器械学，**68**，6，p.237（1998）
14) Nakamura, Y. et al.：Enrichment of lineage-CD 34- cells using a newly developed filter system, Br. J. Haematol., **108**, p.801（2000）
15) Eichler, H. et al.：Engraftment Capacity of Umbilical Cord Blood Cells Processed by Either Whole Blood Preparation or Filtration, Stem Cells, **21**, p.208（2003）
16) 池内正子ほか：ヒト間葉系幹細胞の不織布フィルターを用いた分離技術の開発，第23回日本バイオマテリアル学会大会予稿集，演題2 B-15，p.157（2001）
17) 伊藤孝仁ほか：腎再生細胞移植療法 ――不織布フィルターによる腎再生細胞分離の試み――，未来材料，**4**，3，p.50（2004）
18) 樋口亜紺：高分子機能膜を用いた医療用細胞分離，Bio Industry，**21**，6，p.68（2004）
19) 島田二郎ほか：急性血液浄化法マニュアル，2．急性血液浄化療法の適応疾患，2.7 中毒，p.120，南江堂（2002）
20) Demetriou, A. A. et al.：Prospective, Randomized, Multicenter, Controlled Trial of a Bioartificial Liver in Treating Acute Liver Failure, Ann. Surg, **239**, 5, p.1（2004）
21) Cerco Medical社ホームページ，http://www.isletmedical.com/（2006年4月現在）
22) 宮田 隆ほか：歯周病と骨の科学，医歯薬出版（2002）
23) 村林 俊：未来型人工臓器とバイオマテリアル，生体材料，**8**，6，p.309（1990）

# 10 ドラッグデリバリーシステム（徐放化）

## 10.1 薬物の徐放化技術

### 10.1.1 ドラッグデリバリーシステムとは

薬物の治療効果は，主として，薬物に対する標的細胞の感受性と標的作用部位への薬物分子の到達性とにより決定される。近年，急速に発展したバイオインフォマティクスやハイスループットスクリーニング技術などを利用して，大量の候補化合物から生物活性の高い薬物が見いだされるようになってきた。しかしながら，いかに生物活性の高い薬物が見いだされても，投与された薬物のほんの一部しか標的作用部位へ到達できず，ほとんどの薬物は代謝あるいは体外へ排泄されてしまう。このことから，薬物の治療効果を得るために大量頻回投与が行われ，結果として生じる作用部位以外での薬物濃度の上昇が副作用の原因になっている。この問題を解決するために考えられた技術がドラッグデリバリーシステム（drug delivery system：DDS）である。

DDSの基本概念は，薬物を必要な部位にのみ，必要な量だけ，必要なときに送達することによって，最も優れた薬物治療効果を得ることである。こうした薬物投与の最適化は，① 薬物の徐放化，② 生体内で不安定な薬物の長寿命化（安定化），③ 薬物の吸収促進，および，④ 薬物の作用部位へのターゲティング（11章参照）で達成される。これらのいずれの方法も再生医療には有用である。例えば，長寿命化技術を用いて組織再生にかかわる生体因子の生体内安定性を向上させる，あるいは，必要な部位へターゲティングすることによって，組織再生を促進することができるであろう。本章では，薬物の徐放化について述べ，②〜④ についての詳細は，本書の11章あるいは成書に譲りたい[1]。

### 10.1.2 薬物徐放化のメカニズム

〔1〕 **薬物の徐放パターン**　薬物の治療効果や副作用は，投与後の生体内の薬物濃度により規定される。すなわち，生体内の薬物濃度を，薬効を発現する濃度以上かつ毒性を発現する濃度以下の有効濃度域に，一定期間，保つことが理想的である（図10.1）。

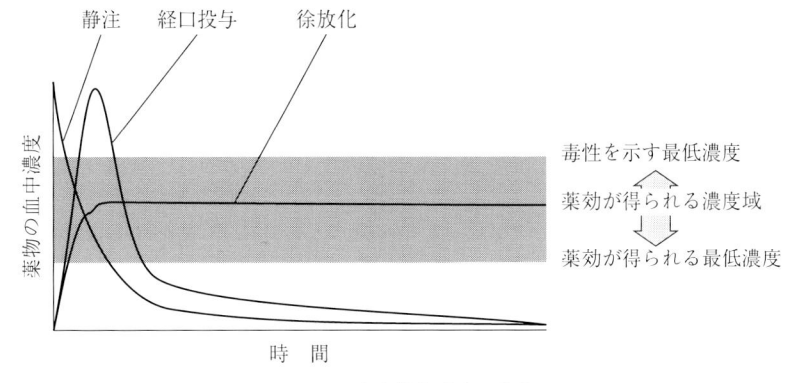

**図 10.1** 血中薬物濃度の推移

　薬物の徐放化は，徐放化担体から薬物を適当な速度で供給し，作用部位における薬物濃度を制御することによって，治療の最適化を図る技術である．望ましい薬物の徐放パターンは，薬物の作用メカニズムや体内動態の特性によって異なるが，一般には一定の放出速度が目標とされている．**図 10.2** に薬物徐放化における典型的な放出速度と時間との関係を示す．図 10.2 に示すように，薬物の徐放化は，その放出パターンから，1 次放出（図 (a)），0 次放出（図 (b)），パルス放出（図 (c)），およびプログラム放出（図 (d)）の四つに分類される．一方，徐放化担体からの薬物の放出速度を制御する方法として，以下の方法が考え

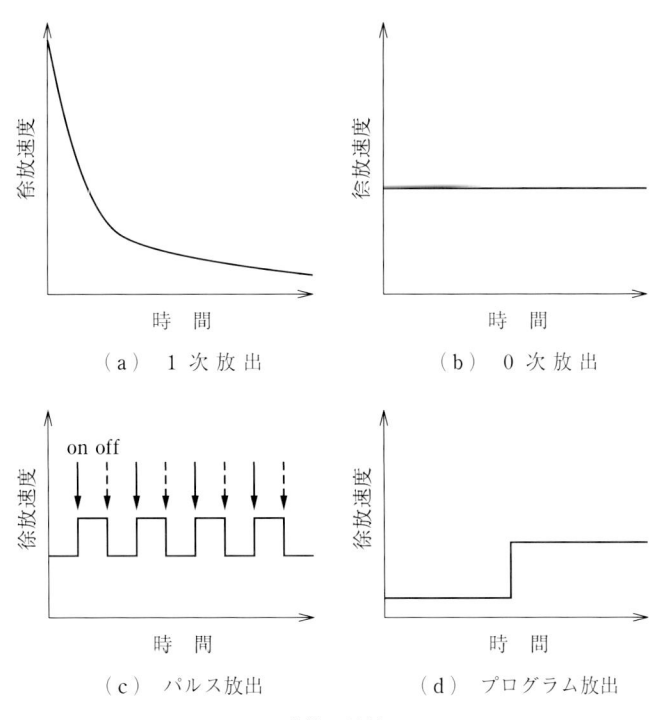

（a）1 次放出　　（b）0 次放出　　（c）パルス放出　　（d）プログラム放出

**図 10.2** 薬物の徐放パターン

られる。

① 高分子マトリックスを利用して拡散速度を制御する方法（拡散型）
② 放出制御膜を使う方法（膜透過型）
③ 外部からの水などの浸入を利用して放出の駆動力とする方法（膨潤型）
④ 高分子マトリックスの生体内における分解を利用する方法（溶解型）

〔2〕 **薬物徐放化の1次放出制御**　薬物の1次放出制御（図10.2（a））は，1963年Higuchiらによって報告され，平板状の高分子担体に包含された薬物が，主として拡散律速により担体から放出される場合（拡散型）に成り立つ[2]。しかしながら，担体の形状，担体を構成する高分子の物理化学的性質（分子量，結晶化度，ガラス転移温度，膨潤挙動など），薬物の濃度，薬物と担体との相互作用などによって，薬物の放出速度は大きく変化する。すなわち，薬物が担体内を拡散する際，その障壁となる高分子材料の特性が薬物放出速度を規定する要因の一つである。例えば，親油性薬物の担体中での拡散は，担体に対する薬物の親和性（分配性）に依存する。また，親水性薬物の担体中での拡散は，水を含んで膨潤した担体の網目構造が変化することによってコントロールされる。一方，1次放出制御では，投与直後に薬物が大量に放出されたあと，担体内に残存した薬物が徐放化されるため，長期間，有効濃度域に薬物濃度を保つことは困難であると考えられる。

〔3〕 **薬物徐放化の0次放出制御**　図10.1で示したように，薬物濃度を一定期間，有効濃度域に保つためには，0次放出制御（図10.2（b）参照）の徐放化が望ましい。0次放出制御が可能な徐放化担体として，非吸収性高分子からなる放出制御膜を利用した膜透過型[3]，外部からの水の浸入による高分子材料の膨潤ならびに溶解を利用した膨潤型[4]，水と接触した表面から分解する高分子材料を利用した溶解型[5]，ならびに浸透圧ポンプを用いた製剤[6]などが挙げられる。

膨潤型の徐放化担体では，膨潤した担体内での薬物の拡散がその膨潤速度よりも速い場合，担体の膨潤挙動が薬物放出速度を規定する。このため，担体の膨潤速度が一定であれば，0次放出制御が可能であると考えられる（**図10.3（a）**）。一方，疎水性の生体吸収性高分子からなる溶解型の徐放化担体では，生体吸収性高分子の加水分解，あるいは，それに伴う分解物の水可溶化により，徐放化担体が表面から分解されることによって，担体内に分散した薬物が徐放化される（図（b））。浸透圧を利用した担体では，その周囲から半透膜を通って水が浸入することにより，浸透圧誘発物質が担体の内圧を高めることによって，薬物が放出される（図（c））。

以上のように，非吸収性あるいは生体吸収性高分子からなるいずれの徐放化担体を用いた場合でも，薬物濃度を一定期間，有効濃度域に保つことが可能である。一方，近年，生体がもつ体内時計に基づいて，薬物の毒性が低く，かつ最大の薬効が得られる時間帯の存在が明

## 10.2 薬物の徐放化のためのバイオマテリアル

（a）膨潤型　　　（b）溶解型　　　（c）浸透圧ポンプ

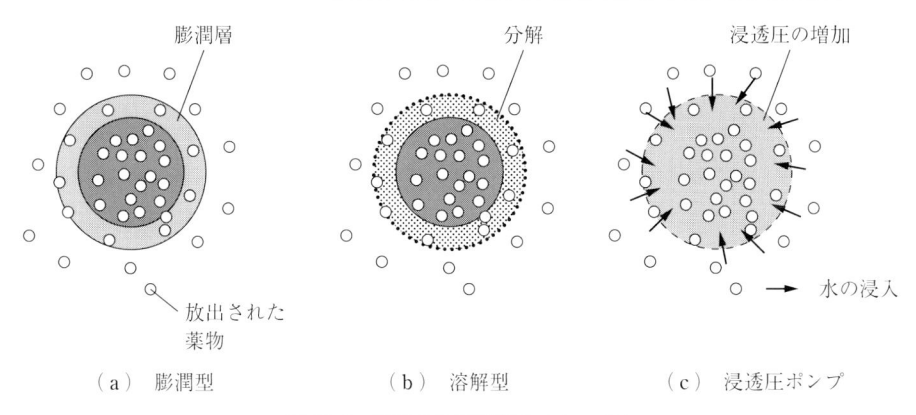

**図 10.3** 薬物の放出制御のメカニズム

らかにされつつある[7]。また，組織再生にかかわる生体因子を一定期間，細胞に暴露した場合，その因子に対する細胞膜表面のレセプターが down-regulation され，生物活性が低下する可能性も考えられる。このように，最大薬効が得られる時間帯が生理学的に変動する場合，あるいは，レセプターの down-regulation による生物活性の低下を抑制するためには，0 次放出制御よりは，むしろ生体のもつ体内時計や生理学的な変化に同調して薬物の放出挙動が変動する，新しい薬物放出制御技術の開発が必要であると考えられる。

〔4〕 **刺激応答性の薬物放出制御**　生体のもつ体内時計や生理学的な刺激に同調して薬物の放出挙動を変化させることができる方法として，パルス放出（図 10.2（c）参照）およびプログラム放出（図 10.2（d）参照）による放出制御技術が挙げられる。こうした徐放化担体を作製するために，外部刺激によって構造や物理化学的な性質が変化する高分子材料が利用されている。外部刺激に応答して薬物の放出を制御するために，pH[8]，イオン[9]，温度[10),11]，電流[12]，光照射[13]，磁場照射[14]，あるいは超音波照射[15] など，さまざまな物理化学的刺激に応答することができる高分子材料が研究されている。こうした刺激応答性の徐放化担体では，バルク的な性質のみならず，担体の表面性状も変化することが考えられる。例えば，外部刺激に応じて，表面の物質透過性が可逆的に変化するような徐放化担体であれば，薬物の on-off 放出制御が可能となる[10]。

## 10.2 薬物の徐放化のためのバイオマテリアル

### 10.2.1 非吸収性高分子材料

高分子材料は，セラミックスや金属などの材料と比較して，薬物の徐放化のためのバイオマテリアルとして盛んに研究されている。こうした薬物の徐放化のためのバイオマテリアルは，生体吸収性・親水性など，高分子材料の特性に基づいて分類することができる。これま

でに，薬物の徐放化担体として研究されてきた非吸収性高分子材料は，ポリジメチルシロキサン(PDMS)，ポリウレタン(PU)，ポリ(2-ヒドロキシエチルメタクリレート)(poly(HEMA))などである．

シリコーンの一つである PDMS は，疎水性の非吸収性高分子材料であり，非水溶性の薬物やガスなどに対して高い透過性を示す．この性質を利用して，PDMS は生体内での長期間の使用が可能な放出制御膜として，薬物をデバイス内に貯蔵するリザーバータイプの徐放化担体に利用されている．さらに，表面自由エネルギーが低く，生体成分との相互作用が弱いため，生体内に長期間埋入しても膜の放出制御性を保つことができると考えられる．こうしたシリコーンを用いた代表的な埋入製剤では，Norplant® という商品名で欧米で広く臨床使用されている女性用徐放型避妊製剤が挙げられる．これは女性ホルモンである Levonorgestrel を含有したチューブ状のデバイスであり，女性の上腕部に注射針を用いて埋め込む．埋入すれば約 5 年間にわたって薬物が徐放化され，避妊効果が期待できる．さらに，その女性が妊娠を希望すれば，非吸収性材料であることから容易に除去することができる．吸収性材料では，このように取り出すことは不可能である．

非吸収性高分子からなる薬物の徐放化担体として有用な材料にハイドロゲルがある．非吸収性高分子からなるハイドロゲルは水を含んで膨潤するが，水には溶解しない．ハイドロゲルの例として，1960 年，Wichterle と Lim とによって poly（HEMA）からなるハイドロゲルが報告された[16]．透明性が高く扱いやすいことから，ソフトコンタクトレンズ用のバイオマテリアルとして利用されてきた．一方，poly（HEMA）はアルコールには溶解するものの，水中では膨潤して，架橋することなくハイドロゲルを形成する性質をもっている．このような性質を利用して，水溶性の薬物を徐放化する担体として研究がなされている．その一例として，poly（HEMA）に対して，ほかの高分子との共重合や架橋することによって，膨潤型の放出制御により薬物の 0 次放出が試みられている[6]．

近年，非吸収性高分子を利用して，外部刺激に応答したより精緻な薬物の放出制御方法が検討されている．こうした刺激応答性の薬物の徐放化担体では，pH・温度・電場などを利用して，高分子材料の物理化学的性質を変化させ，薬物の徐放性を制御する．pH に応答する薬物の徐放化担体として，主鎖あるいは側鎖にイオン性の官能基をもつ高分子からなるハイドロゲルが挙げられる．イオン性の官能基として，カルボキシル基，あるいはアミノ基などが利用されている．これらの官能基は pH に応じて解離状態が異なるため，イオン性の官能基をもつ高分子からなるハイドロゲルは pH に応答することが考えられる．例えば，カルボキシル基をもつ高分子からなるハイドロゲルでは，pH が高い，すなわちカルボキシル基が解離している場合，解離したカルボキシル基間に斥力がはたらき，ハイドロゲルの網目のサイズが大きくなることによって，ハイドロゲルは膨潤する．この場合，包含された薬物は

ハイドロゲル内を拡散しやすくなり，ハイドロゲルから容易に放出される。一方，カルボキシル基が解離しない低いpHの場合，近接するカルボキシル基間の水素結合によりハイドロゲルの網目が収縮することによって，薬物の拡散が抑制される。こうしたpH応答性をもつ徐放化担体の用途として，腸において薬物を徐放化することのできる経口投与システムが考えられる。すなわち，pHが低い胃では薬物が放出されず，腸へ移行してpHが中性に変化するとハイドロゲルが膨潤し，薬物が放出されるというメカニズムである。Nagai, Peppasらは，ポリメタクリル酸とポリエチレングリコールとからなるpH応答性ハイドロゲルを合成し，pHに応答したインスリンの徐放化に成功している。さらに，糖尿病ラットに対してインスリンを包含したpH応答性ゲルを経口投与したところ，血糖値が改善されることを示した[8]。

温度変化に応答して薬物が徐放化される材料として，ポリ（$N$-イソプロピルアクリルアミド）（PNIPAAm）が知られている。PNIPAAmは，水中で下限臨界溶解温度（LCST）をもち，32℃を境界に低温では水に溶解しているが，それ以上では急激な脱水和により，凝集や沈殿が誘起される。また，LCSTは，NIPAAmと親水性あるいは疎水性モノマーとを共重合することにより変化させることができる。こうした知見に基づいてLCSTをうまく制御することによって，高分子材料の温度応答性を変化させることができると考えられる。Okanoらは，PNIPAAmからなる3次元架橋ゲルが温度変化に応答して膨潤-収縮変化することを利用して，on-off制御が可能な薬物の徐放化担体を開発した[10]。PNIPAAmゲルをLCST以上に急激に昇温すると，脱水和によりゲルは収縮する。このとき，急激な温度変化に応答して，ゲル表面に水の透過を阻害する緻密なスキン層が形成される。このスキン層の形成によりLCST以上では薬物の徐放化が停止される。一方，こうしたPNIPAAmハイドロゲルからなるナノ粒子を作製することによって，がん治療を行う試みもなされている[11]。固形がん組織は，一般に，血管透過性の亢進とリンパ系の未発達により50〜100 nmほどの大きさをもつ粒子が集積しやすいことが知られている（EPR効果（enhanced permeability and retention effect））。抗がん剤を包含したPNIPAAmからなるナノ粒子を作製し，EPR効果により抗がん剤を集積させたのち，がん組織のみを局所加温装置で昇温することによって，ナノ粒子から抗がん剤が徐放化される。このような標的部位にターゲティング後，薬物を放出・作用させる「ダブルターゲティング技術」は，標的治療の効率を高めるとともに，生体への副作用を低減させることが期待できる。

これまでに述べてきた温度やpH変化を外部刺激として利用する方法に加えて，電場や電流は強度を容易に変化させることができるため，刺激応答性の放出制御方法の一つとして有用であると考えられる。例えば，経皮的に薬物を吸収させるTTS（transdermal therapeutic system）では，必要なときに電場を印加すると，電気浸透により放出制御膜を通じて皮

膚へ薬物が移動することによって，非侵襲的に投与することができる。このようなイオントフォレシスの効果は，印加する電場の強さ，印加時間，接触面積などに依存する。例えば，成長ホルモンアナログ体である酢酸オクトレオチド（分子量1 019.3）をイオントフォレシス（$0.05 \sim 0.15\,mA/cm^2$）によりウサギへ投与することによって，血漿中の薬物濃度の増加が認められた[12]。このことは，比較的分子量の高いペプチド性医薬品に対してもイオントフォレシスが有効であることを示唆している。最近では，皮膚科領域のみならず眼科や歯科領域でも，粘膜に対するイオントフォレシスが注目されている。

一方，上述のように薬物の浸透性を高めること以外で電場や電流を使った徐放化担体として，電気刺激によって膜が崩壊することにより，包含されていた薬物が放出される材料が研究されている。ポリエチルオキサゾリンとポリメタクリル酸とをpH 5.0以下で混合すると水素結合を介してゲル化するが，pHを5.4以上に変化させるとゲルが崩壊する（図10.4）[17]。

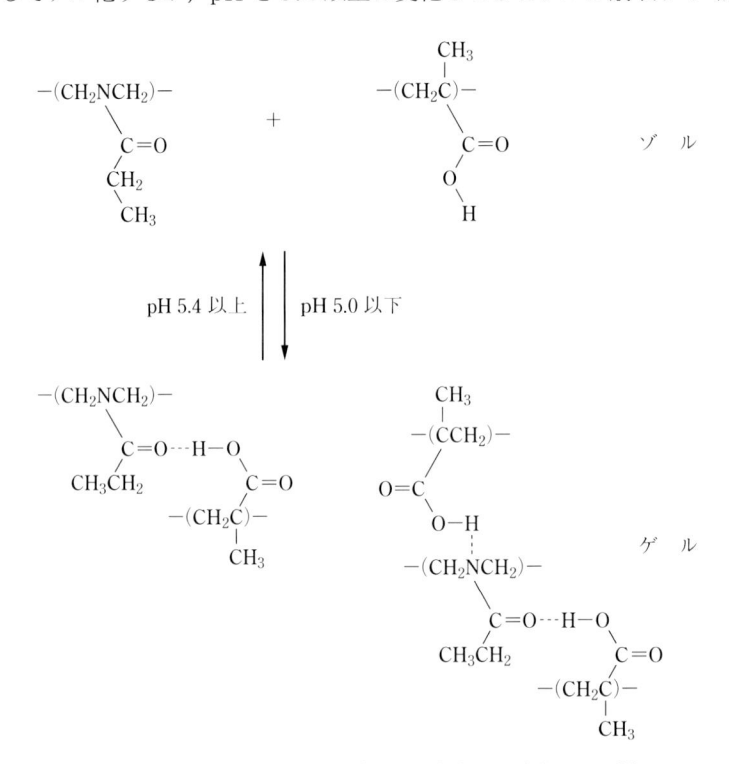

**図10.4** 電気刺激によってゾル-ゲル転移する高分子の一例

Kimらは，このハイドロゲルに薬物を包含させ，電流を印加することにより正極付近で薬物が電流刺激に応じて放出されることを見いだした。これは，正極では，水の電気分解により水酸化物イオンが生成することにより，局所のpHが高くなる。したがって，正極に接触した面ではハイドロゲルが溶解し，薬物が徐放化される。また，Langerらは，半導体プロセス技術を利用して，微小なリザーバーを作製，薬物を包含させる技術を開発した[18]。こ

のデバイスでは，電流を印加することにより，リザーバーの蓋である金の超薄膜が電気分解され，膜が消失することによって包含されていた薬物が放出される。いずれの場合も電気刺激に応じて薬物の徐放化を on-off 制御することができる。

### 10.2.2 生体吸収性高分子材料

生体吸収性とは，酵素的であれ非酵素的であれ，材料の重量が減少して最終的には生体内から材料が消滅してしまうことである。このような性質をもつ生体吸収性高分子は，生体内において，毒性の低いモノマー，あるいは水可溶化され体外へ排泄される程度の分子量をもつ化合物までに分解される。**表 10.1** に生体内で比較的すみやかに分解していく生体吸収性高分子を示す。表 10.1 に示すように，生体吸収性高分子は多糖やタンパク質などの天然高分子，および合成高分子の 2 種類からなる。これらの生体吸収性高分子が体内で消滅していくのは，ほとんどが材料を構成している高分子の主鎖中の共有結合が切断していくためである。すなわち，生体内に存在する水と酸素によって，主として，高分子の分子鎖が加水分解あるいは酸化分解される。また，加水分解酵素も体内に存在するが，合成ポリペプチド以外の合成高分子の分解には酵素は関与していない。一方，天然高分子はほとんどすべて加水分解酵素によって分解される。

最も活発に研究されている生体吸収性の合成高分子は，ポリ乳酸（PLA），ポリグリコール酸（PGA），および，乳酸-グリコール酸共重合体（PLGA）である。その理由として，分解生成物の乳酸とグリコール酸がわれわれの体内の代謝物であり，安全性に問題のないこと，人為的に分子量と組成を変えられること，高強度から低強度までの材料を自由に合成できることなどが挙げられる。これらの特徴を利用して，生体吸収性合成高分子は，生体材料あるいは DDS 用材料として研究され，その一部は，縫合糸，骨折固定ピン・プレート，DDS 用の微粒子として，すでに臨床応用されている。最近，材料に柔軟性をもたせる目的から，乳酸と $\varepsilon$-カプロラクトンとの共重合体が作製されている。一方，こうした合成高分子の多くは水に不溶であるため，DDS 製剤化において，その溶解には有機溶媒が用いられる。一般に，タンパク質の多くは，有機溶媒との接触によりその生物活性を失う。したがって，タンパク質の DDS 製剤化においては，生物活性を損なわない温和な条件で，薬物を徐放化担体へ包含させる技術の開発が必要不可欠である。

生体吸収性の天然高分子の代表はコラーゲンとその変性体のゼラチンなどのタンパク質である。デンプン，ヒアルロン酸，アルギン酸などの多糖も利用されている。これらの材料のほとんどが親水性であり，架橋することによって，適当な生体吸収性をもつ含水ゲル（ハイドロゲル）として用いられることが多い。この典型的な例であるアルギン酸は，海草から単離された L-グルロン酸と D-マンヌロン酸が結合した直鎖上の多糖である。アルギン酸は，

表10.1 生体吸収性の合成および天然高分子

| 合成高分子 | | 天然高分子（動物・植物・微生物由来） | |
|---|---|---|---|
| 名称および主鎖結合様式 | 具体例 | 名称および主鎖結合様式 | 具体例 |
| エステル<br>$-\mathrm{C}-\mathrm{O}-$<br>$\parallel$<br>$\mathrm{O}$ | ポリ乳酸，ポリグリコール酸，乳酸-グリコール酸共重合体，乳酸-ε-カプロラクトン共重合体，ポリ-p-ジオキサノン，ポリ-β-リンゴ酸 | エステル<br>$-\mathrm{C}-\mathrm{O}-$<br>$\parallel$<br>$\mathrm{O}$ | ポリ-β-ヒドロキシ酪酸，ポリリンゴ酸 |
| 酸無水物<br>$-\mathrm{C}-\mathrm{O}-\mathrm{C}-$<br>$\parallel\quad\parallel$<br>$\mathrm{O}\quad\mathrm{O}$ | ポリ酸無水物 | | |
| オルソエステル<br>$-\mathrm{C}-\mathrm{O}-$<br>$\mid$<br>$-\mathrm{O}\phantom{-}\mathrm{O}-$ | ポリオルソエステル | | |
| カーボネート<br>$-\mathrm{O}-\mathrm{C}-\mathrm{O}-$<br>$\parallel$<br>$\mathrm{O}$ | ポリカーボネート | グリコシド<br>（多糖）<br>$-\mathrm{O}\diagdown\diagup\mathrm{O}-$ | キチン，キトサン，ヒアルロン酸，ペクチン，ペクチン酸，ガラクタン，デンプン，デキストラン，プルラン，アガロース，ヘパリン，コンドロイチン-6-硫酸 |
| ホスファゼン<br>$-\mathrm{N}=\mathrm{P}-$ | ポリジアミノホスファゼン | | |
| ペプチド<br>$-\mathrm{NH}-\mathrm{C}-$<br>$\parallel$<br>$\mathrm{O}$ | 合成ポリペプチド | ペプチド<br>（タンパク質）<br>$-\mathrm{NH}-\mathrm{C}-$<br>$\parallel$<br>$\mathrm{O}$ | コラーゲン，ゼラチン，フィブリン，アルブミン，グルテン，ポリアミノ酸，エラスチン，フィブロイン，酵素 |
| リン酸エステル<br>$\mathrm{O}$<br>$\parallel$<br>$-\mathrm{P}-\mathrm{O}-$<br>$\mid$<br>$\mathrm{O}$ | ポリホスホエステルウレタン | リン酸エステル<br>（核酸）<br>$\mathrm{O}$<br>$\parallel$<br>$-\mathrm{P}-\mathrm{O}-$<br>$\mid$<br>$\mathrm{O}$ | デオキシリボ核酸（DNA），リボ核酸（RNA） |
| 炭素-炭素<br>$\quad\quad\mathrm{CN}$<br>$\quad\quad\mid$<br>$-\mathrm{CH}_2-\mathrm{C}-$ | ポリシアノアクリレート | | |

その水溶液へカルシウムイオンを添加することにより，いわゆる「エッグボックス」構造を形成し，ハイドロゲルに変化する。あらかじめ薬物を混合させたアルギン酸水溶液を架橋することにより，薬物をハイドロゲル内へ包含することが可能である。一方，凍結乾燥したハイドロゲルへ薬物溶液を包含させることによっても薬物を担持させることが可能である。いずれの方法も，温和な条件で薬物を包含させることが可能であり，上述した有機溶媒との接触によるタンパク質の失活を避けることができる方法であると考えられる。

### 10.2.3 そのほかの材料

近年，高分子以外の材料として，リン酸カルシウムを中心とした無機材料が薬物の徐放化担体として研究されるようになってきた。例えば，ハイドロキシアパタイト（HAp）あるいは $\beta$-リン酸三カルシウム（$\beta$-TCP）からなる多孔質体は，すでに生体活性をもつ骨充てん材として臨床応用されている。骨組織の無機成分であるHApは，骨組織のおもな有機成分であるI型コラーゲンをはじめとするタンパク質と強く相互作用する性質をもつ。この理由として，結晶構造に異方性をもつHApの結晶面は，負に帯電しているリン酸リッチな面と正に帯電しているカルシウムリッチな面とが存在し，主として静電的な相互作用により，タンパク質が吸着するからである[19]。こうしたHApのもつ生体安全性，タンパク質あるいは遺伝子の吸着能に着目して，HApはタンパク質や遺伝子などの徐放化担体として研究されている。HApを薬物の徐放化担体として用いた場合，薬物を温和な条件で吸着・包含させることが可能であると考えられる。また，薬物を包含したHAp微粒子表面に生体吸収性の合成高分子をコーティングすることにより，薬物の徐放性をコントロールする試みも行われている[20]。一方，HApは硬組織に対する生体活性あるいは細胞との親和性をもち，骨組織再生のための細胞の足場材料としても研究されている[21]。これらのことから，HApは薬物の徐放化材料ならびに細胞の足場材料としての二つの性質を兼ね備えた骨組織再生のためのバイオマテリアルとして，応用が期待されている。

## 10.3　タンパク質の徐放化技術

1976年，Folkman，Langerらは，リゾチーム（分子量14 400），大豆トリプシン（分子量21 000），アルカリ性フォスファターゼ（分子量88 000），カタラーゼ（分子量250 000）などの異なる分子量をもつタンパク質について，非吸収性高分子からなる担体からの徐放化ならびに徐放化されたタンパク質の生物活性について報告した[22]。ここでは，薬物を包含した高分子マトリックスを，薬物を含まない同じ高分子でサンドイッチした3層構造を形成させることにより，封入された薬物は，ほぼ0次放出挙動を示した。また，放出されたタンパク質の生物活性は維持されていた。同様にしてLangerらは，インスリンの水溶液と有機溶媒に溶解させたエチレン-酢酸ビニル共重合体とを混合・成型して乾燥することにより，インスリン徐放化高分子担体を作製した。得られた担体からインスリンを1か月間徐放化することによって，糖尿病ラットの血糖値を改善することに成功している[23]。さらにLangerらは，薬物の透過しない膜で半球状（Hemisphere）の形状をした担体を作製し，中心部分からのみ薬物が放出されるようなシステムが，理論的にも実験的にも0次放出制御が可能であることを示した[24]。一方，非吸収性高分子を用いた場合，埋入した担体を除去しなければな

らないという問題がある．これらを解決する方法として，生体吸収性高分子からの薬物の徐放化について研究されるようになった．

薬物を生体吸収性高分子からなる微粒子内に包含するために，PLAやPLGA溶液と薬物とを混合，エマルションを形成後，溶媒を蒸散させる溶媒蒸発法により，抗がん剤などの低分子薬物，あるいはインスリン，インターフェロンなどのタンパク質を包含した微粒子が研究された．そのなかで，性腺刺激ホルモン放出ホルモン（LHRH）の誘導体である酢酸リュープロレリンをPLGA（乳酸：グリコール酸 = 75：25，分子量 14 000）からなる微粒子に包含させることにより作製した徐放製剤は，前立腺がん治療剤リュープリン®として国内で上市されている[25]．

溶媒蒸発法で作製した微粒子の場合，薬物の放出は一般につぎの3段階で起こる．すなわち，第1段階では，微粒子表面の薬物がバースト放出され，第2段階において少量の薬剤の放出が続き，微粒子を構成する生体吸収性高分子の分子量は低下するが重量低下は起こらない．第3段階では，水溶化したオリゴマーの生成と溶出による重量変化とそれに伴う薬剤の放出が起こる．こうした薬物の放出挙動の不連続性は，微粒子のバルク分解に起因すると考えられている．一般に，生体吸収性高分子からなる微粒子では，微粒子を構成する高分子材料の生体内での加水分解速度を制御することにより，薬物の徐放性を変化させることができる．加水分解速度を制御するためには，水の侵入速度を制御する必要があり，主として，疎水性の生体吸収性高分子が用いられている．しかしながら，一般に，疎水性高分子材料の加水分解は，高分子材料全体で進行するいわゆるバルク分解であり，分解と同時にクラックや破壊が生じ，表面積が大きく変化する欠点がある．生物活性をもつタンパク質を徐放化することによって，治療効果を増強するためには，こうした薬物の徐放性が不連続に変化する問題を解決する必要があると考えられる．

## 10.4　タンパク質・遺伝子の徐放化による再生医療

### 10.4.1　細胞増殖因子の徐放化技術を利用した再生誘導

細胞の増殖や分化など，細胞の機能を調節する生体分子の多くはタンパク質やペプチドである．そのなかで，細胞増殖因子は，生命の維持・生体組織の修復，あるいは個体発生において，細胞のさまざまな機能を調節するタンパク質として知られている．近年，種々の細胞増殖因子の多岐にわたる高い生物活性を利用して，生体組織を効率よく再生誘導する治療法，すなわち再生医療が研究されるようになった．表10.2に示すように，血管・骨・軟骨・神経・脂肪・皮膚・毛髪など，さまざまな組織・臓器に対する再生誘導が試みられている．こうした細胞増殖因子を用いた再生誘導治療では，さまざまなバイオマテリアルが利用

表10.2 細胞増殖因子の徐放化による生体組織の再生誘導の試み

| 細胞増殖因子 | キャリヤー | 動物 | 標的細胞/組織 |
| --- | --- | --- | --- |
| BMP | ポリ乳酸 | イヌ | 長管骨 |
|  | コラーゲンスポンジ | ラット | 長管骨 |
|  |  | イヌ, サル | 歯根膜繊維, セメント質 |
|  | β-三リン酸カルシウム | ウサギ | 長管骨 |
|  | 多孔質HA | ウサギ | 頭蓋骨 |
| rhBMP-2 | ポリ乳酸（多孔質） | イヌ | 脊柱骨 |
|  |  | ラット | 頭蓋骨 |
|  | ポリ乳酸マイクロスフィア | ウサギ | 頭蓋骨 |
|  | コラーゲンスポンジ | イヌ | 歯周組織 |
|  | ゼラチン | ウサギ | 頭蓋骨 |
|  | ポリ乳酸コーティングゼラチンスポンジ | イヌ, サル | 長管骨, 顎骨, 頭蓋骨 |
|  | 多孔質HA | サル | 頭蓋骨 |
|  | 乳酸-エチレングリコール共重合体 | ラット | 長管骨 |
| rhBMP-7 | コラーゲン | イヌ | 脊柱骨 |
|  |  | イヌ | 長管骨 |
| EGF | アガロース | ハムスター | 血管新生 |
|  | ポリビニルアルコール | ラット | 皮膚真皮 |
| aFGF | ポリビニルアルコール | マウス | 血管新生 |
|  | アルギン酸 | マウス | 血管新生 |
| bFGF | アルギン酸 | マウス | 血管新生 |
|  | アガロース/ヘパリン | マウス, ブタ | 血管新生 |
|  | アミロペクチン | マウス | 血管新生 |
|  | ゼラチン | マウス | 血管新生, 皮膚真皮, 脂肪新生 |
|  |  | ウサギ, サル | 頭蓋骨 |
|  |  | イヌ | 末梢神経 |
|  | フィブリンゲル | マウス | 血管新生 |
|  | コラーゲンミニペレット | ウサギ | 長管骨 |
|  | コラーゲン | マウス | 軟骨 |
|  | エチレン-酢酸ビニル共重合体 | ラット | 末梢神経 |
| NGF | コラーゲンミニペレット | ウサギ | 末梢神経 |
|  | 乳酸-グリコール酸共重合体 | ラット | 末梢神経 |
| TGF-β1 | エチレングリコール | ラット | 皮膚真皮 |
|  | ゼラチン | ウサギ | 頭蓋骨 |
|  | 石膏, 乳酸-グリコール酸共重合体 | ラット | 頭蓋骨 |
|  | β-三リン酸カルシウム | イヌ | 長管骨 |
|  | 多孔質HA | イヌ | 長管骨 |
|  | コラーゲン | ヒヒ | 頭蓋骨 |
|  |  | マウス | 皮膚真皮 |
| PDGF-BB | 多孔質HA | ウサギ | 長管骨 |
|  | コラーゲン | ラット | 皮膚真皮 |
|  | キトサン | ラット | 歯槽骨 |
| VEGF | コラーゲン | マウス | 血管新生 |
|  | アルギン酸 | マウス | 血管新生 |
| HGF | ゼラチン | マウス | 血管新生 |
| IGF-I | 乳酸/グリコール酸-エチレングリコール共重合 | ラット | 脂肪新生 |
| IGF-I/bFGF | 乳酸/グリコール酸-エチレングリコール共重合 | ラット | 脂肪新生 |
| PDGF/IGF-I | チタンインプラント | イヌ | 顎骨 |

注) HA:ハイドロキシアパタイト, BMP:骨形成因子, rhBMP:ヒト遺伝子組換え型骨形成因子, EGF:上皮細胞増殖因子, aFGF:酸性線維芽細胞増殖因子, bFGF:塩基性線維芽細胞増殖因子, NGF:神経成長因子, TGF:トランスフォーミング増殖因子, PDGF-BB:血小板由来増殖因子-BB, VEGF:血管内皮細胞増殖因子, HGF:肝細胞増殖因子, IGF-I:インスリン様増殖因子-I

されている。

　細胞増殖因子など，タンパク質の徐放化における最大の問題は，加熱・超音波照射，あるいは有機溶媒との接触などの製剤化プロセスによるその生物活性の低下である[26]。そのため，上述した微粒子内へ包含させる方法に代わる，活性低下を抑える穏和な条件での製剤化方法の開発が必要である。その一つの方法として，われわれはゼラチンからなるハイドロゲルへ包含させる方法を考案した[27],[28]。すなわち，凍結乾燥したゼラチンハイドロゲルへ細胞増殖因子水溶液を滴下することによって包含させるとともに，ゼラチンと細胞増殖因子との静電相互作用によって，ハイドロゲル内へ細胞増殖因子が固定化される。この細胞増殖因子の徐放化システムならびにこの徐放化システムを用いた再生誘導治療については，1章でも述べている。ここでは，それらのなかで，骨形成を促進する細胞増殖因子を徐放化することによって，骨再生を誘導する試みについて示す。

　骨形成を促進する細胞増殖因子には，骨形成因子（BMP），塩基性線維芽細胞増殖因子（bFGF），トランスフォーミング増殖因子（TGF）-$\beta$などがある。そのなかで，骨組織の再生に利用可能な細胞増殖因子のなかで最も強力な骨形成誘導能をもつのがBMPである[29]。BMPは，骨のみならず（同所性），本来，骨でない筋肉など（異所性）においても，骨形成を誘導することのできるタンパク質である。しかしながら，いかに強力な骨形成誘導能をもつBMPでも，水溶液で投与した場合，拡散や酵素分解などによってその生物活性がすみやかに消失するため，期待した骨再生は認められない。この理由から，BMPの徐放化に関する研究は多い。例えば，高岡らは，L-乳酸-パラジオキサノンランダム共重合体とポリエチレングリコールとからなるABタイプのブロック共重合体を合成し，この共重合体とBMPとを組み合わせることによって，良好な骨形成を得ている[30]。また，ウサギ・ヤギ・イヌ・サル・ヒトにおける，骨折・骨欠損・顎堤・顎骨・脊椎固定などの治療モデルに対するBMPを用いた骨再生に関して，前臨床研究あるいは臨床治験が行われている。例えば，Hollingerらは，コラーゲンスポンジ[31]あるいはポリ乳酸スポンジ[32]とBMPとを組み合わせることによって，ウサギの尺骨欠損（20 mm）の骨修復に成功している。このように，BMPとキャリヤー材料とを組み合わせることによって，骨組織の再生が可能であることが示されてきたが，これまで，BMPの徐放性のコントロールとその骨形成能との関係を明らかにした報告はほとんどない。

　図10.5に異なる生体吸収性をもつゼラチンハイドロゲルからのBMP-2の徐放，ならびに徐放化BMP-2により誘導された異所性骨組織中の骨組織特異マーカーであるオステオカルシン含量を示す。オステオカルシン含量はハイドロゲルの種類に依存しており，ハイドロゲルの含水率が97.8 wt％のものが最も高値を示した。BMP-2の徐放期間の短い，すなわち，より速く分解するハイドロゲルを用いた場合，BMP-2の徐放期間が短く，骨形成を誘

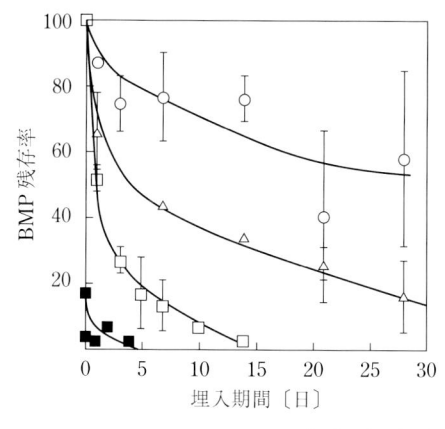

含水率：(○) 93.8, (△) 97.8, (□) 99.7 wt%,
(■) BMP水溶液

(a) *in vivo* におけるBMPの徐放

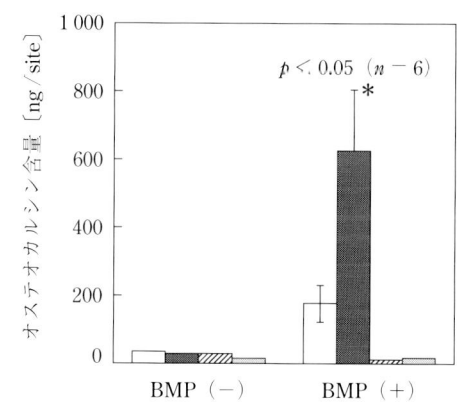

(□) 93.8, (■) 97.8, (▨) 99.7 wt%,
(▨) BMP水溶液
BMP 5 μg/マウス
\* $p < 0.05$：他の含水率のハイドロゲルに対する有意差

(b) 徐放化BMPによる異所性骨組織中のオステオカルシン含量（埋入4週後）

図10.5 徐放化BMPによる異所性骨形成

導するには不十分であったと考えられる．逆に，より遅く分解するハイドロゲルを用いた場合，徐放化されるBMP-2の量が少なく，骨形成を誘導するために十分な局所のBMP-2濃度が得られなかったのであろう．これらのバランスから，適度なBMP-2の徐放性が効率のよい骨再生誘導に必要であったと考えられる．この結果を踏まえて，含水率97.8 wt%のハイドロゲルを用いて，ウサギの尺骨に作製した骨欠損部（20 mm）の再生修復実験を行った．図10.6にBMP-2含浸ゼラチンハイドロゲルの埋入6週後の骨欠損部の軟X線像を示す．図から明らかのように，BMP水溶液投与群に比較して，BMPを徐放化することによって，良好な骨再生が認められた．

上述したように，BMPは強力な骨形成誘導能をもつため，臨床応用への期待が大きいことは疑いない．しかしながら，ラットなどの小動物で得られた結果をもとに，ヒトを含めた霊長類における骨再生を試みたところ，ミリグラムのオーダーでの大量のBMP投与が必要であることが明らかになり，臨床における副作用が懸念されている[33]．この原因の一つとし

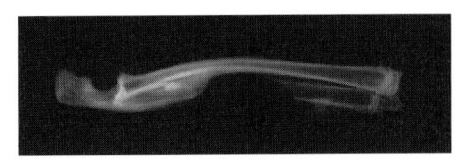

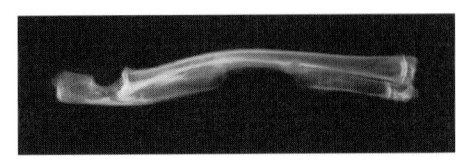

(a) 未　処　置　　　　　　　(b) 空のゼラチンハイドロゲル

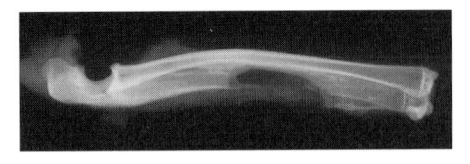

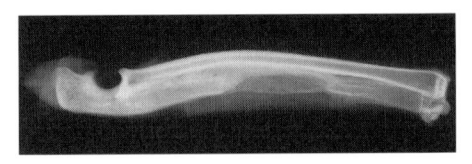

(c) BMP-2水溶液　　　　　　(d) BMP-2含有ゼラチンハイドロゲル

図10.6　ウサギ尺骨欠損部の徐放化BMPを用いた骨組織の再生誘導

て，われわれは，BMPの徐放性に問題があると仮定して，カニクイザルの頭蓋骨に作製した骨欠損部へ異なる徐放性をもつBMPを含浸したゼラチンハイドロゲルを埋入したところ，適切な徐放性をもつBMP含浸ハイドロゲルを使用した場合，マウスやウサギと同じ濃度のBMPで骨再生を誘導できることを明らかにした[34]。このことは，細胞増殖因子の徐放化では，いかにその徐放性をコントロールすることが再生誘導効果を得るために必要不可欠であるかということを示している。

### 10.4.2　細胞増殖因子あるいは遺伝子の徐放化を利用した細胞の機能化と再生医療

10.4.1項では骨再生を例に，単一の因子を徐放化することにより，再生誘導を増強する方法について述べた。しかしながら，生体組織では多種多様な因子が相互に生物活性を調節しながら作用しており，複数の細胞増殖因子をうまく徐放化すれば，単一の因子の場合と比較して，再生誘導をより増強できることが期待される。例えば，上述した骨形成因子を用いた骨再生の場合，骨形成因子による骨芽細胞への分化誘導の促進に加えて，血管内皮増殖因子（VEGF）を用いて血管新生を誘導することにより，骨再生効果がより促進されることが知られている[35]。同様に考えれば，骨形成因子の骨芽細胞への分化誘導後，bFGFやTGF-$\beta$などにより骨芽細胞の増殖を促進すれば，骨再生効果が増強されることも予想される。このように，再生過程に応じて徐放化される細胞増殖因子の種類，タイミングなどを変化させることができれば，より細胞を機能的に活性化することができるとともに，再生誘導が促進されると考えられる。Mooneyらは，異なる2種類の細胞増殖因子を徐放化するシステムとして，PLGAの微粒子に包含した血小板由来増殖因子（PDGF）と凍結乾燥したVEGFとを分散させた多孔質の生体吸収性足場材料を開発した[36]。この足場材料では，まず，多孔質体のポアの表面近傍に存在するVEGFが徐放化されることによって，血管内皮

細胞が増殖し，血管新生が誘導される。引き続いて微粒子内のPDGFが徐放化されることにより，血管内皮細胞を裏打ちする壁細胞の増殖が促進され，血管が成熟する。われわれもbFGFと肝細胞増殖因子（HGF）とを同時に徐放化することにより，それぞれを単独に徐放化した場合に比較して，有意に血管新生とその成熟度を高めることに成功している[37]。これらの研究は，単一の細胞増殖因子を単純に徐放化するだけではなく，複数の細胞増殖因子を組み合わせて，作用させるタイミングをコントロールすることが再生誘導を増強するために重要であることを示している。

複数の細胞増殖因子を組み合わせることにより，細胞の機能をより高めることによって，再生誘導を増強できることがわかった。しかしながら，細胞の機能を調節する因子は多種多様であり，再生過程で起こるすべてのイベントを模倣して細胞増殖因子の徐放性をコントロールすることは，現時点では困難であると考えられる。生物活性をもつタンパク質の徐放化を達成するために，そのタンパク質をコードする遺伝子を導入することにより，生体内で細胞からタンパク質を産生させ，生体組織の再生を誘導する方法が研究されている。Mooneyらは，BMPのプラスミドDNAとポリエチレンイミン（PEI）とからなるポリイオンコンプレックスを乳酸-カプロラクトン共重合体から徐放化することにより，骨組織の再生誘導に成功している[38]。また，Moriらは，FGF-4の遺伝子をカチオン化したゼラチンハイドロゲルから徐放化することにより，ウサギ虚血下肢に対して血管新生を誘導できることを示した[39]。プラスミドDNAのみを投与することにより，下肢虚血に対して血管新生を誘導する遺伝子治療がすでに臨床で試みられているが，生体内での遺伝子の安定性，ならびに発現期間を延長するためには遺伝子の徐放化が必要不可欠である。一方，Nagayaらは，血管内皮前駆細胞（EPC）にアドレノメジュリン遺伝子を包含したカチオン化ゼラチン微粒子を貪食させることにより細胞内で遺伝子を徐放化し，ウイルスに匹敵する遺伝子発現を実現した[40]。さらに，遺伝子導入により機能強化したEPCを用いた細胞-遺伝子ハイブリッド治療による肺高血圧症に対する再生誘導治療にも成功している。こうした組織内のみならず，細胞内で機能する薬物を細胞内で徐放化することにより，細胞をより機能化することによって，生体組織の再生誘導を増強できることが期待される[41]。

## 10.5 ま と め

本章では薬物の徐放化に関して，基礎的な徐放メカニズムから実際の再生医療への応用までについてその概略を述べた。薬物の徐放化ではその使用目的に応じて，また，期待した薬効を増強することができる適切な徐放性を実現するために，さまざまな材料が利用されている。これらのなかで再生医療へ応用可能な材料は，生体に対する安全性や親和性をもち，か

つ，生体組織の再生を妨げない材料であるという観点から，生体吸収性であることが望ましい。さらに，生体組織の再生を誘導するためには，再生誘導を促進する生体分子の徐放化システムに加えて，増殖・分化ポテンシャルの高い幹細胞，細胞の足場となるバイオマテリアルとの組合せが必要不可欠である。今後，より効率よく再生誘導を増強するために，生体の分子メカニズムを模倣した，より精緻な薬物の徐放化システムを開発する必要があると考えられる。

## 引用・参考文献

1) 高橋俊雄，橋田 充：今日の DDS 薬物送達システム，医薬ジャーナル社（1999）
2) Higuchi, T.：Mechanism of sustained-action medication. Theoretical Analysis of rate of release of solid drug dispersed in solid matrix, J. Pharm. Sci., **52**, pp.1145-1149（1963）
3) Sivan, I., Sanchez, F. A., Diaz, S., Holma, P., Coutinho, E., McDonald, O., Robertson, D. N. and Stern, J.：Three year experience with Norplant subdermal contraception, Fertility and Sterility, **39**, pp.799-808（1989）
4) Colombo, P., Bettini, R., Santi, P. and Peppas, N. A.：Swellable matrices for controlled drug delivery：gel-layer behaviour, mechanisms and optimal performance, PSTT, **3**, pp.198-204（2000）
5) Hsieh, D. S. T., Rhine, W. D. and Langer, R.：Zero-order controlled-release polymer matrices for micro- and macromolecules, Science, **72**, pp.17-22（1983）
6) Eckenhoff, B. and Yum, S. I.：The osmotic pump：novel research tool for optimizing drug regimens, Biomaterials, **2**, pp.89-97（1981）
7) Youan, B. B.：Chronopharmaceutics：gimmick or clinically relevant approach to drug delivery?, J. Controlled Rel., **98**, pp.337-353（2004）
8) Lowman, A. M., Morishita, M., Kajita, M., Nagai, T. and Peppas, N. A.：Oral delivery of insulin using pH-responsive complexation gels, J. Pharm. Sci., **88**, pp.933-937（1999）
9) Bartolini, A., Gliozzi, A. and Richardson, I. W.：Electrolytes control flows of water and sucrose permeability through collagen membranes, J. Membrane Biol., **13**, pp.283-298（1973）
10) Okano, T., Bae, Y. H., Jacobs, H. and Kim, S. W.：Thermally on-off switching polymers for drug permeation and release, J. Controlled Rel., **11**, pp.255-265（1990）
11) Kohori, F., Sakai, K., Aoyagi, T., Yokoyama, M., Sakurai, Y. and Okano, T.：Preparation and characterization of thermally responsive block copolymer micelles comprising poly(N-isopropylacrylamide-b-DL-lactide), J. Controlled Rel., **55**, pp.87-98（1998）
12) Lau, D. T., Sharkey, J. W., Petryk, L., Mancuso, F. A., Yu, Z. and Tse, F. L.：Effect of current magnitude and drug concentration on iontophoretic delivery of octreotide acetate (Sandostatin) in the rabbit, Pharm. Res., **11**, pp.1742-1746（1994）
13) Ishihara, K., Hamada, N., Kato, S. and Shinohara, I.：Photoresponse of the release

behavior of an organic compound by an azoaromatic polymer device, J. Polym. Sci. : Polym. Chem. Edn., **22**, pp.881-884 (1984)

14) Kost, J., Wolfrum, J. and Langer, R. : Magnetically enhanced insulin release in diabetic rats, J. Biomed. Mater. Res., **21**, pp.1367-1373 (1987)

15) Kost, J., Leong, K. and Langer, R. : Ultrasound-enhanced polymer degradation and release of incorporated substances, Proc. Natl. Acad. Sci. USA., **86**, pp.7663-7666 (1989)

16) Wichterle, O. and Lim, D. : Hydrophilic gel for biological use, Nature, **185**, pp.117-118 (1960)

17) Kwon, I. C., Bae, Y. H. and Kim, S. W. : Electrically erodible polymer gel for controlled release of drugs, Nature, **354**, pp.291-293 (1991)

18) Santini Jr, J. T., Cima, M. J. and Langer, R. : A controlled-release microchip, Nature, **397**, pp.335-338 (1999)

19) 岡崎正之：骨と歯をつくるアパタイトの化学，東海大学出版会 (1992)

20) Kim, H. W., Knowles, J. C., Kim, H. E. : Hydroxyapatite/poly(epsilon-caprolactone) composite coatings on hydroxyapatite porous bone scaffold for drug delivery, Biomaterials, **25**, pp.1279-1287 (2004)

21) Ohgushi, H. and Caplan, A. I. : Stem cell technology and bioceramics : from cell to gene engineering, J. Biomed. Mater. Res., **48**, pp.913-927 (1999)

22) Folkman, J. and Langer, R. : Polymers for the sustained release of proteins and other macromolecules, Nature, **263**, pp.797-800 (1976)

23) Creque, H. M., Langer, R. and Folkman, J. : One month of sustained release of insulin from a polymer implant, Diabetes, **29**, pp.37-40 (1980)

24) Hsieh, D. S. T., Rhine, W. D. and Langer, R. : Zero-order controlled release polymer matrices for micro-and macromolecules, J. Pharm. Sci., **72**, pp.17-22 (1983)

25) Okada, H., Heya, T., Ogawa, Y. and Shimamoto, T. : One month release injectable microcapsules of a leuteinizing hormone-releasing hormone agonist (leuprolide acetate) for treating experimental endometriosis in rats, J. Pharmacol. Exp. Ther., **244**, pp.744-750 (1988)

26) Banga, A. K. : Therapeutic Peptide and Proteins, Formulation, Processing, and Deliverly Systems, Technomic Publishing Company Inc., Basel (1995)

27) Tabata, Y., Hijikata, S. and Ikada, Y. : Enhanced vascularization and tissue granulation by basic fibroblast growth factor impregnated in gelatin hydrogels, J. Controlled Rel., **31**, pp.189-199 (1994)

28) Ikada, Y. and Tabata, Y. : Protein release from gelatin matrices, Adv. Drug Deliv. Rev., **31**, pp.287-301 (1998)

29) Lieberman, J. R., Daluiski, A., Einhorn, T. A. : The role of growth factors in the repair of bone. Biology and clinical applications, J. Bone Joint Surg. Am., **84-A**, pp.1032-1044 (2002)

30) Saito, N., Okada, T., Horiuchi, H., Murakami, N., Takahashi, J., Nawata, M., Ota, H., Nozaki, K., Takaoka, K. : A biodegradable polymer as a cytokine delivery system for inducing bone formation, Nat. Biotechnol., **19**, pp.332-335 (2001)

31) Hollinger, J. O., Schmitt, J. M., Buck, D. C., Shannon, R., Joh, S. P., Zegzula, H. D. and

Wozney, J. : Recombinant human bone morphogenetic protein-2 and collagen for bone regeneration, J. Biomed. Mater. Res. (Appl. Biomater.), **43**, pp.356-364 (1998)

32) Wheeler, D. L., Chamberland, D. L., Schmitt, J. M., Buck, D. C., Brekke, J. H., Hollinge, J. O., Joh, S. P. and Suh, K. W., Radiomorphometry and biomechanical assessment of recombinant human bone morphogenetic protein 2 and polymer in rabbit radius ostectomy model, J. Biomed. Mater. Res. (Appl. Biomater.), **43**, pp.365-373 (1998)

33) Gittens, S. A. and Uludag, H. : Growth factor delivery for bone tissue engineering, J. Drug Target., **9**, pp.407-429 (2001)

34) Takahashi, Y., Yamamoto, M., Yamada, K., Kawakami, O. and Tabata, Y. : Skull bone regeneration in nonhuman primates by controlled release of bone morphogenetic protein-2 from a biodegradable hydrogel, Tissue Eng., **13**, pp.293-300 (2007)

35) Huang, Y. C., Kaigler, D., Rice, K. G., Krebsbach, P. H., Mooney, D. J. : Combined angiogenic and osteogenic factor delivery enhances bone marrow stromal cell-driven bone regeneration, J. Bone. Miner. Res., **20**, 848-857 (2005)

36) Richardson, T. P., Peters, M. C., Ennett, A. B. and Mooney, D. J. : Polymeric system for dual growth factor delivery, Nat. Biotechnol., **19**, pp.1029-1034 (2001)

37) Marui, A., Kanematsu, A., Yamahara, K., Doi, K., Kushibiki, T., Yamamoto, M., Itoh, H., Ikeda, T., Tabata, Y. and Komeda, M. : Simultaneous application of basic fibroblast growth factor and hepatocyte growth factor to enhance the blood vessels formation, J. Vasc. Surg., **41**, pp.82-90 (2005)

38) Huang, Y. C., Simmons, C., Kaigler, D., Rice, K. G., Mooney, D. J. : Bone regeneration in a rat cranial defect with delivery of PEI-condensed plasmid DNA encoding for bone morphogenetic protein-4 (BMP-4), Gene. Ther., **12**, pp.418-426 (2005)

39) Kasahara, H., Tanaka, E., Fukuyama, N., Sato, E., Sakamoto, H., Tabata, Y., Ando, K., Iseki, H., Shinozaki, Y., Kimura, K., Kuwabara, E., Koide, S., Nakazawa, H., Mori, H. : Biodegradable gelatin hydrogel potentiates the angiogenic effect of fibroblast growth factor 4 plasmid in rabbit hindlimb ischemia, J. Am. Coll. Cardiol., **41**, pp.1056-1062 (2003)

40) Nagaya, N., Kangawa, K., Kanda, M., Uematsu, M., Horio, T., Fukuyama, N., Hino, J., Harada-Shiba, M., Okumura, H., Tabata, Y., Mochizuki, N., Chiba, Y., Nishioka, K., Miyatake, K., Asahara, T., Hara, H. and Mori, H. : Hybrid cell-gene therapy for pulmonary hypertension based on phagocytosing action of endothelial progenitor cells, Circulation, **108**, pp.889-895 (2003)

41) Yamamoto, M. and Tabata, Y. : Tissue engineering by modulated gene delivery, Adv. Drug Deliv. Rev., **58**, pp.535-554 (2006)

# 11 ドラッグデリバリーシステム（ターゲティング，安定化）

本章は，ドラッグデリバリーシステム（DDS）[1〜3]のうち，ターゲティングと安定化について述べる。ターゲティングは DDS では不可欠の概念であるのに対し，安定化は DDS ではあまり使われることのない語句である。再生医療では，生理活性が強い反面，その活性が短時間で失活するタンパク質・ペプチドを使用する場合がきわめて多いことを考慮し，あえて，安定化という概念を設けて解説するものである。

## 11.1 ターゲティング

### 11.1.1 ターゲティングとは

一般に，薬物を生体に投与（静脈内注射や経口摂取）すると，血流を通じて全身に行きわたり，薬効を発現させたい部位にも副作用を引き起こす部位にも無選択に分布するのが通例である。これに対し，ドラッグターゲティングとは「薬物治療が必要な部位に選択的に薬物を送りこみはたらかせること」と定義される。

図 11.1 に，ターゲティングの概念を示した。この図では，ターゲティング製剤は体内に注射したものの 100％すべてが，治療部位（標的部位）に集まるさまを示しているが，これは理想的な場合であって，必ずしもこのような完璧な場合である必要はなく，治療部位に何らかの選択性をもって高い濃度の薬物が運搬されればよいのである。

ドラッグターゲティングの目的は
① 薬物治療が必要な部位（標的部位）での薬物濃度を上げることで，薬物の主作用を増強する。
② 標的部位以外の部位への送達量を少なくすることで，副作用を軽減すること。

である。ただし，ターゲティングの実現のために，薬物をキャリヤー（運搬体）に結合したり内包したりすることで，この 2 項目以外で薬物治療のメリットとなる事柄が得られることがある。これについては 11.1.5 項の実例のなかで触れる。

180    11. ドラッグデリバリーシステム（ターゲティング，安定化）

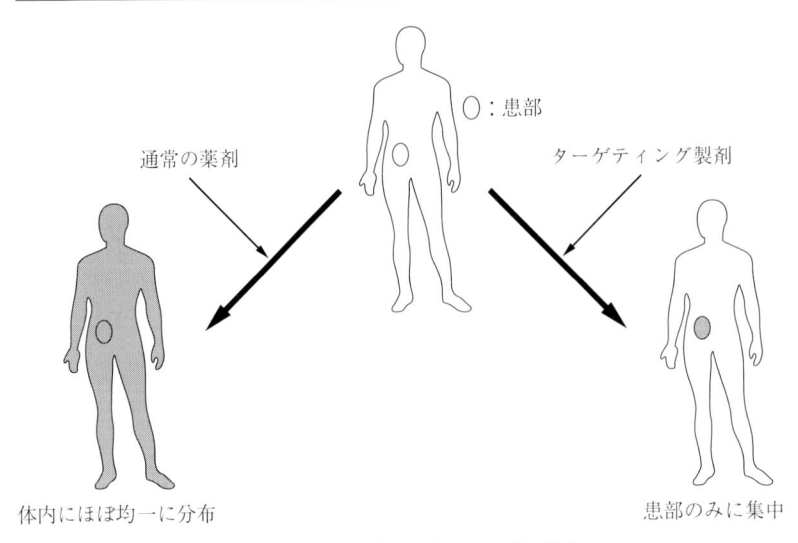

**図 11.1** ドラッグターゲティングの概念

### 11.1.2　ターゲティングの方法論

〔1〕**投与法によって分類した方法論**　　まず，ターゲティングをその投与方法に基づいて分けると，**表 11.1** に示すように，局所投与と全身投与に分類できる。その第1の局所投与は，注射針やカテーテルを用いて治療部位局所に直接注入したり，留置したりするものである。抗がん剤を例にとると，脳腫瘍の外科手術切除部位に抗がん剤をゆっくりと放出（徐放）する生分解性高分子でできたシートを留置して，残存するがん細胞を殺すシステムや，膀胱内に薬剤液を一定時間入れておく方法，カテーテルで肝臓がんの上流の支配動脈に抗がん剤をゆっくり注入する方法などがある。

**表 11.1**　投与方法によるターゲティングの分類

（1）　局所投与（local injection）
　　　治療部位に直接留置，注入する。例としては
　　　・脳腫瘍付近の抗がん剤コントロールドリリースシステム
　　　・患部への直接注入
　　　・カテーテルによる支配動脈注入
（2）　全身投与（systemic injection）
　　　血液あるいはリンパ液循環を通して標的に運搬される

　歯科での麻酔を治療部位の歯茎に直接注射することもこの分類に含まれる。ただし，このような直接注射によって高いターゲティング効果を得ることはむしろ例外的といえることに注意が必要である。例えば，固形がんに直接，抗がん剤を注射針を用いて注入することは一見選択性の高い治療法に思えるが，実際にはこの方法は行われていない。注入直後はがん局所にあっても，抗がん剤はそれが低分子であることによってきわめてすみやかに静脈を通し

て，がん局所から排出されてしまうからである．抗がん効果を発揮するには，数時間というオーダーでがん組織に抗がん剤がとどまる必要があるが，直接注入によって得られる選択性は，この時間オーダーよりも桁違いに短い（数分）貯留性を示すにすぎない（例外は，きわめて短時間で殺細胞作用を及ぼし得る，肝臓がんへのエチルアルコール注入法の場合である）．さらに，直接注入では治療対象としたいがん細胞すべてに抗がん剤が行きわたらない可能性が大きい．対照的に，経口あるいは血液中に投与することで，血流を介して抗がん剤を効かせようとする場合には，すべてのがん細胞に抗がん剤が到達し得る．正常細胞も含めてすべての細胞が血流を介した栄養補給によって生存しているからである．

第2の方法は，血液またはリンパ液を通して標的部位に運搬する全身投与である（リンパ液は各組織・臓器から血液の静脈への体液循環を行っているものである．血流によって一度，各組織・臓器に入ってからリンパ液を介したターゲティングが始まるので，投与法としては血液を介したターゲティングと同じである）．血液内に注射・点滴（通常静脈内）する場合と，経口投与や筋肉内投与など投与部位は血液ではないが，投与後の吸収過程を通して血液中に移行してから標的組織へ運搬される場合がある．両方の場合とも，標的部位への選択的デリバリーを担う運搬体（キャリヤー）に薬物を結合あるいは封入することによってターゲティングが達成される．本章で扱うターゲティングはこの薬物キャリヤーを用いた全身投与である．

〔2〕 **標的選択性を得る方法によって分類した方法論**　ターゲティングは標的選択性を得る方式によって，アクティブターゲティング（active targeting）とパッシブターゲティング（passive targeting）の二つの方法論に分類される．**表11.2**にこれらの方法を対比させて示した．その第1の方法論のアクティブターゲティングは，標的との明確な特異的相互作用を利用してターゲティングを行うものである．具体的には，生物学的に特異な相互作用や標的に与えられた物理信号（熱，磁気など）を利用して選択的な薬物移行を達成する方法で，抗体や磁性微粒子などを利用するアプローチがこの範疇に入る．

一方，パッシブターゲティングは，物理的・化学的な性質と生体側の解剖学的・生理学的特性とのバランスで受動的に規定される現象をうまく利用してデリバリーを行うもので，標

**表11.2** 薬物ターゲティングの方法論（標的選択性を得るための方式による分類）

| | 利用する性質 | 制御する対象 |
|---|---|---|
| アクティブターゲティング | ・生体の特異的な相互作用<br>・外部からの物理的信号<br>　（例：抗体，磁気含有微粒子） | ・標的部位での相互作用 |
| パッシブターゲティング | ・キャリヤーの物理的，化学的性質<br>　（例：合成高分子，リポソーム，微粒子） | ・おもに非標的部位（特に細網内皮系）での相互作用 |

的との特異的な相互作用は利用しない。例えば合成高分子をキャリヤーとしてターゲティングを行うもので，合成高分子の分子量，親水性/疎水性，荷電状態といった物理的・化学的要素が血液内からどのように標的組織・臓器に移行するか，腎臓や肝臓での代謝・排出作用を受けるかというターゲティングの現象（これを体内分布，または体内動態という）を決定することとなる。

以上の分類は，別の見方をすると，標的部位での相互作用を考慮して設計するものがアクティブターゲティングであり，おもに非標的部位（特に細網内皮系）での相互作用を考慮して設計するものがパッシブターゲティングといえる。

ドラッグターゲティングシステムの研究・開発では，歴史的にはアクティブターゲティングのほうが数多くなされてきた。特に，モノクローナル抗体の作成技術が普及した1980年以降ではモノクローナル抗体をキャリヤーとするアクティブターゲティングが圧倒的に多く研究されてきた。標的との特異的な相互作用を利用するアクティブターゲティングのほうが，パッシブターゲティングよりもターゲティング効率が高いものと暗黙のうちに信じられていたように思える。しかしながら，1980年代後半ごろから，むしろパッシブターゲティングの重要性が認識され始め，認可を得たターゲティングシステムではパッシブなキャリヤーシステムのほうが多い。

アクティブターゲティングとパッシブターゲティングの二つの方法論の関係は，従来は**図11.2**（a）に示すように，それぞれを独立した位置づけで捉えられてきた。すなわち，アクティブとパッシブの重なる部分に位置するのは，例えばリポソーム（単独ではパッシブターゲティングに分類される）表面にモノクローナル抗体を結合させたイムノリポソームのように両者の要素を兼ね備えたものである。これに対して近年では，図（b）に示す関係であると認識するほうがよいと考えられている。その第1の理由は，個体のなかでは標的となる組織・臓器は個体のごく一部であるため，残りの大部分の非標的部位での取り込みをいかに少なくするかというパッシブな側面がアクティブターゲティングでもキーポイントとなるからである。第2の理由は，アクティブターゲティングで固形がんなどの血液外の標的に達するには，まず血管から組織間質へ移動することが必要であるが，多くの場合，この移動過

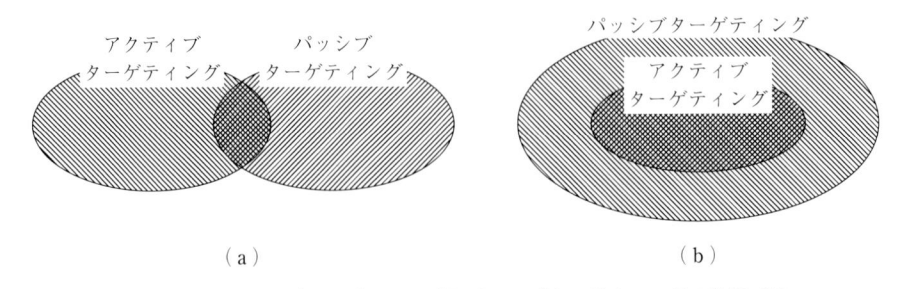

図11.2　アクティブターゲティングとパッシブターゲティングの位置づけ

程はパッシブな段階である。したがって，よりよきアクティブターゲティングシステムを設計・構築するためにはパッシブターゲティングの側面が不可欠である。以上のことから，パッシブターゲティングがより広範で包括的な方法論で，そのなかにアクティブターゲティングが含まれる図（b）の位置づけが適切であると考えられる。

アクティブとパッシブのどちらが優れているかではなく，両者はいずれもドラッグターゲティングを構成する重要な方法論であると筆者は考える。

### 11.1.3 ターゲティングの原理，システムの設計論

本項では，どのような原理でターゲティングが達成されるのかということと，ターゲティングシステムをどのように設計するかという事柄を，年代順に紹介する。

〔1〕**Ehrlich による魔法の弾丸（19世紀末）** 時代は19世紀末にさかのぼる。最初の薬物ターゲティングのアイデアは，Ehrlich によって提唱された「魔法の弾丸」である。図 11.3 に示すように，特定の種類の細胞にのみ選択的に結合する物質，これをキャリヤーとして薬物と結合させ，標的細胞だけに選択的にはたらく薬効を得るアイデアである。

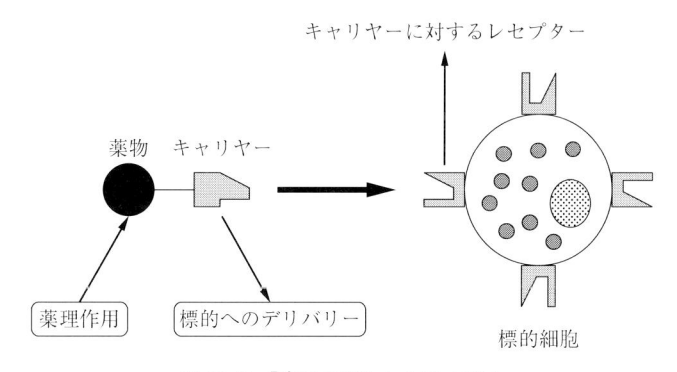

図 11.3 「魔法の弾丸」のアイデア

当初，このキャリヤーとして想定されたのは，特定の細胞に結合する低分子有機化合物である。19世紀末は，有機合成化学の発展により繊維を染める合成染料が数多く開発された時期であったが，この染料は顕微鏡観察の際に特定の種類の細胞を染めて観察することへも応用された。その後，その機能と性質が明らかになるにつれ，このキャリヤーとして最適と考えられるようになったのは抗体である。抗体をキャリヤーとして薬物や放射性同位元素をターゲティングする研究はそれぞれ1950年代にさかのぼるが，臨床試験を見据えて研究と開発が本格化するのは70年代である。

この「魔法の弾丸」が提示する概念は，現在では古典的なものとなったが，その本質はいささかも重要性を失ってはいない。この概念は現在でも，アクティブターゲティングの主要をなすものである。また，この「魔法の弾丸」の概念を工学的に解釈すると，標的までの運

搬と標的での薬理効果発現の二つの機能を，キャリヤーと薬物に別々に担わせる，つまり機能分化がその本質である。

**〔2〕 de Duve による lysosomotropic agent（1973年）**　　図 11.4 に示すように，de Duve は，細胞中のリソゾームに選択的に取り込まれて薬効を発揮するシステムを考案した[4]。このアイデアは，細胞膜を透過して 2 次リソゾームにたどり着く図中の（b）の経路をとる低分子の薬物（その多くはターゲティングシステムではない）をも含むものであるが，薬物ターゲティングでは図中の（a）の経路が重要である。高分子などのキャリヤーを用いた薬物ターゲティングは，その分子量が大きいために，細胞膜を透過することはできず，もっぱら（a）のエンドサイトーシスが標的細胞に入る唯一の手段となる。エンドサイトーシスされると，消化酵素を含んだリソゾームと融合して 2 次リソゾームとなる。よって，薬物ターゲティングでは細胞内に薬物を送達させて薬効を発揮しようとする場合には，ほぼ必然的に（a）の経路を経ることになるので，2 次リソゾームの pH や消化酵素などを積極的に活用する lysosomotropic agent の概念は重要といえるのである。de Duve は，この概念の DNA をキャリヤーにした抗がん剤のデリバリーシステムも開発していた[5]。

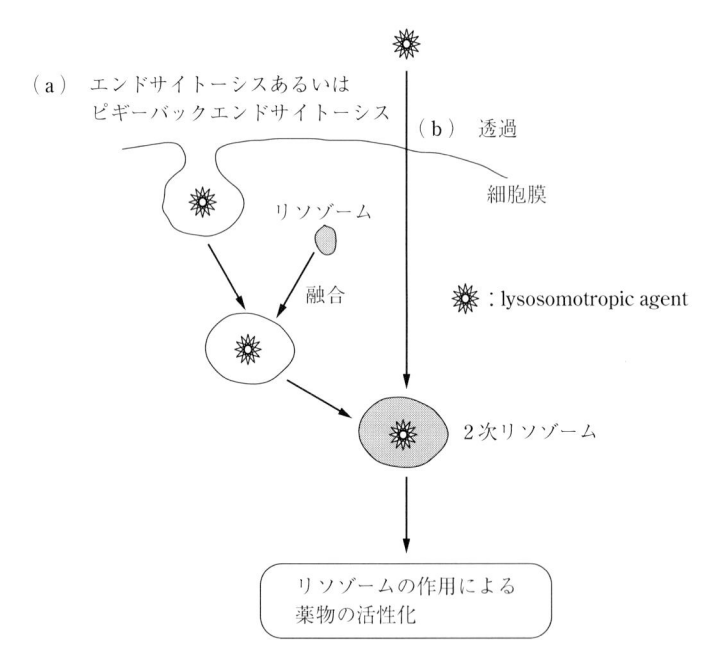

図 11.4　lysosomotropic agent の概念

**〔3〕 Ringsdorf による高分子医薬モデル（1975年）**　　Ringsdorf は，1975 年に図 11.5 に示す高分子をキャリヤーとしたターゲティングシステムの設計論を提示した[6]。このモデルの提唱以前は，「魔法の弾丸」での薬物とキャリヤーの二つの要素による設計論であったが，高分子医薬モデルでは五つの要素に増えている。薬物ターゲティングシステムに必要

```
                polymer backbone
                        ↓
  ━━━━┯━━━━━━━━━┯━━━━━━━━━┯━━━━
  ┌───┴────┐ ┌──┴──┐ ┌────┴─────┐
  │solubilizer│ │spacer│ │transport system│
  └────────┘ └──┬──┘ └──────────┘
              ┌─┴─┐
              │drug│
              └───┘
```

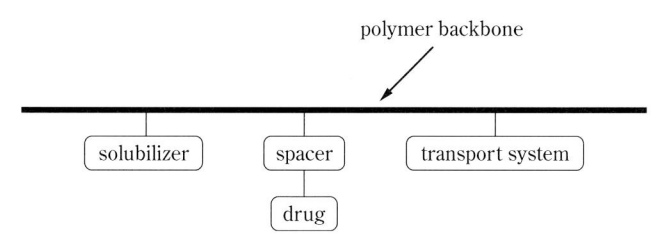

**図 11.5** Ringsdorf の高分子化医薬のモデル

な性質が考慮されたもので，より実用的といえる．図 11.5 に示すように，polymer backbone, transport system, spacer, drug, そして solubilizer からなっている．

transport system とは「魔法の弾丸」でのキャリヤーに相当するもので，特異抗体やホルモンなど標的細胞への結合を担う "homing device" と，"nonspecific resorption enhancer" に分かれている．後者はパッシブターゲティングの機能と，皮膚などの生体の障壁の透過を容易にする吸収改善の役割を果たすとしている．

polymer backbone は「魔法の弾丸」に比べると新たに加わった要素で，ほかの要素を結合する土台が用意されることで，工学的なキャリヤーシステムの設計が可能となる．

薬物 (drug) は spacer を介して，あるいは介さないで polymer backbone に結合する．spacer は生体内で分解する場合と分解しない場合がある．分解しない場合は，polymer backbone と drug の間の距離を適切に保つことによって，drug の活性発現を保障する．分解する場合 spacer は，drug の polymer backbone からの放出速度制御を担うことで，効果的な薬効発現を実現するものである．

solubilizer とは疎水性薬物が多く結合してシステムが水に溶けにくくなった場合に，その水溶性を改善する役割を担うものと，その逆に細胞との相互作用を増加させるために疎水性を与える役割を担う二つの場合がある．

このモデルの提唱は，薬物ターゲティングシステムの工学的な設計論と，パッシブターゲティングの意義を提示した点で，歴史的にも重要であり，提唱からすでに四半世紀を過ぎている．現在でもなお，このモデルは一つのスタンダードとして活用されている．

〔4〕**EPR 効果（Enhanced Permeability and Retention effect）** 1986 年，熊本大学の前田，松村によって発見された高分子物質一般が固形がんに選択的に集積し，保持されるという性質で[7)~9)]，固形がん組織へのパッシブターゲティングが高分子や微粒子キャリヤー一般で可能となる．

図 11.6 に示すように，血液中からがん細胞に達するには，まず血管内皮細胞を透過して細胞間質に入ることが第 1 ステップとなる．そして，細胞間質中を移動してがん細胞にたどり着く．また，細胞間質にはリンパ系への排出経路が存在する．低分子物質の場合は，第 1

## 11. ドラッグデリバリーシステム（ターゲティング，安定化）

```
  正常組織              がん組織
  毛細血管              毛細血管
                                    ← 選択的蓄積
        間質
  リンパ毛細管          リンパ毛細管
```

○：低分子物質　●：高分子物質

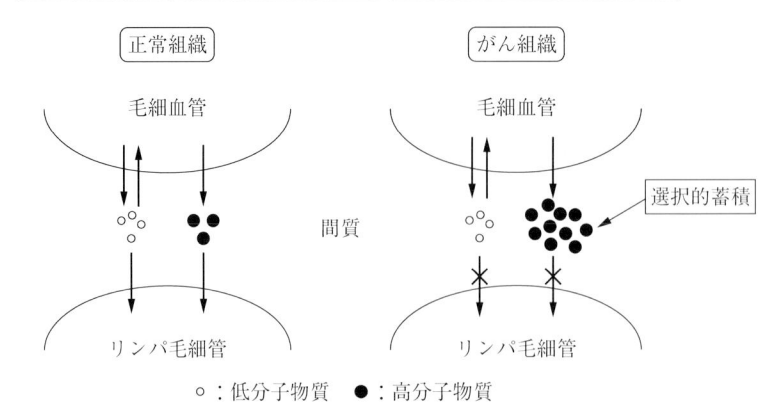

図11.6　がん組織における EPR 効果

の血管内皮細胞の透過過程は，すみやかで両方向性であることが特徴である。

高分子物質の場合は，この透過過程の速度が小さく，薬物の移動，効果発現を考慮する時間スケールにおいては移動が血管から細胞間質への一方向に近似できることが特徴である。正常の組織ではリンパ管への排出があるため，低分子物質，高分子物質ともに細胞間質に著しく集積することはない。これに比して，がん組織はつぎの二つの特徴を有する。

第1に，血管から細胞間質への高分子物質の透過速度が選択的に大きくなっていることである。これは，キニン[10]や VPF[11]（vascular permeability factor）などが固型がん部位の血管内皮細胞に作用することで，細胞間の間隙が広がったり細胞内の透過チャネル経由の透過作用が亢進したりするため[12]，高分子物質の透過性が3～10倍ぐらいに増加するのに対し，低分子物質の場合には，細胞の脂質二分子膜を直接透過する経路に大きく依存するため，亢進作用はない。

第2の特徴として，リンパ系による排出が抑制されていることである。以上の特徴を総合すると，固型がん組織の細胞間質でのみ，高分子物質が選択的に集積することとなる。ここで重要なことは，この選択的な高分子物質の集積には特別な高分子（特異抗体など）である必要がないことである。高分子物質が固型がんに選択性が高く集積することは EPR 効果以前にも知られてはいたが，リンパ系による排出の欠如と組み合わせた点，パッシブターゲティングの新しい方法論として明確に提示された点に，EPR 効果の提唱の大きな功績があったといえる。1986年の EPR 効果の最初の論文[7]では，図11.7に示すように，モデル高分子として天然高分子のアルブミンを用いている。アルブミンをエバンスブルーという色素で染めることで，正常皮膚および，その上に形成させた固形がん S-180 での蓄積量を測定した。正常皮膚に比べ，固形がんでは約10倍もの量が蓄積し，その高い濃度が投与後6日まで維持されていた。EPR 効果は，1986年の論文[7]に記された天然高分子のみではなく，合成の高分子[13]を含むのはもちろんのこと，エマルション，リポソーム，ナノスフィアなど

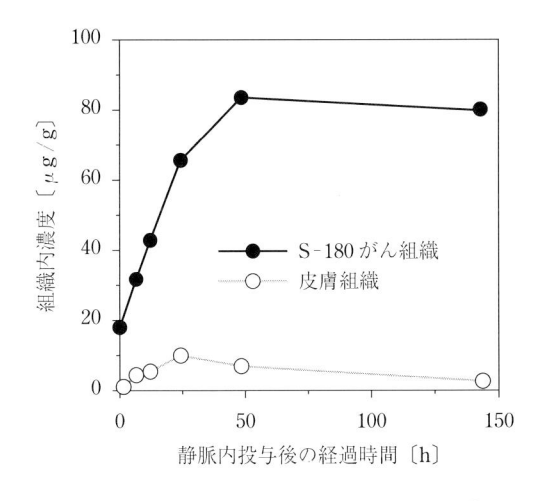

**図 11.7** 静脈投与後のエバンスブルー-アルブミン複合体の組織内蓄積

の微粒子系統のキャリヤーシステムにも適用できる。

それでは，抗がん剤のキャリヤーが細胞膜の脂質二分子膜を透過しない大きさ以上であればよいのだろうか。答えは「否」である。まず，大きさの上限がある。EPR効果を示す上限としては，200〜300 nm との報告がある[14]〜[16]。このような上限が存在するのは，ある一定の大きさ以上の粒子は，細網内皮系の細胞に取り込まれる速度が急上昇するのが第1の理由である。細網内皮系の肝臓や脾臓に多量に分布し，がんに対する選択性は失われることとなる。第2の理由としては，固形がんの局所の血管に開いた透過経路の大きさである。Jainら[17]は，固形がんの透過経路を400 nm までの大きさのリポソームは通ることができるとしている。現在，透過経路の種類（細胞内チャネルなのか，細胞間隙なのか），大きさ，密度について一致した見解はないが，キャリヤーの直径は200 nm 以下のもの，特に100 nm あるいはそれより小さい直径のものを用いることが主流となっている。

キャリヤーの大きさのほかに，EPR効果を示すために必要な要件として挙げられるのは，キャリヤーの親水性/疎水性と荷電状態の物理化学的性質である。もし，キャリヤーの物理化学的性質が細胞との積極的な相互作用を誘起するものであると，この相互作用の結果，粒子の細胞への吸着，細胞によるエンドサイトーシスが起こることとなる。その結果，細胞間の間隙を通ったり，細胞内の透過チャネル経由の透過する割合が小さくなり，これらに依存したEPR効果は失われていく。このような望ましくない相互作用を生み出す要因として代表的なものは，疎水性と正荷電である。

疎水性の表面（例えばポリスチレンの細胞培養皿）に細胞が粘着しやすい事実は広く知られている。また，細胞表面は全体として負に荷電しているため，正荷電をもつ表面に結合しやすいことも知られている。以上の相互作用の薬物キャリヤーへの影響を解析した研究を二つ紹介する。第1の研究例は水溶性の高分子キャリヤーに正荷電，負荷電の修飾を行って体

内での動態を測定した，橋田，高倉らの研究[18]である．彼らは，デキストランや血清アルブミンを負電荷修飾，正電荷修飾し，腎臓での排出速度，肝臓での取込み速度を測定した．電気的に中性のデキストランに負電荷修飾することで肝臓での取込み，腎臓での排出ともに低下する．正電荷修飾の場合には逆に両者ともに増加する．また，もともと電気的には弱負電荷であるアルブミンに負電荷を加えた場合，また，逆に正電荷にした両方の場合に，腎臓排出，肝臓取込みともに増加した．以上の結果から，細胞との相互作用を減らし血液中を安定に循環させるには，中性または負電荷をもつことが必要である．ただし，負電荷が多すぎる場合には，肝臓のスカベンジャーレセプターに認識されて肝臓での取込みが増加するなどして，血液中を安定に循環しなくなる．

第2の研究例はDavisら[19]のポリスチレンミクロスフィアを用いたもので，ミクロスフィアを両親媒性のポリマーでコーティングして疎水性のポリスチレン表面を親水化することで，肝臓での取込みを減少させることができるというものである．

以上の結果を総合すると，EPR効果を示すための必要条件は，キャリヤーシステムが200 nmより小さい粒径で，親水性であり，非荷電か負荷電であることである．また，血流中で，標的以外の部位に対する強い生物学的な結合（リガンドとレセプター相互作用）を有しないことも要件となる．そのほかの化学的要因については（例えば水素結合を形成する構造は減らしたほうがよいかどうか）よくわかっていない．

さて，抗体等を用いたアクティブターゲティングに比べた場合の，EPR効果に基づくパッシブターゲティングを用いた化学療法の特徴は何であろうか．一つだけはっきりしている点は，非あるいは低い免疫原性である．抗体を抗がん剤のキャリヤーとする場合には，遺伝子組換えを用いてヒト化抗体を用いても，抗イデオタイプ抗体の出現は理論上阻止し得ない．また，抗体と抗がん剤の複合体の多くの場合，1回の投与量は抗体重量にしてグラムオーダーと大量のものとなる．2回目以降の投与では，中和抗体の作用で薬効が下がっていくことは定性的には不可避となる．実際の治療においては，この中和抗体による薬効低下がどの程度小さく抑えることができるかが重要な点となる．これに比して，脂質や合成高分子を用いたパッシブターゲティングの薬物キャリヤーは，非抗原性か存在してもきわめて低い抗原性であることが知られており，現在の化学療法で行われていると同様に，複数回，複数クールの投与が可能になる点で，実用性が高いと考えられる．

### 11.1.4　ドラッグキャリヤーの形態

キャリヤーを構造で分類すると，図11.8に示すように五つのタイプに分類される．まず，天然あるいは合成の水溶性高分子に薬物を化学結合させたものが第1のタイプである．第2のエマルションは，水と混じり合わない油滴を界面活性剤などで安定化させたものである．

11.1 ターゲティング

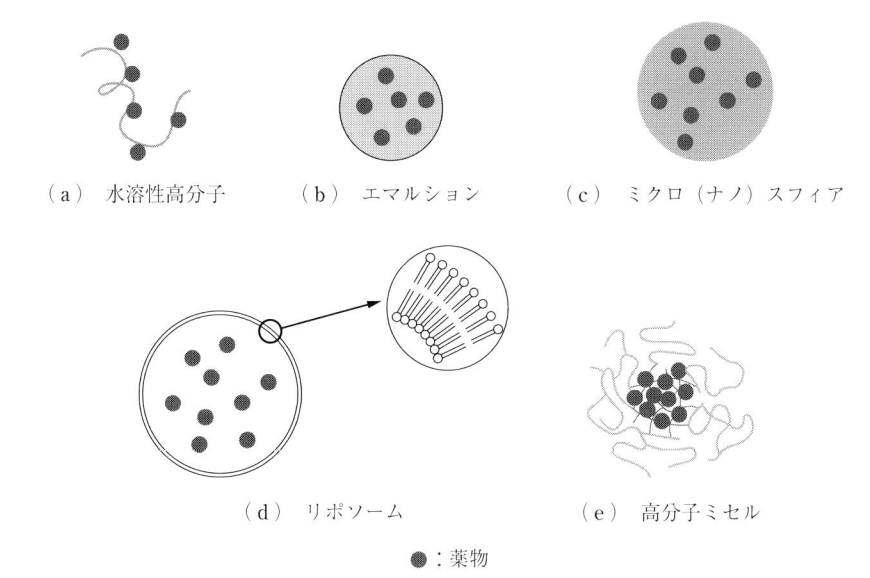

(a) 水溶性高分子　(b) エマルション　(c) ミクロ(ナノ)スフィア

(d) リポソーム　(e) 高分子ミセル

●：薬物

図 11.8　薬物キャリヤーの形態

第3のミクロスフィア（微粒子）は，水に不溶の合成あるいは天然高分子から作製した微粒子で，その直径が 1 μm 未満のときにはナノスフィアと呼ばれることが多い。もともと水溶性の高分子を化学架橋処理などで微粒子とする場合もある。エマルションとの違いは，ミクロスフィアでは粒子が固体状態であるのに対し，エマルションは油滴などの液体状態のものからなることである。第4のリポソームは人工の細胞膜モデルともいえるもので，リン脂質の二重膜からなる閉じた小胞である。第5の高分子ミセルは，複数の高分子鎖が会合して形成するミセル構造である。

### 11.1.5　ターゲティングの実例

抗がん剤をターゲティングする例を中心に，いくつかの代表的研究例を紹介し，薬物ターゲティングの現状を展望してみたい。

〔1〕**リピッドマイクロスフィア**　図 11.8（b）に示したエマルションは，水と混じり合わない油滴を界面活性剤などで安定化させたものである。このタイプのキャリヤーシステムの代表的な成功例が，リピッドマイクロスフィア（商品名パルクス®，リプル®）である[20]。「スフィア」の語句が使われているが，エマルションタイプであり，「マイクロ」の名がついているが，ナノサイズのキャリヤーシステムである（このシステムが研究・開発されたのが，まだ「ナノテクノロジー」の語句が普及する以前の 1980 年代であったことによる）。レチシン層で安定化した大豆油の 200 nm のエマルジョンに，プロスタグランジン-$E_1$ が含有されたもので，1988 年に使用承認が得られて慢性動脈閉鎖症などの虚血性疾患に用

いられている。これは世界初のターゲティング製剤の認可例である。パッシブターゲティングによってこのキャリヤーシステムが患部に多く集積する性質が利用されている。さらに，ターゲティング性能を高めるために内側の層に生分解性の高分子を加えたシステムも臨床試験中である（図 11.9）。

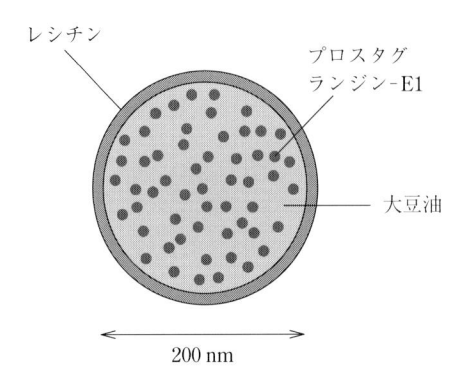

図 11.9　リピッドマイクロスフィア

〔2〕　**スマンクス**　タンパク質抗がん剤ネオカルチノスタチン（NCS）とスチレンマレイン酸コポリマー（SMA）との結合物スマンクス（SMANCS）（構造は図 11.10）はもとの NCS に比べて，長い血液中安定性を達成し，静脈注射でマウスの固形がんにおける長い延命効果を得ている。よってスマンクスは，ターゲティング製剤であり，11.2 節で述べる安定化した製剤の例でもある。これは 1993 年に認可された世界初の高分子抗がん剤の例である。ただし，その使用はリピオドールという油製剤化し，肝臓の動脈内投与という方式

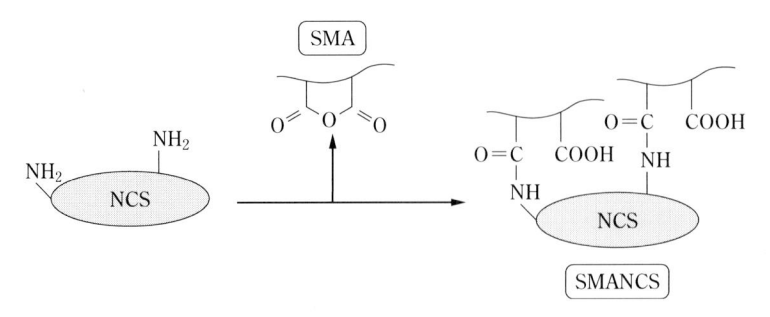

図 11.10　スマンクス（SMANCS）の構造

11.1 ターゲティング　191

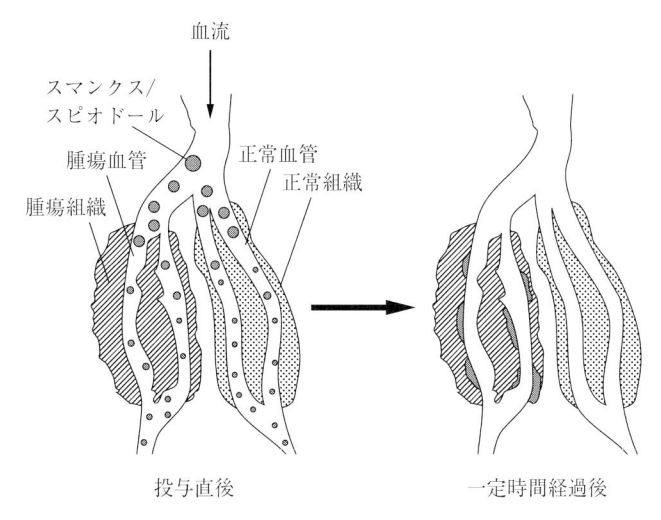

図中ラベル：血流、スマンクス/スピオドール、腫瘍血管、正常血管、正常組織、腫瘍組織、投与直後、一定時間経過後

**図 11.11** スマンクスのターゲティング

によっている．つまり，**図 11.11** に示すように高分子の EPR 効果ではなく，油のがん組織への高い分配におもに基づいている．

〔3〕 **抗体-抗がん剤複合体**　モノクローナル抗体作成技術の発展に伴い，1980 年ごろから数多くの研究例，臨床例が報告された．現在，認可されたのは下記の Mylotarg® の一例である[21]．Mylotarg® は，2000 年に急性骨髄性白血病に対して米国での使用認可が得られている．

抗体はその機能と性質が明らかになるにつれ，アクティブターゲティングのキャリヤーとして理想的と考えられたのであるが，期待されたほどには成功していないのが現状である．この理由として第 1 に挙げられるのは，抗体自身の抗原性である．特に，初期に用いられた抗体はマウスで作成したものであるために，ヒトの体内ではマウスの抗体は異物，すなわち抗原となり，これに対する抗体が産生されて，マウス抗体のキャリヤーとしてのはたらきを中和してしまう．この点を改良するために，遺伝子工学の手法を用いてマウスとヒトのキメラ抗体や完全なヒト化抗体を用いることが 1990 年代後半から行われ，**表 11.3** に示すように，抗体単独でのがん治療薬として，すでに五つが使用認可を受けている[22]．抗原性の問題を解決した抗体をキャリヤーとして用いた開発が今後期待される．

第 2 の問題点は，抗体自身の毒性である．抗体は天然のタンパク質だからといって副作用がないわけではなく，多くの場合 infusion-related reaction（発熱，寒気など）などの重篤な副作用がみられる．その意味で，現在唯一の認可例である Mylotarg® では，用いている抗がん剤の calicheamicin 誘導体は，通常の抗がん剤に比べて殺細胞活性が 100～1 000 倍程度ときわめて高いために，投与する抗体-抗がん剤複合体量がきわめて低く抑えられている（9 mg/m²．ちなみに，表 11.3 に抗体単独の抗がん剤として記されている Rituxan® は

**表 11.3** 許可されたがんに対する抗体医薬，ターゲティングシステム

抗体単独：5
- Rituxan® マウスとヒトのキメラ抗体，non-Hodgkin lymphoma に対して
- ハーセプチン（Herceptin®） 乳がんに対して Taxol とともに用いる
- Campath® ヒト化 IgG1κ, B-cell choronic lymphocytic leukemia に対して
- Avastin® ヒト化抗体，大腸がん，直腸がんに対して 5-FU ベースの化学療法とともに用いる
- Erbitux® キメラ抗体，大腸がんに対してイリノテカンとともに用いる

抗体-抗がん剤複合体：1
- Mylotarg® ヒト化 IgG4 anti-CD33 抗体-NAc γ calicheamicin dimethyl hydrazide 複合体 Acute Myeloblastic leukemia に対して

抗体-ラジオアイソトープ複合体：1
- Zevalin® murine anti-CD20 monoclonal antibody-$^{90}$Y あるいは $^{111}$I 複合体 non-Hodgkin lymphoma に対して Rituxan とともに用いる

375 mg/m² である。mg/m² は体表面積当りで表した投与量である）。

第3の問題点は，その組成にあると考えられる。抗体分子に薬物を結合していくと，その薬物導入量が増加するにつれて抗体のキャリヤーとしての性質は失われていく。抗原結合部位が薬物の結合で修飾されてしまうことによる抗原結合能の消失はもちろんであるが，薬物導入による物理化学的性質の変化も重要である。抗体の特異的結合能を活用するためには，血液中から効率よく標的組織に移行していかなければならないが，薬物によって疎水性などの物性が顕著となると，肝臓などの異物処理作用に捕捉されやすくなって，標的組織近傍へ到達する効率が著しく減少する事態が考えられる。この抗体-薬物複合体の物理化学的性質と体内でのデリバリー効率との相関を系統的に解析した研究は行われていないが，これまでに動物での最も高い抗がん活性を出した抗体-抗がん剤複合体[23]では，抗がん剤の結合量が低く抑えられている事実は，この相関の重要性を強く示唆する。

〔4〕 ポリ（2-ヒドロキシプロピル）メタクリルアミド用いた合成高分子システム

Kopecek（米国，Utah 大学）と Duncan（イギリス，Carfdiff 大学）は，ポリ（2-ヒドロキシプロピル）メタクリルアミド用いたシステムを開発した[24),25)]。図 11.12 に示すように水溶性の高分子ポリ(2-ヒドロキシプロピル)メタクリルアミドを主鎖とし，四つアミノ酸より

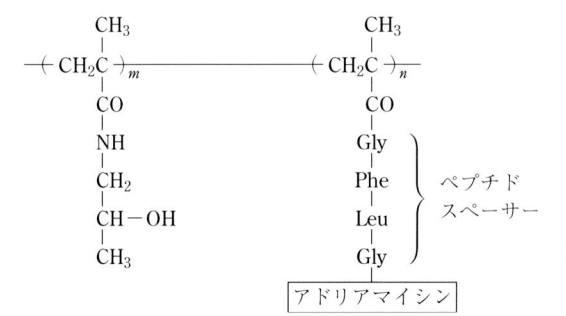

図 11.12 PHPMA-抗がん剤複合体の構造

なるオリゴペプチドスペーサーを介して薬物をつなげることにより，血液中では安定で標的細胞に取り込まれたのち，リソゾーム酵素によってこのオリゴペプチドスペーサーが開裂して薬物を放出するシステムを実現した。これは，11.1.3項で述べたde Duveのlysosomotropic agentとRingsdorfの高分子医薬のモデルを実現させたものである。

　薬物として抗がん剤アドリアマイシンを用いたシステムで，イギリスにおいて臨床試験（Phase II）を終了している。これは，EPR効果に基づいた固形がんへのパッシブターゲティングである。このPHPMAに抗がん剤のアドリアマイシンを結合させたシステムの設計上の特徴は，薬物導入量と分子量にある。アドリアマイシンの結合量を8 wt.%というかなり小さい値に抑えて，ポリマーによるEPR効果に基づいた固形がん組織へのターゲティング能をアドリアマイシンの疎水性が妨害しないようにしている。また，この高分子は生体内非分解性であるため，その分子量を約3万に抑えて，腎臓からの排出を確保している[26),27)]。このPHPMAシステムの非生体内分解性である短所を改良すべく，各種生体内分解ポリマーを用いた研究が盛んに行われている[28)〜30)]。

〔5〕**リポソーム**　脂質二分子膜構造からなるリポソームも古典的な組成では，肝臓や脾臓といった細網内皮系に捕捉される割合が圧倒的で，ターゲティングの目的には向いていなかった。しかし，1980年代後半から，細網内皮系による捕捉を免れ得る，いわゆる「ステルスリポソーム」が開発されるに及び，状況は一変した。最初はGM$_1$という糖脂質をリポソームの成分に入れることでステルス性を獲得したが[31)]，より手軽に合成的に得られるポリエチレングリコールを結合した脂質にとって代わった[32)]。ポリエチレングリコール結合脂質を用いたステルスリポソームの模式図を**図11.13**に示す。ステルスリポソームの一つである商品名Doxil®は血液中を長時間にわたって安定に循環し，固形がん組織に集積する。すでにカポシ肉腫と卵巣がんへの使用が米国で認可されており，そのほかのがんへの適用を広げるべく検討が続いている[33)]。この例のように，血液中を安定に循環させるのに必要な用件は，脂質の固体性，ポリエチレングリコールなどによるステルス性発現のための表面修飾，

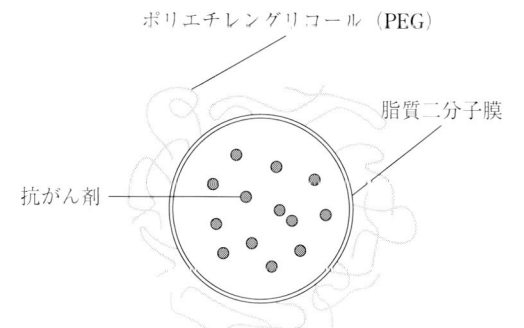

**図11.13** Doxil®（PEG修飾リポソーム）の構造

適切な大きさ（約200 nm 以下）である[32]。また，リポソームの内水相の pH を下げることで外側との pH 勾配を作って，アドリアマイシンを高濃度で高効率に封入することも大切な技術的支柱である。副作用として顕著に現れるのは，意外なことに手足での皮膚毒性であった。この皮膚毒性の発現メカニズムは解明されていないが，血液中の滞留性が高くなりすぎて，血液から組織への移行が遅い皮膚でも無視できない量の蓄積となった，というのが一つの仮説である。

以上の例にも示されたリポソームの大きさを，ターゲティングに好ましい 100 nm にそろえることを可能にしたのは，extrusion という均一な大きさの穴を有する膜を圧力で透過させる技術である。この技術により，直径 60 nm のポリエチレングリコールでコートしたリポソームも得られる[34]。

〔6〕 **高分子ミセル**　高分子ミセル型ドラッグキャリヤーシステムとは，**図 11.14** に示すように，A 鎖と B 鎖が直列につながったブロックコポリマーのような不均質な構造を有するものの，一成分のみに選択的に薬物を化学的結合あるいは物理的吸着により導入することにより，薬物を導入した部分の疎水性と，薬物を有しない部分の親水性からなる両親媒性により，高分子ミセル構造を形成させるものである[35]〜[39]。高分子ミセル構造をドラッグキャリヤーとしての応用を初めて試みたのは Ringsdorf[40] で，薬物の徐放を目的とした研究がなされた。生体内のターゲティングに高分子ミセル構造を活用する研究は，1989 年ごろに日本の横山，片岡ら[41],[42]とロシアの Kabanov[43] らがそれぞれ独立に発表した論文から始まる。前者の研究はあとで紹介することとして，Kabanov らの研究は高分子ミセルをドラッグキャリヤーとして活用するよりは，ブロックコポリマーを高分子界面活性剤として血液から組織への薬物移行過程を改善するために役立てる側面が強く，のちにそれを目的とした興味ある研究結果を発表している[44]〜[46]。

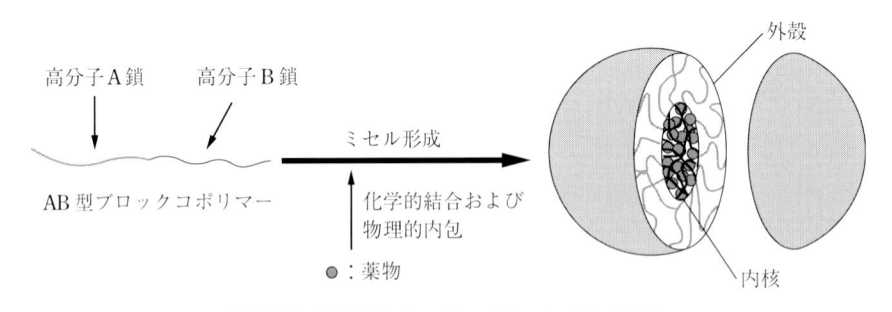

**図 11.14** 高分子ミセルターゲティングシステム

高分子ミセルドラッグキャリヤーシステムは，パッシブな固形がんへのターゲティングに必要とされる性質を本来的に有することが大きな特徴となっている。すなわち，200 nm 以下の微小粒径と細胞との相互作用の少なさである。この二つの性質は血液中を長時間循環す

るシステムに必要な用件である。高分子ミセルは通常，20～100 nm の直径を有するので，分離手段や特殊な技術を使用することなく，これらの用件を満たしている。また，高分子ミセルの外側部分（外殻）を形成する高分子鎖を，親水性で非荷電（あるいは弱く負荷電）のものに選択することで，細胞との相互作用を少なくして EPR 効果を実現できる。さらによいことに，高分子ミセルは抗がん剤を保持する内核と外殻が明確に分離した構造になっているために，抗がん剤を大量に内包させた場合でも，その抗がん剤の性質に左右されることなく，外殻構成高分子鎖の好ましい性質をターゲティングに十分活用することが可能である。

すでに，抗がん剤アドリアマイシンを内包した高分子ミセルを用いて，著しい *in vivo* 抗がん活性の増進を得て，がん組織への選択性と高い集積性が確認された[47]～[49]。これは，抗がん剤アドリアマイシンをポリエチレングリコール-ポリアスパラギン酸ブロックコポリマーのアスパラギン酸部分に化学的に結合させて，ポリエチレングリコール鎖を外殻とする高分子ミセルを形成させ，さらにその内核にアドリアマイシンを物理的に吸着させたものである。抗がん活性を示すのは物理的に吸着したアドリアマイシンで，**図 11.15** に示すように，この物理吸着アドリアマイシンを高分子ミセルに封入することで，薬物単独に比べ約 9 倍もの量が C 26 固形がんに集積していた。さらに特徴的なのは，時間が経過するに従って（24 時間まで）分布量が増加していることで，この特徴は EPR 効果による集積機構を支持する。

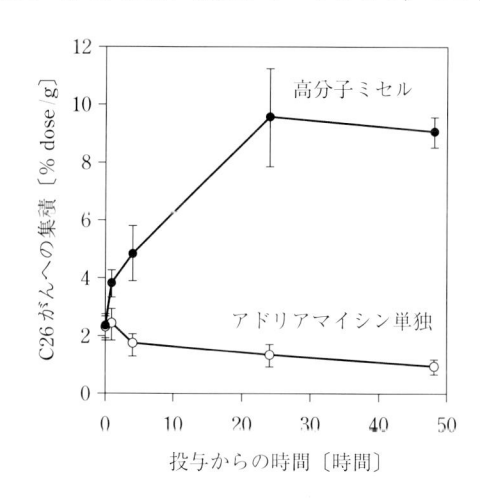

**図 11.15** 高分子ミセルによる C 26 固形がんへのターゲティング

このシステムは，パッシブターゲティングによる抗がん活性の著しい向上が得られたうえに，製剤的に製造・保存に適していることから，現在，臨床試験を目前にした開発が進行中である。これらは現在，国立がんセンターでの臨床第 II 相試験中である。また，抗がん剤タキソールを内包した高分子ミセルシステムも同所で臨床第 I 相試験中である。

この高分子ミセルのシステムはシスプラチン[50]やほかの難水溶性抗がん剤[51],[52]にも容易に適用が可能なことから，汎用性の大きい抗がん剤ターゲティングシステムであるといえる。

## 11.2 安　定　化

### 11.2.1 安定化とは

ドラッグデリバリーシステム（DDS）は，通常，コントロールドリリース，吸収改善，ターゲティングの三つの領域からなり，「安定化」という概念や方法がDDSで議論されることは少ない。本節で，あえてこの「安定化」技術について述べるのは，以下の二つの理由による。

- 後述するPEG修飾インターフェロンのように，「安定化」と呼ぶのが最も適切で理解しやすい認可例が出現し，医療で大きなインパクトをもちつつあるため。
- 再生医療で必要とされるサイトカインや成長因子は，その分子量や生体内での挙動が上記のインターフェロンに似た部分が多く，生理活性を高く発現させるためには「安定化」の技術を使用する意義が高いと考えられるため。

ここで，本節で述べる「安定化」を定義する。「安定化」とは，「生理環境下での薬理活性をより長期間にわたって発揮するために，血液中や組織中での循環・滞留時間を延長したり，不活性化反応を抑制すること」とここでは定義する。11.2.2項において，安定化の方法論とその実例をまとめる。

### 11.2.2 安定化の方法論と実例

〔1〕 **血液循環性の増大**　血液中で，その薬効を示すタンパク質や生理活性物質の血液中の循環性を高めて（血液中の半減期を増大させて），より長時間薬理作用を得ようとするものである。代表的な例は，比較分子量の小さなタンパク質のポリエチレングリコール（PEG）による修飾である。血液中に投与されたタンパク質は，さまざまな代謝・排出作用を受けるが，その分子量が約30 000以下のタンパク質では，腎臓のろ過作用による排出が血液から消失するおもな経路となる。

各種インターロイキン，インターフェロン，増殖因子は分子量が約10 000～30 000程度の比較的小さなもので，血液からの消失が速い。この消失が速いことは，これらの生理活性タンパク質の非常に高い活性をその分泌部位に活性を局限し，作用時間を限定することで，生体内で有害な副作用が起きないことに寄与している。しかし，治療目的で用いる場合には，この短い血中循環性が欠点となる。

治療目的で用いるタンパク質の血中半減期が短い（タンパク質によってその半減期は数十分～数時間とさまざまではあるが）ことによる治療上不利な点は

- 治療に有効なタンパク質の血液中濃度を維持する時間が短い。つまり有効な薬効を示す

## 11.2 安　定　化

時間が短い。

- 有効な薬効を示す時間をなるべく長くすべく投与量を上げると，投与初期の高い濃度が毒性を示す濃度を超えて副作用を示す。
- 有効な薬効を示す時間をなるべく長くすべく頻回投与を強いられる。例えば，C型肝炎治療ではインターフェロンは1日1回の投与を数週間続ける必要がある。患者にとって連日の投与は苦痛であり，入院あるいは毎日の通院は患者の社会生活に大きな負担を与える。

生理活性タンパク質の修飾に使われる，ポリエチレングリコール（PEG）の構造式を図 11.16（a）に示す。PEG は非抗原性で，生体成分（細胞やタンパク質）との相互作用が小さな水溶性高分子として知られており，これによってタンパク質を修飾することで，血液循環性の増大，抗原性の減少などの効果を得る。

$$HO-(CH_2CH_2O)_n-H$$

（a）ポリエチレングリコール（PEG）の構造

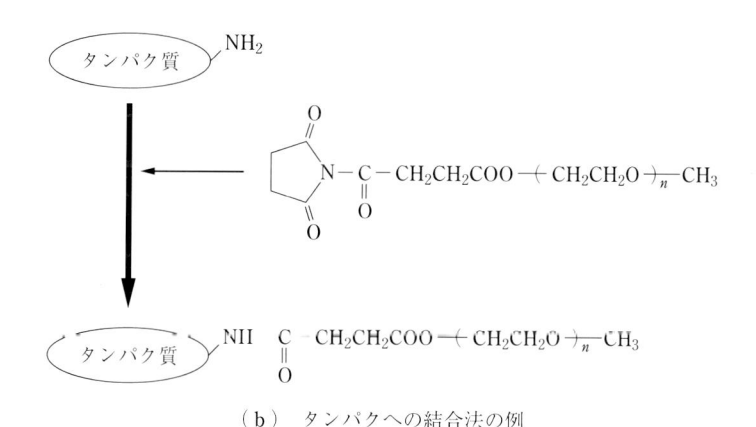

図 11.16　ポリエチレングリコール（PEG）の構造とタンパクへの結合法の例

（b）タンパクへの結合法の例

血中半減期の増大は，結合した PEG によって分子量が大きくなって腎臓からの排出が抑制されることによる。タンパク質を形成するポリペプチド鎖は球状に折り畳まれているのに対し，PEG 鎖は血液中でも比較的伸びきった形状をしているため，見かけ上のタンパクの分子量を増加させる効果は大きい。例えば，分子量5 000の PEG 鎖を2本結合させるとタンパク質の分子量は1万増加するが，血中半減期を増大させる効果はポリペプチド鎖に換算すると数万の分子量増加に匹敵する効果がある。

また，抗体や免疫関連のレセプターがタンパク質を認識・結合することを PEG 鎖は阻害するので，タンパク質の抗原性（免疫原性）を減少させることができる。患者に望ましくな

い免疫応答を抑制することは，安全な治療のために重要な事柄である．また，この抗原性（免疫原性）の減少は，抗体による中和を通してタンパク質が血中より取り除かれることを抑制するので，結果的に血中半減期の増大につながる．

図 11.16 (b) に示すように，片末端を活性化した PEG をタンパク質のアミノ基と反応させて（もう一方の末端は反応性のないメトキシ基となっている），アミド結合によって修飾をするのが最も一般的な方法である．

このような PEG によるタンパク質の化学修飾は，Abuchowski ら[53]の血清アルブミンをPEG で修飾する研究から始まり，すでに 1990 年代前半にアデノシンデアミナーゼ，アスパラギナーゼを修飾したものが使用認可されている．ただし，これら二つのタンパク薬剤は適用可能な症例が少ないために，薬物治療でのあまり大きなインパクトを与えるものではなかった．2001 年に α-インターフェロンを PEG 修飾したものが認可され，さらなる臨床試験が活発に進められている．この製剤は，患者数の多い C 型肝炎治療を対象としていることから，PEG 修飾タンパクがきわめて大きなインパクトをもちつつある．2005 年現在では，日本でも 2 種類の PEG 修飾インターフェロンが C 型肝炎に保険適用になっている．また，PEG によるタンパク修飾は，抗 TNF（tumor necrosis factor）抗体によるリウマチ治療などにも応用されつつある．

〔2〕 **不活性化の抑制** 薬物は，血液中などの生体内で酵素の作用や pH の影響でさまざまな不活性化反応を受ける場合がある．この不活性化を抑制して，薬物の薬効持続時間を長くすることが安定化の第 2 番目の方法論である．この方法の例としては，タンパク質の薬物と低分子の薬物の場合がある．

まず，タンパク質の例は 11.1.5 項で前述したスマンクスがある．スマンクスの活性部位は非ペプチドであるクロモフォアであるが，血液中ではこのクロモフォアが加水分解酵素のはたらきでペプチドから脱離して殺細胞活性を失う．この不活性化はたいへん速く，10～15 分で活性は 1/10 に低下する．SMA ポリマーを結合してスマンクスとすることで，活性が落ちるまでの時間を 5 倍程度延長することが可能となった[54),55)]．

低分子の薬物の場合には，薬物キャリヤーに結合・封入することで一般に安定化が得られる．薬物の不活性化反応を起こす酵素や低分子（$OH^-$ や $H^+$ など）の薬物への接近をキャリヤーが阻害するからである．この阻害効果は，エマルション，リポソーム，高分子ミセルなど薬物を内部に封入するタイプのキャリヤーではもちろんのこと，水溶性高分子キャリヤーに結合する場合でも得られる．それは，水溶性高分子が酵素の接近を立体的に阻害する効果と，結合した疎水性薬物分子どうしが会合して[56)]疎水的な環境を作り出して酵素や低分子の接近を阻害する効果とによる．**図 11.17** に高分子ミセルの例を示す．この例の薬物アドリアマイシンは pH 7.4 の緩衝液中でも，$OH^-$ の作用でその化学構造が分解し，その結果，

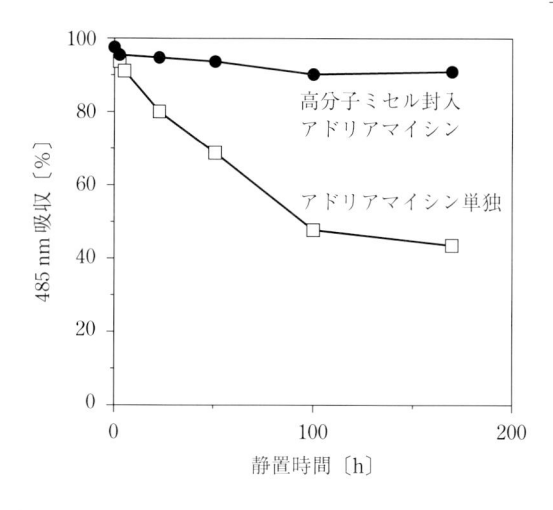

図 11.17 高分子ミセル封入による薬物の安定化

赤い色の減少（485 nm の吸光度の減少）がみられるが，高分子ミセル内部の疎水的な環境に内包することで，その吸光度の減少が著しく抑制された。

この薬物の安定化を一歩進めた形で，薬物の存在形態を制御する研究が報告されている。Kwon らは，抗真菌剤アンホテリシン B を疎水性の内核に封入することにより，通常の存在形態である四量体ではなく，より毒性の少ない単量体の形態を優先的にとらせることに成功した[57)〜59)]。これによって，アンホテリシン B の毒性である溶血活性を抑えて，抗菌活性を得ることができた。

## 引用・参考文献

1) 田畑泰彦 編：遺伝子医学別冊 ドラッグデリバリーシステム DDS 技術の新たな展開とその活用法，メディカルドゥ（2003）
2) 堀 了平 監修，橋田 充 編：改訂 図解 夢の薬剤 DDS，じほう（1997）
3) 橋田 充：ドラッグデリバリーシステム――創薬と治療の新たなる挑戦――，化学同人（1995）
4) de Duve, C. E., de Barsy, T., Poole, B., Trouet, A., Tulkens, P. and van Hoof, F.: Commentary: Lysosomotropic agent, Biochem. Pharmacol., **23**, pp.2495-2531 (1973)
5) Trouet, A., Campeneere, D. D. -D. and de Duve, C.: Chemotherapy through lysosomes with a DNA-daunorubicin complex, Nature New Biol., **239**, pp.110-112 (1972)
6) Ringsdorf, H.: Structure and properties of pharmacologically active polymers, J. Polymer Sic. Symposium, **51**, pp.135-153 (1975)
7) Matsumura, Y. and Maeda, H.: A new concept for macromolecular therapeutics in cancer chemotherapy: Mechanism of tumoritropic accumulation of proteins and the antitumor agent smancs, Cancer Res., **46**, pp.6387-6392 (1986)
8) 前田 浩：Polymer drugs のその後と今後 Overview――スマンクスから EPR 効果へ――，

Drug Delivery Systems, **16**, pp.136-142 (2001)

9) Maeda, H.: The enhanced permeability and retention (EPR) effect in tumor vasculature: The key role of tumor-sepective macromolecular drug targeting, Advan. Enzyme. Regul. **41**, pp.189-207 (2001)

10) Matsumura, Y., Kimura, M., Yamamoto, T. and Maeda, H.: Involvements of the kinin-generating cascade in enhanced vascular permeability in tumor tissue, Jan. J. Cnacer Res., **79**, pp.1327-1334 (1988)

11) Dvorak, H. F., Brown, L. F., Detmar, M. and Dvorak, A. M.: Vascular permeability factor/vascular endothelial growth factor, microvascular hyperpermeability and angiogenesis, Am. J. Pathol., **146**, pp.1029-1039 (1995)

12) Kohn, S., Nagy, J. A., Dvorak, H. F. and Dvorak, A. M.: Pathways of macromolecular tracer transport across venules and small veins: Structural basis for the hyperpermeability of tumor blood vessels, Lab. Invest., **67**, pp.596-607 (1992)

13) Seymour, L. W., Ulbrich, K., Steyger, P. S., Brereton, M., Subr, V., Strohalm, J. and Duncan, R.: Tumor tropism and anti-cancer efficacy of polymer-based doxorubicin prodrugs in the treatment of subcutaneous murine B16F10 melanoma, Br. J. Cancer, **70**, pp.636-641 (1994)

14) Litzinger, D. C., Buiting, A. M. J., van Rooijen, N. and Huang, L.: Effect of liposome size on the circulation time and intraorgan distribution of amphiphathic poly(ethylene glycol)-containing liposomes, Biochim. Biophys. Acta, **1190**, pp.99-107 (1994)

15) Ishida, O., Maruyama, K., Sasaki, K. and Iwatsuru, M.: Size-dependent extravasation and interstitial localization of polyethyleneglycol liposomes in solid tumor-bearing mice, Int. J. Pharm., **190**, pp.49-56 (1999)

16) 湯田 勉, 丸山一雄, 滝澤知子, 岩鶴素治: キャリヤーの分子設計: 血中対流性リポソーム, Drug Delivery System, **9,** pp.145-160 (1994)

17) Yuan, F., Dellian, M., Fukumura, D., Leunig, M., Berk, D. A., Torchilin, V. P. and Jain, R. K.: Vascular Permeability in a Human Tumor Xenograft: Molecular size dependence and cutoff size, Cancer Res., **55**, pp.3752-3756 (1995)

18) Takakura, Y. and Hashida, M.: Macromolecular carrier systems for targeted drug delivery: Pharmacokinetic consideration on biodistribution, Pharm. Res., **13**, pp.820-831 (1996)

19) Illum, L., Davis, S. S., Muller, R. H., Mak, E. and West, P.: The organ distribution and circulation time of intravenously injected colloidal carriers sterically stabilized with a block copolymer-Poloxamine 908, Life Sci., **40**, pp.367-374 (1987)

20) Mizushima, Y., Shiokawa, Y., Kashiwazaki, S., Ichikawa, Y., Hashimoto, H. and Sakuma, A.: A multicenter double blind controlled study of lipo-PGE 1, PGE 1 incorporated in lipid microspheres, in peripheral vascular disease secondary to connective tissue disorders, J. Rheumatol., **14**, pp.97-101 (1987)

21) Hamann, P. R. and Berger, M. S.: Mylotarg: The first antibody-targeted chemotherapy agent, in Page, M. ed. Tumor Targeting in Cancer Therapy, Humana Press, Totowa, pp. 239-254 (2002)

22) Ghose, T.: Clinical applications of targeted therapeutics, In M. Page ed. Tumor Targeting

in Cancer Therapy, Humana Press, pp.79-118 (2002)
23) Trail, P. A. et al.: Science, **261**, p.212 (1993)
24) Putnam, D. and Kopecek, J.: Polymer conjugates with anticancer activity, Advances in Polymer Science, **122**, p.55 (1995)
25) Duncan, R., Dimitrijevic, S. and Evagorou, E. G.: S. T. P. Pharma. Sci., **6**, p.237 (1996)
26) Seymour, L. W. et al.: Eur. J. Cancer, **31A**, p.766 (1995)
27) Minko, T., Kopeckova, P., Pozharov, V. and Kopecek, J.: J. Contr. Rel., **54**, p.223 (1998)
28) Ohya, Y.: Design of Novel Biodegradable Lactic Acid Copolymers for Biomaterials in G. H. Hsiue et al. eds.: Advances in Biomaterials and Drug Delivery Systems, Princeton International Publishing Co., Ltd., Taipei, pp.263-278 (2003)
29) Hreczuk-Hirst, D., Chicco, D., German, L. and Duncan, R.: Dextrins as potential carriers for drug targeting: tailored rates of dextrin degradation by introduction of pendant groups, Int. J. Pharm., **230**, pp.57-66 (2001)
30) Duncan, R.: Polymer-Drug Conjugates: Targeting, in Budman, D., Calvert, H. and Rowinsky, E. eds., Handbook of Anticancer Drug Development, Lippincott, Williams & Wilkins, pp.239-260 (2003)
31) Allen, T. M. and Chonn, A.: Large unilamellar liposomes with low uptake into the reticuloendothelial system, FEBS Lett., **223**, pp.42-46 (1987)
32) Woodle, M. C. and Lasic, D. D.: Sterically stabilized liposomes, Biochim. Biophys. Acta., **1113**, pp.171-199 (1992)
33) Uriely, B., Gabizon, A. et al.: Liposomal doxorubicin: Antitumor activity and unique toxicities during two complementary phase I studies, J. Clin. Oncol., **13**, p.1777 (1995)
34) 石田 理，丸山一雄 ほか：ポリエチレングリコール付与リポソームによるドキソルビシンの固形癌への移行量増加と抗腫瘍効果，Drug Delivery System, **9**, p.185 (1994)
35) 横山昌幸：高分子ミセルによる薬物ターゲティング，医工学治療，**12**, pp.695-699 (2000)
36) 横山昌幸：高分子ミセルドラッグキャリヤによる固形ガンのターゲティング治療，生体材料，**16**, pp.276-281 (1998)
37) Yokoyama, M.: Novel Passive Targetable Drug Delivery with Polymeric Micelles in Okano, T. ed.: Biorelated Polymers and Gels: Controlled Release and Applications in Biomedical Engineering, Academic Press, San Diego, pp.193-230 (1998)
38) Yokoyama, M.: Polymeric Micelles for the Targeting of Hydrophobic Drugs, in Kwon, G. S. ed.: Polymeric Drug Delivery Systems, Marcel Dekker, New York, in press
39) Lavasanifar, A., Samuel, J. and Kwon, G. S.: Poly(ethylene oxide)-block-poly(L-amino acid) micelles for drug delivery, Adv. Drug Delivery reviews, **54**, pp.169-190 (2002)
40) Bader, H., Ringsdorf, H. and Schmidt, B.: Watersoluble polymers in medicine, Angew. Chem., **123/124**, pp.457-485 (1984)
41) Yokoyama, M., Inoue, S., Kataoka, K., Yui, N. and Sakurai, Y.: Preparation of adriamycin-conjugated poly(ethylene glycol)-poly(aspartic acid) block copolymer. A new type of polymeric anticancer agent, Makromol. Chem. Rapid Communications, **8**, pp.431-435 (1987)
42) Yokoyama, M., Inoue, S., Kataoka, K., Yui, N., Okano, T. and Sakurai, Y.: Molecular

design for missile drug: Synthesis of adriamycin conjugated with IgG using poly (ethylene glycool)-poly (aspartic acid) block copolymer as intermediate carrier, Makromol. Chem., **190**, pp.2041-2054 (1989)

43) Kabanov, A. V., Chekhonin, V. P., Alakhov, V. Y., Batrakova, E. V., Lebedev, A. S., Melik-Nubarov, N. S., Arzhakov, S. A., Levashov, A. V., Morozov, G. V., Severin, E. S. and Kabanov, V. A.: The neuroleptic activity of haloperidol increases after its solubilization in surfactant micelles; Micelles as microcontainers for drug targeting, FEBS Lett., **258**, pp. 343-345 (1989)

44) Kabanov, A. V. and Alakhov, V. Y., Micelles of amphiphilic block copolymers as vehicles for drug delivery, in P. Alexandridis and B. Lindman, eds., Amphiphilic Block Copolymers: Self Assembly and Applications, Elsevier, Netherlands, pp.1-31 (1997)

45) Natrakova, E. V., Dorodnych, T. Y., Klinskii, E. Y., Kliushnenkova, E. N., Shemchukova, O. B., Goncharova, O. N., Arjakov, S. A., Alakhov, V. Y. and Kabanov, V. A.: Anthracycline antibiotics non-covalently incorporated into the block copolymer micelles: in vivo evaluation of anti-cancer activity, Br. J. Cancer, **74**, pp.1545-1552 (1996)

46) Yokoyama, M., Miyauchi, M., Yamada, N., Okano, T., Sakurai, Y., Kataoka, K. and Inoue, S.: Characterization and anti-cancer activity of micelle-forming polymeric anti-cancer drug, adriamycin-conjugated poly (ethylene glycol)-poly (aspartic acid) block copolymer, Cancer Res., **50**, pp.1693-1700 (1990)

47) Yokoyama, M., Okano, T., Sakurai, Y., Ekimoto, H., Shibazaki, C. and Kataoka, K.: Toxicity and antitumor activity against solid tumors of micelle-forming polymeric anti-cancer drug and its extremely long circulation in blood, Cancer Res., **51**, pp.3229-3236 (1991)

48) Kwon, G. S., Suwa, S., Yokoyama, M., Okano, T., Sakurai, Y. and Kataoka, K.: Enhanced tumor accumulation and prolonged circulation times of micelle-forming poly (ethylene oxide-aspartate) block copolymer-adriamycin conjugates, J. Controlled Release, **29**, pp. 17-23 (1994)

49) Yokoyama, M., Okano, T., Sakurai, Y., Fukushima, S., Okamoto, K. and Kataoka, K.: Selective delivery of adiramycin to a solid tumor using a polymeric micelle carrier system, J. Drug Targeting, **7**, pp.171-186 (1999)

50) Nishiyama, N., Yokoyama, M., Aoyagi, T., Okano, T., Sakurai, Y. and Kataoka, K.: Preparation and characterization of self-assembled polymer-metal complex micelle from cis-dichlorodiammineplatinum (II) and poly(ethylene glycol)-poly($\alpha$, $\beta$-aspartic acid) block copolymer in an aqueous medium, Langmuir, **15**, pp.377-383 (1999)

51) Mizumura, Y., Matsumura, Y., Yokoyama, M., Okano, T., Kawaguchi, T., Moriyasu, F. and Kakizoe, T.: Incorporation of the anticancer agent KRN 5500 into polymeric micelles diminishes the pulmonary toxicity, Jap. J. Cancer Res., **93**, pp.1237-1243 (2002)

52) Opanasopit, P., Yokoyama, M., Watanabe, M., Kawano, K., Maitani, Y. and Okano, T.: Block copolymer design for camptothecin incorporation into polymeric micelles for passive tumor targeting, Pharm. Res., **21**, pp.2003-2010 (2004)

53) Abuchowski, A., McCoy, J. R., Palczuk, N. C., van Es, T. and Davis, F. F.: Effect of

covalent attachment of polyethylene glycol on immunogenicity and circulating life of bovine liver catalase, J. Biol. Chem., **252**, pp.3578-3586 (1977)
54) Maeda, H., Ueda, M., Morinaga, T. and Matsumoto, T.: Tailor-making of protein drugs by polymer conjugation for tumor targeting: a brief review on SMANCS, J. Protein Chem., **3**, pp.181-193 (1982)
55) 小田達也, 前田 浩: ハイブリッド制癌剤, 続タンパク質ハイブリッド (稲田祐二, 前田 浩 編), pp.68-91, 共立出版 (1988)
56) Ulbrich, K., Konak, C., Tuzar, Z. and Kopecek, J.: Solution properties of drug carriers based on poly[N-(2-hydroxypropyl)methacrylamide] containing biodegradable bonds, Makromol. Chem., **188**, pp.1261-1272 (1987)
57) Lavasanifar, A., Samuel, J., Sattari, S. and Kwon, G. S.: Block copolymer micelles for the encapsulation and delivery of amphotericin B, Pharm. Res., **19**, pp.418-422 (2002)
58) Lavasanifar, A., Samuel, J. and Kwon, G. S.: Micelles self-assembled from poly(ethylene oxide)-block-poly(N-hexyl stearate L-aspartamide) by a solvent evaporation method: effect on the solubilization and haemolytic activity of amphotericin B, J. Controlled Release, **77**, pp.155-160 (2001)
59) Adams, M. L. and Kwon, G. S.: Relative aggregation state and hemolytic activity of amphotericin B encapsulated poly(ethylene oxide)-block-poly(N-hexyl-L-aspartamide)-acyl conjugate micelles: effects of acyl chain length, J. Controlled Release, **87**, pp.23-32 (2003)

# 12 微粒子からなるバイオマテリアル

## 12.1 はじめに

　原子を1個の粒と考えると，すべてのものは粒が集まってできていると考えることができる（**図12.1**）。少数の原子が集まってクラスターとなり，さらに多様な粒が集まってバルク状のマテリアルが形成される。微粒子を小さくしていくと，あるサイズのところで特異的な特性が発現されるようになることがある。このような微粒子を超微粒子と呼ぶ。例えば，物質の半径がエキシトンボーア半径ほどになると，電子のエネルギー準位が離散的になって量子閉じ込め効果が発現するようになる。これが最近注目されている超微粒子の量子ドットである。

　合成によって手に入れることができる微粒子には，大きく分けて無機微粒子と有機微粒子がある。最近では，有機と無機の複合化が進んでハイブリッド微粒子も盛んに研究されてい

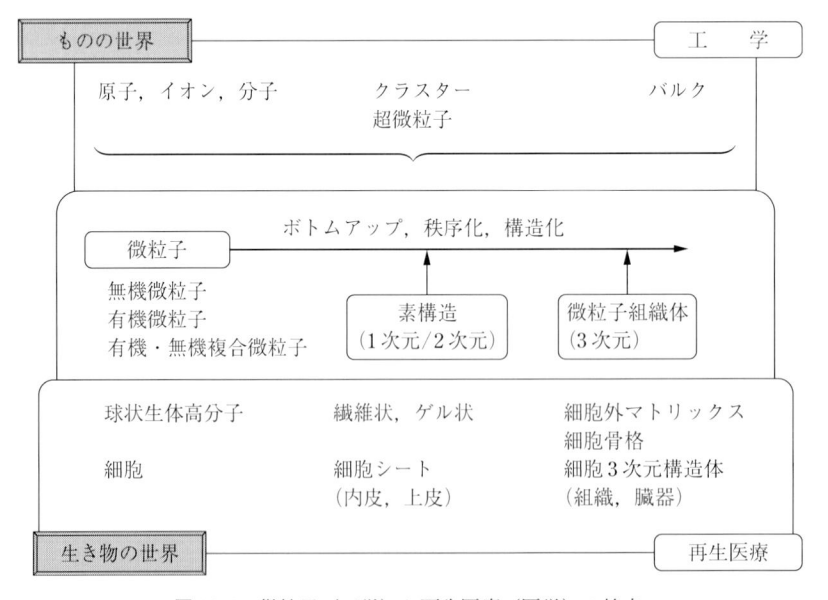

**図12.1** 微粒子（工学）と再生医療（医学）の接点

る。これらの微粒子が組み上がって微粒子の組織体が形成される。これは塗膜やインクといったものから新材料であるフォトニック結晶まで，さまざまな組織体がそれぞれの用途で機能を果たしている。このような工学的存在である微粒子を医学，特に再生医療にどのように活用していくのかを見いだしていくことによって，微粒子の可能性が広がり新たな存在意義が生み出される。すでに医療分野においても，検査・診断・予防，および治療のためにさまざまな高分子微粒子が合成されて活用されている[1]。また，アルブミンなどの球状タンパク質も微粒子の一種であり，細胞も一つの微粒子と捉えることができる。それゆえ，組織や臓器は微粒子からなる階層構造体と考えることも可能である。このような視点こそが微粒子と再生医療，ひいては工学と医学との連携には必要なものである。ここでは粒の世界から医療に向けての用途展開を紹介し，再生医療との接点を探っていくことにする。

## 12.2 微粒子を作る

図 12.2 に種々の微粒子の作製方法を示す。図中の（a）の無機微粒子は，無機イオン溶液中での濃度ゆらぎによって集合体が形成されて微粒子へと成長する。集合体は可逆的に消

（a） 無機微粒子

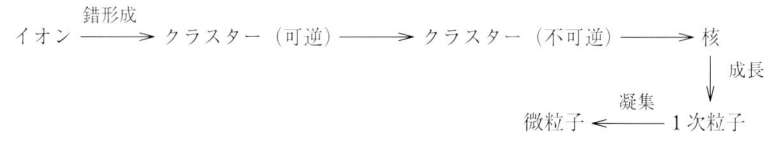

イオン —錯形成→ クラスター（可逆）——→ クラスター（不可逆）——→ 核
　　　　　　　　　　　　　　　　　　　　　　　　　　　　　　　　　　　　　↓成長
　　　　　　　　　　　　　　　　　　　　　　　　　微粒子 ←凝集— 1次粒子

（b） 超分子・フラーレン・デンドリマー
　　　有機合成法・アーク放電法・高分子合成法

（c） ポリマー微粒子
　　　0） 高分子バルク体の粉砕
　　　1） ポリマー鎖の会合 ——→ 分子間力によるミセル形成
　　　2） ポリマー鎖の固化 ——→ 乳化・相分離による微小滴化
　　　3） 重合反応

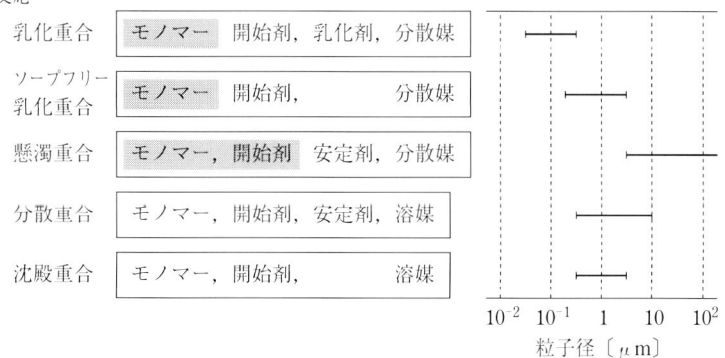

　　　　乳化重合　　　　［モノマー　開始剤，乳化剤，分散媒］
　　　　ソープフリー
　　　　乳化重合　　　　［モノマー　開始剤，　　　　分散媒］
　　　　懸濁重合　　　　［モノマー，開始剤　安定剤，分散媒］
　　　　分散重合　　　　［モノマー，開始剤，安定剤，溶媒］
　　　　沈殿重合　　　　［モノマー，開始剤，　　　　溶媒］

粒子径 $[\mu m]$

図 12.2　種々の微粒子の作製方法

滅を繰り返し，あるサイズ以上になると消滅することなく成長するようになる。これが"核生成"過程であり，核に溶質が吸着して微粒子へと成長していく。サイズのそろった単分散微粒子を作製するためには，核生成速度を速めて成長速度を遅くする工夫と，生成した核が凝集しないようにする工夫が必要となる。バイオ系への利用として，無機微粒子にタンパク質など生体分子を封入・コーディング・固定化することが行われている。ただし，無機物と有機物の複合体形成には，シランカップリング剤などの特殊な表面改質が必要となる[2]。

有機微粒子はポリマー鎖から作られているものが多いが，有機合成的手法により微細で精密な球状有機化合物が合成されるようになってきた。その一つに低分子を分子間力で組み上げた超分子と呼ばれるナノ構造体がある。例えば，カリックスアレーンというフェノール部位をメチレン基で連結した大環状化合物からは，内空の直径が約 1.5 nm の球状の集合体（分子カプセル）を作ることができる[3]。$C_{60}$ に代表されるフラーレンも中空のナノ球状体である。これは炭素電極を用いたアーク放電法で大量合成できるようになった。ポリマーがそのままナノサイズの球状構造体であるものにデンドリマーがある。デンドリマーは，コアから外殻に向かって樹木状に枝分かれした構造であり，枝分かれごとに第一世代，第二世代というように世代数で表現する。サイズは世代数を調節することによって数〜数十 nm の間で制御することができる。また，表面に比べて内部の鎖の密度が低いため，内空に物質を封入することが可能である。内空の化学構造は自在にデザインできるため，機能を盛り込むことができる。さらに骨格構造を選択することにより容易に表面の設計を行うことができ，リガンドの表面提示も可能である。表面に糖鎖を提示しているシュガーボールと呼ばれる糖機能化デンドリマーも合成されている[4]。

古くから微粒子は大きな高分子バルク体を粉砕することによって得られてきた。このような方法では，サイズと形状の制御はきわめて難しい。そこでつぎの三つの方法によってサイズのそろったナノ〜ミクロンサイズの球状微粒子が作製されている。

① ポリマー鎖を会合させて作る方法
② ポリマー鎖を固化させて作る方法
③ 重合反応により単量体（モノマー）からポリマーを作製する際に粒子として得る方法

①の会合させる方法では，ポリマー鎖内あるいは，ポリマー鎖間での会合を利用して微粒子を形成させる。嵩高い疎水性側鎖をもつ水溶性ポリマーでは疎水基含量を増やしていくと，水中で分子鎖に沿って小さなミセルが2次的に会合して直径 10〜20 nm 程度の高次のミセルが形成される[5]。このミセルは1本のポリマー鎖の疎水性部分が会合してナノ粒子化したものである。複数のポリマー鎖が会合することを利用して微粒子を作製することもできる。ポリ N-イソプロピルアクリルアミドなどの温度応答性ポリマー鎖は温度変化によってポリマー鎖が疎水化する。この疎水性相互作用を利用してナノサイズの会合体を形成させる

ことができる[6]。また，水溶性多糖類の 100 単糖当りに 1〜3 個の疎水基を導入し，加熱処理や超音波処理することにより直径 50 nm 以下のナノ粒子を作製することもできる[7]。ポリマー鎖の構造が比較的明確なブロック共重合体あるいはグラフト共重合体でも，疎水性のポリマーと親水性のポリマーを組み合わせることによって，水中において疎水性ポリマー部分が会合して内核を形成し，その周囲を水溶性のポリマーが覆うような形態をとらせることができる。

複雑なポリマーを用いなくとも，②の方法としてポリマー溶液を小さな液滴として分散させて固めることにより，希望とするサイズをもつナノ粒子を作製することができる。このような方法はポリ乳酸をはじめとして分解性のポリマーに広く適用されている。ポリマー溶液をポリマーが不溶である溶媒中に微小滴化して，ポリマー溶液から昇温や減圧により溶媒を除去する方法（溶媒除去法あるいは液中乾燥法）がよく行われている[8]。液滴の分散（微粒化）には，通常ホモジナイザーによる撹拌や超音波処理が行われる。この際にゼラチン，ポリビニルアルコールなどの界面活性剤が添加される。これらの種類や添加量が粒子のサイズや形態，および安定性に大きな影響を与える。相分離を利用する方法ではポリマー溶液への貧溶媒の添加や，溶液の温度変化によってポリマーを相分離させて均一な核の発生を促進させる。この方法では，微粒子の成長に凝集が関係しているのでその制御が重要である。

さて，モノマー溶液から重合により微粒子を作製する③の方法には，乳化重合，乳化重合から乳化剤を除いたソープフリー重合，開始剤がモノマーに溶解している懸濁重合，モノマーと開始剤と安定剤がすべて溶媒に溶けている分散重合，分散重合で安定剤を除いた沈澱重合などがある[9]。これらはモノマー・開始剤・溶媒などの存在状態，重合の動力学，粒子形成のメカニズム，および得られる粒子のサイズや形態の違いによって分類されている[10]。乳化重合では水中でのモノマーと乳化剤の関係が重要である。モノマーは乳化剤が作るミセルとモノマー油滴に存在する。水相で開始剤から生成したラジカルがミセルに侵入し，ミセル中でモノマーの重合反応が進行して粒子の核となる。モノマー油滴からこの核へとモノマーが供給されて粒子径が大きくなっていく。

最近盛んに研究されている重合方法に，モノマー油滴を超微細化したミニエマルション重合およびマイクロエマルション重合がある。ミニエマルション重合は十分に小さくしたモノマー油滴を重合の場として利用する方法であり，500 nm 以下のサイズの粒子を得ることができる[11]。マイクロエマルション重合では多量の界面活性剤を用いて初めから非常に微細なエマルションを形成し，そのなかで重合を行うことにより 10〜60 nm のサイズの粒子を作製することができる[12]。さらに，一度作製した微粒子を種（シード）として新たにモノマーを加えて微粒子の周囲にシェル層を形成させるシード重合がある。また，シード粒子全体をモノマーで膨潤させて粒子径を増大させる方法として二段階膨潤重合がある。

## 12.3 微粒子の機能と用途

　微粒子が大きな比表面積をもつことは，豆腐にたとえると理解しやすい．豆腐を包丁で切るたびに新しい切断面が生まれる．同じ体積であっても切断されてサイズが小さくなると表面積が飛躍的に大きくなることがわかる．そのため微粒子は重量に対する表面積（比表面積）が大きくなり，吸着・結合・反応などの反応場を数多く提示することができる．もう一つの特徴として，サイズが小さいために拡散速度がきわめて高くなることが挙げられる．この高い運動性は，分子の衝突に基づくさまざまな現象に影響を及ぼす．

　さて，医療の分野において微粒子が対象とするのは，脂質・タンパク質・核酸・多糖類といったサイズの小さいものから，細胞・臓器・組織，および循環系にまでに及ぶ．微粒子はそれぞれの場面で機能を発揮できるようにサイズ調節および表面修飾が行われる．血管中を移動する場合には小さな微粒子のほうが細い毛細血管系まで到達できる．微粒子表面に抗体やDNAなどの分子を結合することによって生体特異性（バイオアフィニティ）を付与することができる．これにより必要とする生体分子あるいは細胞を識別し，分離することができるようになる．同時にこれは微粒子が特定の細胞に物質を運搬するためのツールとなり得ることを意味する．微粒子内部に各種薬剤を封入して放出させるという薬物徐放システムは，増殖因子など組織再生の環境を整えるための技術としても利用することができる．最近ではタンパク質などの生体分子を微粒子と考えて，それらが有している自己組織化という構築原理を利用したバイオマテリアルが生み出されつつある[13]．合成した微粒子から1次元，2次元，および3次元構造体を組み上げて，マテリアルとして利用しようとする試みもある[14]．これら微粒子から組み上げた構造体は，細胞・組織・臓器のサイズのマテリアルであり，新しいタイプの足場（スキャホールド）として用いることができるだろう．

表12.1　微粒子の機能と医療用途

| はたらき | 作用 → 機能 | 用　途 |
|---|---|---|
| 微粒子で見る | 付着/標識化 → 可視化 | 細胞標識，血流測定，循環動態測定 |
| 微粒子で検出する | 付着/凝集/標識化 → 濁度変化, 蛍光, 発光, ラジオアイソトープ | 免疫血清学的診断，細胞機能評価 |
| 微粒子を集める | 運搬/凝集 → 血流遮断 | 塞栓療法用材 |
| 微粒子で分ける | 付着/凝集 → 除去，分離，回収 | タンパク質分離精製，細胞分離，血液浄化用剤 |
| 微粒子で作る | 固相反応 → コンビナトリアル合成ライブラリー作製 | ペプチド合成，DNA合成，創薬用担体 |
| 微粒子で運ぶ | 包含/運搬 → 放出制御（場所と時期） | 薬物送達（DDS）担体 |
| 微粒子で増やす | 付着/構造化 → 増殖, 分化, 組織形成 | 細胞培養床・組織工学用基材 |
| 微粒子で操作する | 結合/運動 → 細胞マニピュレート | 細胞膜および骨格の変形，細胞機能制御 |

さて，**表 12.1** には微粒子の機能と生物学・医学，あるいは医療関係で応用されている例を挙げる。また**図 12.3** にはこれに関連して微粒子の機能の広がりを模式的に表す。これらの図表に沿って以下に話を進めることとする。

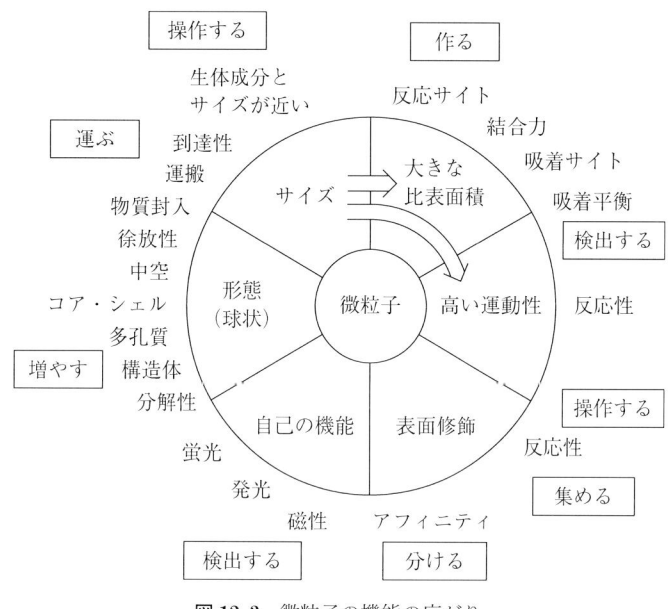

図 12.3　微粒子の機能の広がり

## 12.3.1　微粒子で見る

抗体と抗原に代表されるように，生体には特異的に結合する分子の組合せ（バイオアフィニティ）が存在する。特定の抗体を固定化させた微粒子は，その抗体とだけ結合できる抗原を発現している細胞と結合する。微粒子は結合することによってそこに何があるのかということを教えてくれる。金原子の凝集体からなるコロイド粒子は，電子密度が高いため電子顕微鏡で観察することができる。通常の微粒子は高感度で検出するために放射性同位元素あるいは蛍光物質で標識される。例えば血流量を測定する方法は，まず被験動物の血管に蛍光標識した微粒子を注入し，つぎに一定時間循環させたあとに組織を摘出してその蛍光強度を測定する。そしてこの強度から血流量を算出する。微粒子にヨウ素を包含させると X 線で検出することができるため，微粒子の運動を非侵襲的に追うことができる[15]。微粒子はサイズによって臓器分布が変化する。そのため，特定臓器の循環動態や病変を知るためにサイズの異なる微粒子が活用されている。再生医療に関する利用としては，遺伝子注入あるいは細胞移植による血管新生を可視化するためのツールとして応用されている。再生する血管は微細血管であるため通常の血管造影による解像度よりも高い技術が要求される。また，極微小なサイズのがんなどを検出するためには，微粒子のサイズをナノメートルにまでダウンサイジ

ングする必要がある。さらに波長が狭く退色性も抑えた蛍光量子ドットと呼ばれるCdSeや，ZnSなどの半導体ナノ粒子が開発されている。半導体ナノ粒子は毒性があるため，体内で使うことを考えた改良が急がれている[16]。

このほか，ボロン（$^{10}$B）やガドリウム（$^{157}$Gd）を用いた中性子捕捉療法では，体外から熱中性子を照射して核反応による放射線や電子線でがん治療を行うアプローチがある。微粒子は放射線増感剤を担持して腫瘍組織まで送り届けるために用いられている[17]。超常磁性を示す酸化鉄粒子の開発も進んでいる。すでにFederix®とResovist®という超常磁性酸化鉄からなる，磁気共鳴画像（MRI）用造影剤が市販されている。このFederix®を幹細胞にラベルすると，心筋再生過程をMRIで追跡することができる[18]。

### 12.3.2 微粒子で検出する

バイオアフィニティをもつ分子を用いた特異的かつ定量的な検査では，微粒子は担体として重要な役割を果たしている。微粒子の表面は数多くのアフィニティ分子を固定化することができるため，検出感度を必要とする際に非常に有利となるからである。また，プレートに比べて微粒子ではタンパク質吸着がきわめて短い時間で平衡に達するので，測定時間を短くすることができる。

検出する方法としては，結合に伴う微粒子の凝集を吸光度の変化として計測する方法がある。現在では，放射性イムノアッセイ（RIA），酵素イムノアッセイ（EIA），さらに化学発光アッセイ（CLIA）など標識物質を用いた高感度な検出方法へと移行している。これらの方法では，結合した標識物質と未反応の標識物質を分離する必要がある。そのため，微粒子は分離する担体としての機能も果たしている。検出対象としては抗原や抗体から遺伝子へと広がってきており，クラミジアについてはリガーゼ連鎖反応（LCR）法とポリメラーゼ連鎖反応（PCR）法のそれぞれの遺伝子増幅法を用いた検査薬が市販されている。メチシリン耐性黄色ブドウ球菌（MRSA）・O157大腸菌・肝炎ウイルス・エイズウイルスなど，この方法で検査できる感染症は数多い。

遺伝子の変異を検出することによって疾患の診断ができる。ここでも微粒子が用いられている。微粒子表面にDNA鎖を固定化し，そこに相補的なDNAを加えると，微粒子は一気に凝集して白濁する[19]。このシャープな凝集挙動をDNAの一塩基変異の検出に用いるわけである。最近では，種々のナノ粒子が生体分析ツールとして研究されるようになってきた[20]。表面プラズモン共鳴（SPR）による光学バイオセンサーには貴金属ナノ粒子が用いられている[21]。これはセンサー基板に付着させた銀ナノ粒子（高さ約50 nm）のプラズモン吸収を利用した分析で，金ナノ粒子（直径10〜20 nm）を添加することにより検出限界が向上することが見いだされている。

さて，一度に検出できる試料の数を増やすことはハイスループット分析において非常に重要である。2色（AとBとする）の蛍光色素を選び，それぞれの強度を10段階で変化させて微粒子に担持させる。AとBに関してそれぞれ10種類を組み合わせることになるので，$10 \times 10 = 100$種類の区別がつくようになる。これらの微粒子を見分けるためにはフローサイトメーターによって各微粒子のAとBの蛍光強度を測定すればよい。100種類の微粒子に別々の物質を結合させて検体と混ぜて測定すると，1回で100種類の同時検出が可能となる。

微粒子によって細胞機能を検査することもできる。これはルミノールを結合したアクリル系微粒子で，細胞に貪食されたのちに細胞内の活性酸素と反応して化学発光することにより，細胞機能に関する情報を与えてくれる。細胞内に入り込んで化学センサーとしてはたらくペブル（小石）という微粒子も開発されている。これは20 nmほどのシリカ粒子表面をポリエチレングリコールで被ったもので，特定の化合物と結合すると発光する色素を含んでいる[22],[23]。細胞内のシグナル伝達系における化学的パターンを検出することにより，薬効，毒性，さらには疾病との関連性を探っていく新しいツールになると考えられている。細胞内にあって状態を知らせてくれるため，細胞分化の確認など再生医療でも利用価値は高くなっていくだろう。

### 12.3.3 微粒子を集める

小さな微粒子でも集まると目にみえるようになる。リュウマチ因子，C反応性タンパク質などの検査では，抗原抗体反応によって生成する凝集物を目視あるいは濁度変化として検出している。血管内に微粒子を注入して特定の部位で滞留させて血流を遮断すると，微粒子は塞栓物質となる。血栓は一部溶解するため，微粒子がたがいに強く固着することにより動静脈瘤の部位を埋めつくして確実に血流を止めることが必要とされている。化学塞栓療法では腫瘍部分の血管近くに微粒子を停滞・塞栓させ，そこから抗がん剤を部位特異的に放出することにより治療を行う。これらは塞栓するためのものであるから50 μm以上の微粒子がおもに用いられている。今後はがんなどの血管新生部位が標的となってくると考えられる。その際には，粒子径はより微小で均一のものが要求される。

### 12.3.4 微粒子で分ける

微粒子を使うことにより，体液成分から欲しいもの（タンパク質，DNA，細胞など）を分離して，除去あるいは回収することができる。感染症や代謝異常などでは体内に有害物質が蓄積することがある。そこで血液浄化のために，有害物質に対するアフィニティ物質を結合させた微粒子（アフィニティビーズ）を作製し，カラムに充てんして有害物質だけを吸着し除去する治療が行われている。同種骨髄移植の際に発生する移植片対宿主病を予防するた

めに，磁性粒子によってCD4陽性細胞やCD8陽性細胞を除去することが行われている。磁性粒子に結合した細胞だけを磁石で集めて，結合しなかった細胞を除去して精製分離を行うバッチ系と，磁石で覆われたカラムのなかに細胞を流し込んで目的細胞のみを結合して分離するフロー系とがある。市販品としては磁性粒子ではポリスチレン粒子の内部に一様にフェライト粒子を分散させたもの（Dynabeads®）をはじめとして数多くの製品がある。細胞を分離したあとにアフィニティ部分で切り離すことにより，細胞から磁性粒子を取り除くことができる。このようなセルソーティングは幹細胞を分離・濃縮するためにも用いられている。

　プラスミドによって形質転換がなされた細胞のみを磁性粒子を用いて濃縮するシステムが開発されている。細胞に導入するプラスミドにあらかじめ特定の細胞膜抗原を同時に発現する部位を挿入しておく。一方，磁性粒子にはこの細胞膜抗原と結合する抗体を結合させておく。形質転換後にこの磁性粒子を加えると発現した細胞のみに結合して濃縮が達成されるというものである（MACSelect®）。いずれにせよ，分離した細胞が機能低下を起こさないような表面設計が必要である。

　血液にウイルスが含まれているかどうかを検査するためにも磁性粒子が用いられている。これにより，献血血液中のウイルスから核酸を迅速に自動抽出することができるようになった[24]。

　さて，細胞には機能が未知である数多くのレセプターがある。それに対するリガンドあるいは抗体があれば簡単に選別，回収，および再使用することができる。そのため，生体レセプターを細胞粗抽出液から直接，迅速に，簡便に，しかも高い回収効率で単離する微粒子が開発されている[25]。これにより，生体レセプターのライブラリ化，薬剤と生体レセプターの相互作用，薬剤の作用，機構，生体レセプターがかかわる生体反応の制御機構などの解析が可能となる。

　これまで，分離および回収の方法として遠心分離や磁気分離を紹介してきたが，これ以外にも温度変化による凝集分離，水性二相分離，目的物質による凝集分離などのさまざまな方法がある。ナノサイズの磁性粒子は，溶媒との衝突によるブラウン運動によって集合化することができない。この凝集性の低下を熱応答性高分子の温度変化による凝集によって補った磁性ナノ粒子（Therma-Max®）が開発されている。表面が熱応答性高分子で被覆されたナノ磁性粒子であり，温度刺激によって再分散も可能である[26]。

### 12.3.5　微粒子で作る

　微粒子は医薬品などの合成担体としても利用されている。よく知られているようにペプチドやDNAの固相合成に微粒子が担体として用いられている。新薬開発の革新的な方法であ

るコンビナトリアルケミストリはこの固相法からヒントを得たもので，ポリスチレンの微粒子上でいくつかの基本分子を組み合わせて，多種類の化合物を簡単に得ることができる[27]。これによって化合物の合成から活性のスクリーニングまでが短時間でできるようになった。より効率的なシステムを構築するにあたっては担体の微粒子がキーポイントになるだろう。酵素などの生体触媒を固定化した微粒子は種々の反応の触媒として用いられている。反応後の精製が簡単であるだけでなく，変性による失活が抑制されるため使用範囲が広くなり，かつ，繰り返して使用することも可能となる。

　細胞内でのタンパク質の折り畳みを模倣した微粒子（人工シャペロン）も開発されている。細胞内で産生されたタンパク質はコイル状のポリマーであり，適切な酸化還元反応やシャペロンという分子によって機能発現可能な天然の立体構造へと折り畳まれる。天然状態の立体構造と若干構造の崩れた中間状態との変換は可逆的であるが，中間状態が優勢になってくると不可逆的な凝集が起こり再生不能となる。シャペロンはこの中間状態と結合して凝集へと向かう過程を阻害し，かつ天然の立体構造状態へ戻すというはたらきを示す。これらのことから，微粒子表面に巻き戻し反応に関連する官能基を導入することによって，シャペロンの機能を模倣することが試みられている[28]。

　これまでmRNAの精製にはOligo（dT）を固定化した微粒子が用いられてきたが，転写反応により固定化cDNAライブラリを作製することができるようになった。さらにこの磁性粒子を用いてトランスフェクションも行われている[29]。

### 12.3.6　微粒子で運ぶ

　微粒子は，薬剤・タンパク質（ペプチド薬）・遺伝子などを生体中に運ぶことを可能とする。低分子の薬剤は血管の内皮を透過して組織の病巣に到達しやすい。しかし，ほかの組織にも容易に吸収されてしまうために薬剤がむだになり，副作用を引き起こすことにもつながる。そこで薬物を必要量だけ，目的の部位にだけ，長期にわたって供給することが必要となる。生体には血管系やリンパ系のように細く長い管路（脈管系）が存在し，微粒子はこの道を通って均一ではないが全身にくまなく分布するようになる。口から投与された微粒子の多くは糞便として排出されるが，腸壁から吸収されるように設計することもできる。肺・気道・鼻などの粘膜を介して吸収させるために，薬剤は微粒子状に成形されて吸入剤としても用いている。この場合には，粒子径を変えることにより気管・細気管支，肺胞など希望する部位に運ぶことができる。ただし，粒子径は空気の流れのなかでの粒子サイズである空気力学径をもって考えなければならない。

　薬物の放出制御能を付与するために種々の分解性高分子からなる微粒子が作製されている。微粒子の内部に薬剤を包含させるために，Oil in Water（O/W）法，Oil in Oil（O/

O）法，Water in Oil in Water（W/O/W）法などの溶媒蒸発法が考え出されている。前者二つの方法では薬物が高分子の溶媒に可溶の場合で，後者は薬物が水溶性である場合に行われる。分解速度の異なる微粒子を混合すると各微粒子で薬剤の放出パターンが異なるために1回の投与で持続性を得ることができる。分解性高分子のなかでは乳酸系高分子が最もよく用いられてきている。このタイプの承認薬として，高分子中に黄体形成ホルモン放出ホルモン誘導体が包含された，マイクロカプセル型徐放製剤（武田薬品工業，リュープリン®）がある。この微粒子は，内部での薬剤の分散状態により徐放パターンを変えるという工夫がなされている。免疫系への作用をねらった研究として微粒子のワクチンへの利用がある。微粒子中に抗原を包含させることにより，投与場所での抗原の局所濃度が高まる。これによりワクチンとしての能力が発現されて抗体産生が促進されるという[30]。

細胞を微粒子と捉えた研究がある。細胞表面に提示される高分子鎖の末端にバイオアフィニティ，反応性，あるいは活性化因子を結合させることにより細胞に別の個性・機能をもたせることができる。例えば，両末端に細胞接着性ペプチドを結合させた水溶性高分子鎖を作製して細胞に結合させると，細胞に細胞接着性を付与することができる。この方法でがん化した細胞あるいはウイルス感染細胞など異常化した細胞を捕らえて，特定の作用を与えるように細胞をデザインすることもできる。また，細胞をドラッグデリバリーシステム（DDS）と同じように特定の部位にデリバリーすることができる。このセルデリバリーシステムは細胞療法および細胞性製剤に応用することが可能である。さらに，この技術は細胞に化学反応性を付与することも可能とする。ジスルフィド（S-S）部位を内皮細胞に表面提示させて基材に播種すると，表面にチオール基を有する基材にのみ付着する。浮遊系細胞でもチオール提示基材表面に集積化させることができる。このような細胞集積化技術は細胞チップおよびセンサーの作製，さらには組織工学・再生医療への利用も期待できるものである[31]。

### 12.3.7 微粒子で増やす

特定の細胞を安定に増やす担体の開発は重要である。微粒子は物質産生および変換に用いる菌体や細胞の培養に用いられてきた。付着性細胞に対して増殖が円滑に進むような足場として至適サイズ（曲率）と構造をもつ微粒子が開発されている。多孔質の微粒子では細胞が孔に入り込んで高密度の培養が可能となる。微粒子に細胞懸濁液に加えると，細胞は付着したあとに，増殖して表面を覆うようになる[32]。ワクチンの製造では，この状態になった微粒子を回収してウイルスの植え付けを行う。このほか，抗体生産のためのハイブリドーマや組換えタンパク質の宿主として利用されている細胞の培養にも使われている。コラーゲンをコーティングしたポリスチレン微粒子に肝細胞と非実質細胞を加えて回転しながら培養すると，微粒子を基点として肝組織類似の階層構造が構築されたという報告もある[33]。骨髄中に

含まれている少数の間葉系幹細胞を効率良く増殖させる培養法では磁性粒子が用いられている。これは磁性粒子を細胞に取り込ませたあとに、磁石を用いて集めて培養するシステムである[34]。微粒子が主役ではないが、粒状の無機塩をポリウレタン溶液に分散させたのちに溶出させて多孔質構造を作り出すことができる。これまで多孔質チューブは人工血管への利用が考えられてきたが、現在では組織再生の足場として応用されようとしている。さらに、組織再生の3次元足場材料として微粒子の形態と状態を変化させて最適化が行われている。例えば、乳酸-グリコール酸共重合体とゼラチンの微粒子を混合してテフロンの鋳型中でガラス転移温度以上に加熱したあと、水でゼラチンを溶出させることにより、さまざまな形の多孔質の足場が得られている[35]。ゼラチンの内部に増殖因子などを封入させることで、より再生に適した環境づくりを行うことも可能である。

　一般的に、単離した細胞を培養すると、基材の種類によって細胞膜の状態、細胞全体の形状、細胞の移動性、および細胞間の接着性などに変化が起こる。人工基材に接着分子を固定化すると、上皮細胞や内皮細胞はシート状になる。しかし、内皮細胞に特有の紡錘形になるのは、血流という流体力学的環境に適合しつつ形ができ上がった場合だけである。細胞の生育場を考えていくことによって正しく細胞を形作る方法がわかれば、組織再生におけるニッチを与えるための技術の基礎となる。実際に接着に伴う細胞の形態変化は、細胞の生き残りを決定する因子として注目されている[36]。基材表面に細胞挙動を決定するような細胞付着性をパターン状に付与することにより細胞の接着を制御することができる。細胞非付着性の海と細胞付着性の島からなる表面パターンでは、島の面積を小さくすると細胞死を迎える細胞が増加する。これを細胞の形態変化でみると、変形の程度が大きいほど細胞死を阻止する傾向が認められる。そこで全接着面積を一定にして島のサイズと間隔とを変化させて実験を行った結果、接着点（島）を小さくして細胞が島の間に跨って伸展して付着するようにした場合に細胞は死を免れる。細胞接着は形態を維持する効果だけでなく、機能の面でもきわめて意義深いものであることがわかる。最近では力学的なシグナル伝達の観点からこの現象が捉えられている。細胞の内部は細胞骨格の網目構造で構成されている。細胞の形が変わるとシグナルがこの骨格構造の変形を経由して核内に伝えられるという考え方で、張力（tensile）と全体性（integrity）の造語である tensegrity（テンセグリティ）と呼ばれている[37,38]。例えば、間葉系幹細胞は細胞密度が高いと脂肪細胞に分化し、低いと骨芽細胞へと分化する。上述した海島パターンの島を狭くすると脂肪細胞に、広くすると骨芽細胞に分化する結果が得られている[39]。これらの知見は表面構造によって細胞接着の様式を操ることができ、結果として細胞の認識と応答を制御することが可能であることを示唆している。マテリアルは単なる足場でなく、力学的な緊張を与える作用を通して細胞機能を制御することができる可能性をもっているのである。

基材と接触する細胞膜の直下には細胞骨格からなるネットワーク構造がある。それにより細胞膜は直径600 nmほどのコンパートメントに仕切られている[40]。このようなスケールの構造をもつ基材は微粒子を並べることによっても作製することができる[41)~43)]。数百 nm〜1.5 μmの直径の微粒子をスピンコーティング法によってシャーレ上に配列させることができる。こうして作製した凸状表面構造（微粒子単層膜）に対する顆粒球の応答が調べられている。顆粒球は異物認識に伴って活性酸素を産生することから，細胞が表面形態のナノからサブミクロンサイズの違いを認識できるかどうかを判別することができるわけである。結果は，活性酸素の産生（異物認識）は1 μm前後の微粒子からなる凸状表面において最も高くなる。細胞は微粒子の頂点で接着することから，1 μmくらいの接着点の間隔が細胞にとって最も認識しやすくなることを意味する。この微粒子単層膜を鋳型として別の基材表面に押しつけて凹状表面構造として写し取ることができる。生分解性ポリマーであるポリL-乳酸に写し取った凹状表面構造では**図12.4**に示すように平滑な表面に比べて細胞形態の変化が抑制される。活性酸素の産生も平滑なポリL-乳酸フィルムに比べて抑制される結果となる。これらの表面構造のサイズは細胞膜のコンパートメントのサイズと対応している。これにより細胞に作用を与える際には細胞側のシステムのサイズに合わせることが大切であることがわかる。微粒子のサイズ制御がここでも重要となる。

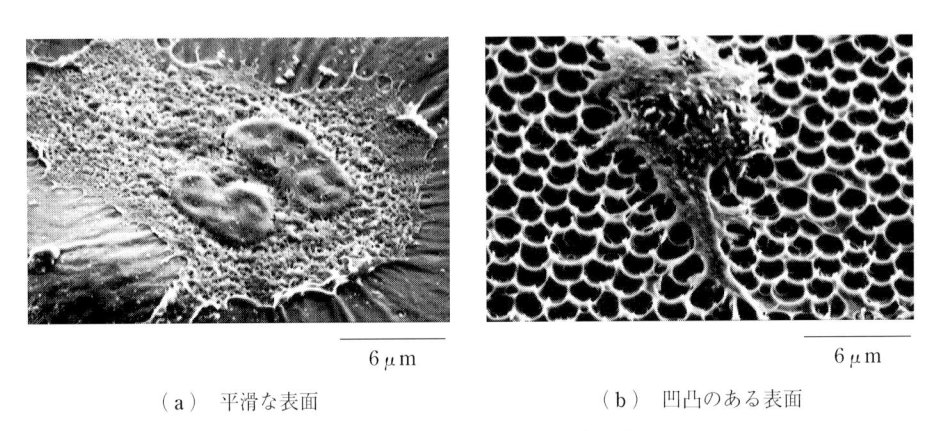

（a）平滑な表面　　　　　　（b）凹凸のある表面

図12.4　表面形状による細胞付着の違い

### 12.3.8　微粒子で操作する

レーザー光をピンセットのように用いて微粒子を捕捉して動かすことができる。この技術では微粒子を捕捉する力をレーザーの強度によって変化させることができるので，細胞膜における生体分子1分子の運動とともにはたらいている力を計測することができる[44]。微粒子を外部磁場で制御して細胞に力を加えることもできる。リガンドを固定化した微粒子を用いてレセプターを介した機械的（力学的）シグナルが細胞内に伝達されるメカニズムについて

研究が行われている[45]。また，骨芽細胞や筋芽細胞内に磁性粒子を導入し，外部磁場によって細胞を伸展させることにより張力依存的に分化が促進されたという報告もある[46]。レセプターのクラスター化を微粒子で操作することもできる[47]。これはゲル状の微粒子であり，温度を25〜37℃に昇温すると直径が600 nmから350 nmまで収縮する。この微粒子に細胞接着性リガンドを結合させて顆粒球に加えて昇温すると活性酸素が過剰に産生される。微粒子はリガンドを介して細胞のレセプターと多点で接着する。この状態から昇温することにより微粒子は収縮して多数のリガンドとレセプターの複合体を集合化させることができると解釈されている。

## 12.4 お わ り に

微粒子は生命関連における研究，医療関係の研究および実際の検査や治療のために重要な地位を築いている。しかし，本当の利用は始まったばかりといってもいいかもしれない。図12.3を見るかぎりでは，微粒子自体の可能性は尽きず，まだまだ広く深いものだと思われる。さらに再生医療への利用を考えると研究には終わりがないようにも思われる。まだまだ始まったばかりなのである。読者には，ここで紹介した既存の例から再生医療への応用の芽を一つでも思いついてもらえば幸いである。生化学や基礎医学における研究の進展は目覚ましいものがあり，膨大な知見が蓄積されてきている。それら知見のなかには重要なものも数多く含まれている。そのため引用文献を多数紹介している。これらの情報をうまく読み取り，ものづくりの技とうまく組み合わすという工夫を考えていけば，夢のある研究と実用への道が拓かれるものと信じている。やるからには前向きに楽しく夢のある，しかし，夢に終わらせない研究をやりたいものである。

## 引用・参考文献

1) Kawaguchi, H.：Functional polymer microspheres, Prog. Polym. Sci., **25**, pp.1171–1210（2000）
2) 日本化学会編：コロイド科学1基礎および分散，吸着，東京化学同人（1995）
3) Orr, G. W., Barbour, L. J., Atwood, J. L.：Controlling molecular self-organization：Formation of nanometer-scale spheres and tubules, **285**, pp.1049–1052（1999）
4) Aoi, K., Itoh, K., Okada, M.：Globular carbohydrate macromolecule "sugar balls". 1., Synthesis of novel sugar-persubstituted poly（amido amine）dendrimers, Macromolecules, **28**, pp.5391–5393（1995）
5) Morishima, Y., Nomura, S., Ikeda, T., Seki, M., Kamachi, M.：Characterization of

unimolecular micelles of random copolymers of sodium 2-(acrylamide)-2-methyl-propanesulfonate and methacrylamides bearing bulky hydrophobic substituents, Macromolecules, **28**, pp.2874-2881 (1995)

6) Fujimoto, K., Iwasaki, C., Arai, C., Kuwako, M. and Yasugi, E.: Control of cell death by the smart polymeric vehicle, Biomacromolecules, **1**, pp.515-518 (2000)

7) Akiyoshi, K., Deguchi, S., Moriguchi, N., Yamaguchi, S., Sunamoto, J.: Self-aggregates of hydrophobized polysaccharides in water. Formation and characteristics of nanoparticles, Macromolecules, **26**, pp.3062-3068 (1993)

8) 小川泰亮：生体分解性高分子のDDS製剤への応用，Drug Delivery System，**15**，pp.429-436 (2000)

9) Ma, G. H.: Polymer Interfaces and Emulsions, Marcel Dekker (2000)

10) Arshady, R.: Suspension, emulsion, and dispersion polymerization: A methodological survey, Colloid Polym. Sci., **270**, pp.717-732 (1992)

11) Antonietti, M. and Landfester, K.: Polyreactions in miniemulsion, Prog. Polym. Sci., **27**, pp.689-757 (2002)

12) Antonietti, M., Basten, R., Lohmann, S.: Polymerization in microemulsions――a new approach to ultrafine, highly functionalized polymer dispersions, Macromol. Chem. Phys., **196**, pp.441-466 (1995)

13) Zhang, S.: Fabrication of novel biomaterials through molecular self-assembly, Nature Biotechnology, **21**, pp.1171-1178 (2003)

14) 藤本啓二：微粒子の集積化，高分子，**52**，pp.701-705 (2003)

15) Horák, D., Metalová, M., Švec, F., Drobník, J., Kálal, J., Borovička, M., Adamyan, A. A., Voronkova, O. S., Gumargalieva, K. Z., Hydrogels in endovascular embolization. III.: Radiopaque spherical particles, their preparation and properties, Biomaterials, 8, pp.142-145 (1987)

16) 磯部徹彦，応用物理，**70**，9，pp.1087-1091 (2001)，磯部徹彦，黒川　清，藤本啓二：IIB－VIB族ナノクリスタル蛍光体に関する研究開発の進展，応用物理，**72**，pp.1516-1521 (2003)

17) Oyewumi, M. O. and Mumper, R. J.: Engineering Tumor-Targeted Gadolinium Hexanedione Nanoparticles for Potential Application in Neutron Capture Therapy, Bioconjugate Chem., **13**, pp.1328-1335 (2002)

18) Kraitchman, D. L., Heldman, A. W., Atalar, E., Amado, L. C., Martin, B. J., Pittenger, M. F., Hare, J. M., Bulte, J. W. M.: In vivo Magnetic Resonance Imaging of Mesenchymal Stem Cells in Myocardial Infarction, Circulation, **107**, pp.2290-2293 (2003)

19) Mori, T. and Maeda, M.: Stability Change of DNA-Carrying Colloidal Particle Induced by Hybridization with Target DNA, Polymer J., **34**, pp.624-628 (2002)

20) Niemeyer, C. M.: Nanoparticles, Proteins, and Nucleic Acids: Biotechnology Meets Materials Science, Angew. Chem. Int. Ed., **40**, pp.4128-4158 (2001)

21) Haes, A. J. and Van Duyne, R. P.: A Nanoscale Optical Biosensor: Sensitivity and Selectivity of an Approach Based on the Localized Surface Plasmon Resonance Spectroscopy of Triangular Silver Nanoparticles, J. Am. Chem. Soc., **124**, p.10596 (2002)

22) Clark, H. A., Hoyer, M., Philbert, M. A. and Kopelman, R.: Optical Nanosensors for

Chemical Analysis inside Single Living Cells. 1：Fabrication, Characterization, and Methods for Intracellular Delivery of PEBBLE Sensors, Anal. Chem., **71**, pp.4831-4836 (1999)

23) Brasuel, M., Kopelman, R., Miller, T. J., Tjalkens, R. and Philbert, M. A.：Fluorescent Nanosensors for Intracellular Chemical Analysis：Decyl Methacrylate Liquid Polymer Matrix and Ion-Exchange-Based Potassium PEBBLE Sensors with Real-Time Application to Viable Rat C6 Glioma Cells, Anal. Chem., **73**, pp.2221-2228 (2001)

24) 玉造 滋：磁性微粒子を用いた診断技術開発，BIOINDUSTRY，**21**，pp.39-47 (2004)

25) Shimizu, N., Sugimoto, K., Tang, J., Nishi, T., Sato, I., Hiramoto, M., Aizawa, S., Hatakeyama, M., Ohba, R., Hatori, H., Yoshikawa, T., Suzuki, F., Oomori, A., Tanaka, H., Kawaguchi, H., Watanabe, H., Handa, H.：High-performance affinity beads for identifying drug receptors, Nature Biotechnology, **18**, pp.877-881 (2000)

26) 大西徳幸，近藤昭彦：熱応答性磁性ナノ粒子の開発とポストゲノムシーケンスへの応用，BIO INDUSTRY，**21**，pp.31-38 (2004)

27) Bunin, B. A. and Ellman, J. A.：A general and expedient method for the solid-phase synthesis of 1, 4-benzodiazepine derivatives, J. Am. Chem. Soc., **114**, pp.10997-10998 (1992)

28) Shimizu, H., Fujimoto, K. and Kawaguchi, H.：Renaturation of reduced ribonuclease A with a microsphere-induced refolding system, Biotechnol. Prog., **16**, pp.248-253 (2000)

29) Plank, C., Schillinger, U., Scherer, F., Bergemann, C., Remy, J. S., Krotz, F., Anton, M., Lausier, J., Rosenecker, J.：The magnetofection method：Using magnetic force to enhance gene delivery, Biol. Chem., **384**, pp.737-747 (2003)

30) Morris, W., Steinhoff, M. C. and Russell, P. K.：Potential of polymer microencapsulation technology for vaccine innovation, Vaccine, **12**, pp.5-11 (1994)

31) 藤本啓二：ナノバイオマテリアルを用いた細胞表層改質技術による細胞の集積化と機能制御，再生医療，**4**，pp.31-38 (2005)

32) van Wezel, A. L.：Growth of cell strains and primary cells on microcarriers in homogenous culture, Nature (London), **216**, pp.64-65 (1967)

33) Michalopoulos, G. K., Bowen, W. C., Zajac, V. F., Beer-Stolz, D., Watkins, S., Kostrubsky, V., Storm, S. C.：Morphogenetic events in mixed cultures of rat hepatocytes and nonparenchymal cells maintained in biological matrices in the presence of hepatocyte growth factor and epidermal growth factor, Hepatology, **29**, pp.90-100 (1999)

34) Ito, A., Hibino, E., Honda, H., Hata, K., Kagami, H., Ueda M. and Kobayashi, T.：A new methodology of mesenchymal stem cell expansion using magnetic nanoparticles, Biochemical Engineering Journal, **20**, pp.119-125 (2004)

35) Thomson, R. C., Yaszemski, M. J., Powers, J. M.：Fabrication of biodegradable scaffolds to engineer trabecular bone, J. Biomater. Sci., Polym. Ed., **7**, pp.23-28 (1995)

36) Chen, C. S., Mrksich, M., Huang, S., Whitesides, G. M., Ingber, D. E.：Geometric control of cell life and death, Science, **276**, pp.1425-1428 (1997)

37) Ingber, D. E.：Tensegrity 1. Cell structure and hierarchical systems biology, J. Cell Sci., **116**, pp.1157-1173 (2003)

38) Lehnert, D., Wehrle-Haller, B., David, C., Weiland, U., Ballestream, C., Imhof, B. A. and

Bastmeyer, M. : Cell behaviour on micropatterned substrata : limits of extracellular matrix geometry for spreading and adhesion, J. Cell Sci., **117**, pp.41-52 (2004)

39) MacBeath, R., Pirone, D. M., Nelson, C. M., Bhadriraju, K., Chen, C. S. : Cell Shape, Cytoskeletal Tension, and RhoA Regulate Stem Cell Lineage Commitment, Developmental Cell, **6**, pp.483-495 (2004)

40) Sako, Y. and Kusumi, A. : Compartmentalized structure of the plasma membrane for receptor movements as revealed by a nanometer-level motion analysis, J. Cell Biol., **129**, pp.1251-1264 (1994)

41) Fujimoto, K., Takahashi, T., Kawaguchi, H. : Cell activation by the micropatterned surface with settling particles, J. Biomater. Sci., Polymer Ed., **8**, pp.879-891 (1997)

42) Miyaki, M., Fujimoto, K. and Kawaguchi, H. : Cell response to micropatterned surfaces produced with polymeric microspheres, Colloids and Surfaces A : Physiochem. Eng. Asp., **153**, pp.603-608 (1999)

43) Zheng, H., Berg, M. C., Rubner, M. F., Hammond, P. T. : Controlling cell attachment selectively onto biological polymer-colloid templates using polymer-on-polymer stamping, Langmuir, **20**, pp.7215-7222 (2004)

44) 楠見明弘, 小林　剛, 吉村昭彦, 徳永万喜洋：バイオイメージングでここまで理解る, 実験医学別冊, 羊土社 (2003)

45) Xia, Y. and Whitesides, G. M. : Soft lithography, Angew. Chem. Int. Ed. Engl., **37**, pp.550-575 (1998)

46) Yuge, L., Okubo, A., Miyashita, T., Kumagai, T., Nikawa, T., Takeda, S., Kanno, M., Urabe, Y., Sugiyama, M., Kataoka, K. : Physical stress by magnetic force accelerates differentiation of human osteoblasts, Biochemical and Biophysical Research Communications, **311**, pp.32-38 (2003)

47) Fujimoto, K. : Supramolecular Approaches for Cellular Modulation, in Supramolelular Design for Biological Applications, Ed. by Yui, N., CRC Press, pp.343-369 (2002)

# 13 マイクロパターン技術

## 13.1 はじめに

　再生医工学では，生体組織の再生が重要なテーマとなる。生体組織は，細胞がマイクロメートルスケールで秩序立った構造を形成して成り立っている。マイクロパターン化は，生体と材料の相互作用を微細なレベルで研究するうえで，そして生体組織を微細なレベルから再生するうえで重要な要素技術として研究されてきた[1),2)]。そして最近は，ゲノミクス，プロテオミクス，セロミクス解析のため，あるいはドラッグスクリーニングのためのマイクロアレイシステムとしての研究も盛んに行われるようになってきた[3)]。

　本章では，まずマイクロパターン素材と技術について述べたあと，生体分子を用いたマイクロパターン化，マイクロアレイの応用，さらにこれらマイクロパターン材料の医工学分野での応用について述べる。

## 13.2 マイクロパターン素材

　これまでにマイクロパターン化処理が施されてきた素材にはシリコン，ガラス，高分子材料（プラスチックス）がある[4)]。

　シリコンは集積回路の加工で歴史があり，微細加工で最もよく用いられる。典型的な単結晶ウエハは直径 75〜200 mm で厚みが 0.25〜1.0 mm である。その優れた電気的性質に加えて機械的特性も優れていることから微細加工に適している。初期の研究では微細加工シリコンと細胞との相互作用を調べたものがあったが，現在では，透明でないことやコストもかかることから基材としては汎用されず，マスター/モールドとして使用される場合が多い。

　ガラスはシリコンほど微細加工技術の集積はないが，透明であることからさまざまに用いられている。組成から，融合シリカとボロシリケートに分類され，前者は純粋の無定形二酸化シリコン（$SiO_2$）で 1580℃ まで耐え，自家蛍光も非常に低い特徴がある。後者の例としてはパイレックス® が知られ，融合シリカより非常に安価で，シリコンよりも安価である。

高分子材料は最も安価で大量生産に適している。しかし，マスター/モールドとしてシリコンやガラスを必要とする。また，精密な微細加工は困難な場合が多く，自家蛍光がしばしば問題となる場合がある。

このように，それぞれの素材には特徴がある。シリコンはおもに凹凸マイクロパターンの形成に，ガラスや高分子材料は凹凸パターンだけでなく，マイクロパターン化表面修飾あるいは生体分子固定化に用いられてきた。ガラスはシランカップリング処理などにより表面が有機化され，高分子材料と同じように用いられる場合も多い。

## 13.3 マイクロパターン化法

マイクロパターン化は図 13.1 のように凹凸や親水・疎水のような 2 元系と，多種類の生体分子を微小領域に固定化した多元系に分けられる。材料の微細加工としては古くから 2 元系パターン化が行われてきたが，1990 年代に DNA チップを代表とするマイクロアレイバイオチップが応用されるようになると，さまざまな多元系パターニングが行われ，いまやバイオテクノロジー分野では欠くことのできない技術になってきた。

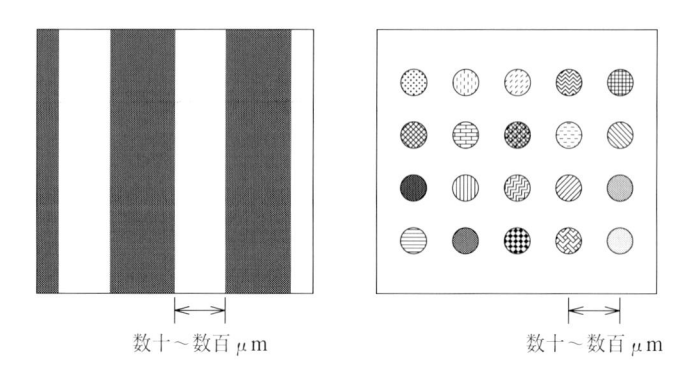

図 13.1 2 元系（左）と多元系（右）マイクロパターン化

### 13.3.1 2 元系マイクロパターン化

2 元系のマイクロパターニングのために，これまでに多くの方法が考案されてきた[5]。そして 2 元系は，さらに 2 次元平面をマイクロパターン化する場合と，3 次元あるいは 2.5 次元的に幾何学的な凹凸をマイクロパターン化する場合に分類される（図 13.2）。

〔1〕 **平面マイクロパターン**　平面をマイクロパターン化する基本的な方法を図 13.3 にまとめる。これまでさまざまな方法により，親水・疎水性のマイクロパターン化や生体分子の固定化・非固定化領域のマイクロパターン化が行われてきた。

**1）光リソグラフィ法**　最も一般的な方法は，光リソグラフィ法である。これは，光

13.3 マイクロパターン化法　223

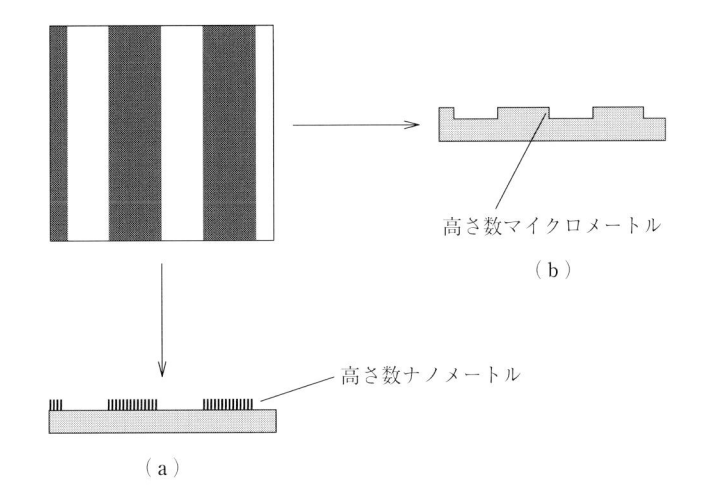

**図13.2** 2元系マイクロパターン化。図（a）は表面性質（親水・疎水や生体分子固定化・非固定化）のマイクロパターン化。図（b）は幾何学的マイクロパターン化

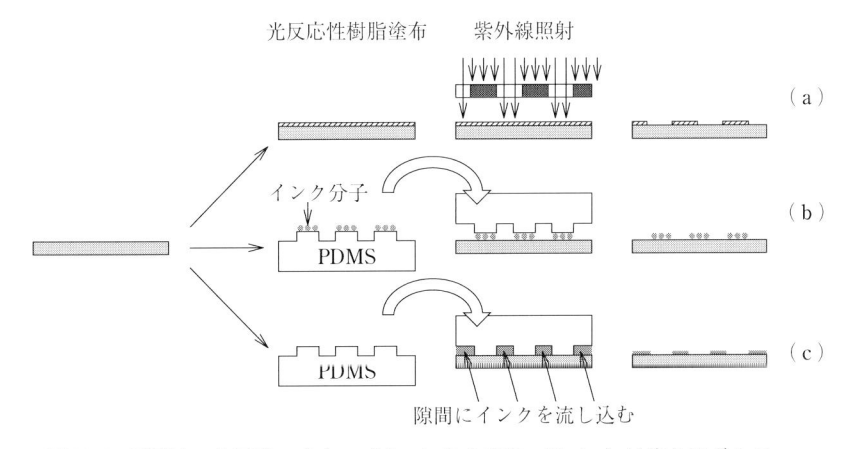

**図13.3** 平面上の2元系マイクロパターン化の方法。図（a）は光リソグラフィ。図（b）はソフトリソグラフィの一つ，マイクロコンタクトプリンティング法。図（c）はソフトリソグラフィの一つ，マイクロ流路を用いる方法。

反応性の高分子樹脂（フォトレジスト）を用いる。図13.3（a）で示すように，光反応性高分子をキャストしたのち，乾燥し，UV光をマスクを介して照射することにより行われる。マスクにはUV光を通す透明ガラスにマイクロパターン状にクロムを蒸着したものがよく使用される。透明部分だけをUV光が透過し，光反応性高分子が反応して架橋が起こり，マイクロパターンが形成されることになる。光マスクにはマイクロメートルレベルからサブミクロメートルレベルのパターンができる。

**2）ソフトリソグラフィ法**　ハーバード大学のWhitesidesらのグループが中心に開発してきているもの[6),7)]で，微細加工した透明で弾性体のポリジメチルシロキサン（PDMS）

を用いることから，こう名づけられた。その一つは，マイクロコンタクトプリンティング法で，これは図13.3（b）に示すように，微細加工したモールドに液体のPDMSを流し込み，架橋させて固体のPDMSスタンプを作成する。できあがったスタンプの凸部分に自己集積性の分子をインクとして塗り，基材に押し付け転写を行う。柔らかいスタンプを用いているため曲面への転写も可能で，何回も押すだけで作成できる。一度スタンプを作成すれば，安価になるなどの利点がある。現在では，数十ナノメートルレベルのパターンの形成が可能になり，転写する分子も自己集積性の低分子化合物から，吸着性の高分子化合物まで応用範囲が広がってきている。

そのほかの方法としてマイクロ流路を用いた方法なども使われる（図13.3（c））。この場合もPDMSスタンプを用いるが，スタンプの凸部分でなく，スタンプ凹部分と基材の隙間にインクを流して転写を行う。

**3）傾斜パターン化**　さらに，**図13.4**に示すような傾斜パターン化（グレイ）もさまざまな方法で作成されるようになってきている[8]。グラーデーションパターンの光マスク，マイクロ流路を使った傾斜化，処理時間の制御によるアナログ的な傾斜化などが行われている。また，マイクロパターンの粗密によって傾斜を作成するデジタル的な傾斜パターンも作成されている。これら傾斜パターンは細胞の運動性を検討したり，固定化分子の表面濃度依存性を検討する際に有用となる。

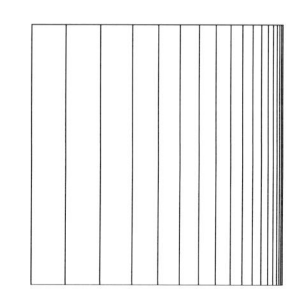

**図13.4**　傾斜表面の作成。アナログ的傾斜（左）とデジタル的傾斜（右）

**〔2〕立体的マイクロパターン**　立体的，3次元的マイクロパターン化，特にシリコン加工は，マイクロマシニングとも呼ばれ，エッチングと蒸着で表面に立体的な凹凸パターンを形成する。最も一般的な方法は**図13.5**に示すような方法である。フォトレジストを表面に均一に塗布し，マイクロパターンを投影露光する。フォトレジストにはネガ型とポジ型があり，前者は感光部が難溶性になり，後者は可溶性になる。したがって，現像するとネガ型では露光した部分が，ポジ型では露光しない部分が基板上に残される。残されたレジストをマスクとして非被覆領域をエッチング，イオン注入，あるいは金属蒸着して，最後にレジス

## 13.3 マイクロパターン化法

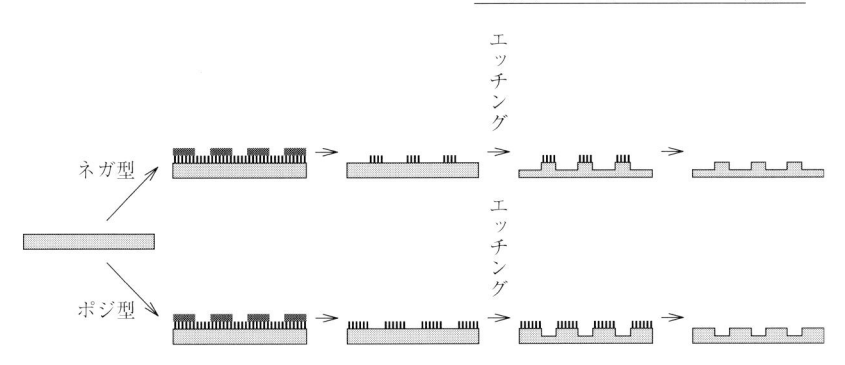

**図 13.5** 光リソグラフィの方法。ネガ型では光硬化レジストを使用し，ポジ型では光分解型レジストを用いる。

トを除去することによって最終的に凹凸パターンを作成できる。光源には，紫外線，エキシマーレーザー，電子線，イオンビーム，X 線（シンクロトロン放射光）などが用いられる。

そのほかに，マイクロ切削などの機械加工，電解・放電加工，電子ビーム加工，レーザー加工，イオンビーム加工のようなマイクロ電気加工，イオンプレーティング，気相成長法（CVD），最近ではレーザー加工，RIE（reactive ion etching），FIB（集束イオンビーム加工），FAB（fast atom beam）などの微細加工技術が開発されてきている[9]。光マスクを用いないレーザー加工や電子線加工は，時間はかかるものの，さまざまなパターンが自由に描ける特徴がある（**図 13.6**）。

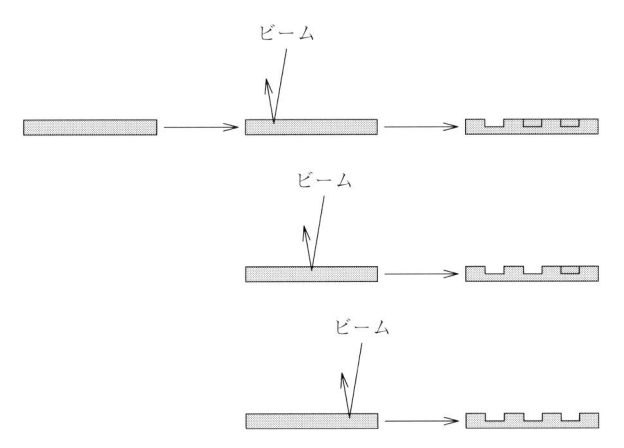

**図 13.6** 光マスクを用いずに集束ビームを用いて立体的なマイクロパターン化を行う

高分子材料の加工では，**図 13.7** に示すような射出成型法，プレス法，ホットエンボス法などが知られている。比較的古くからの成型法であるが，微細加工技術の進歩に伴い，マイクロレベルからナノレベルまでの加工が可能となってきており，ナノインプリント法とも呼ばれるようになっている。

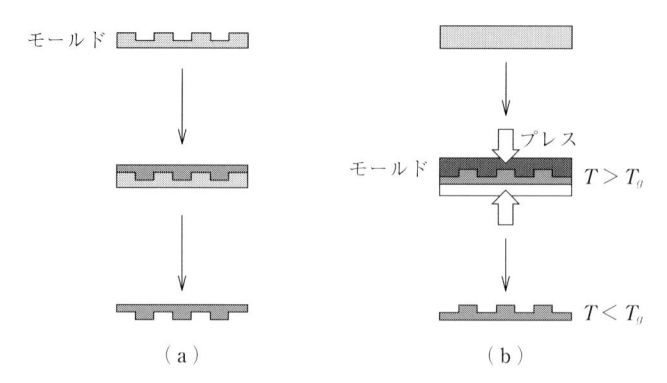

図 13.7 高分子樹脂の微細加工。図（a）は射出成型，金型（モールド）に樹脂を流し込み成型。図（b）はナノインプリント法。樹脂をガラス転移点（$T_g$）以上にまで加熱し，モールドを押し付けて成型し，ガラス転移点以下にしてから離型。

### 13.3.2 多元系マイクロパターニング（マイクロアレイ）

マイクロアレイバイオチップのためのマイクロパターニング，すなわち多元系マイクロパターニングは，1990 年に Fodor らが光リソグラフィ法を用いてペプチドのマイクロアレイを作成したことに始まる（**図 13.8**)[3]。彼らは，ペプチド固相合成を光保護基を用いて行うことで，マイクロレベルで領域ごとに別々の配列のペプチドを作ることに成功した。のちに，DNA のマイクロアレイに応用され，これが，ジーンチップとしていまや世界中で遺伝子解析に用いられている。

このように，チップ上で生体分子を合成しながら多元系を作成していく（Fodor らが設立したアフィメトリクス社にちなんで，アフィメトリクス型と呼ばれる）ほかに，既存の生

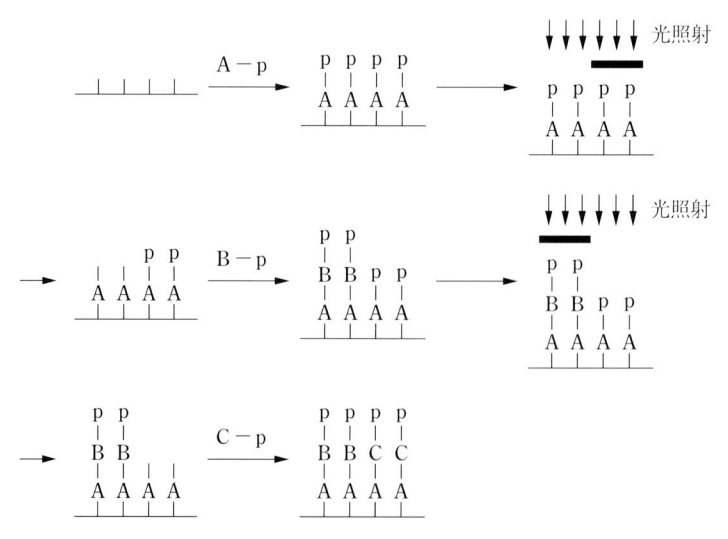

図 13.8 光リソグラフィを用いたマイクロアレイ作成法。図中の A～C は塩基あるいはアミノ酸を，p は光照射によって解離する光保護基を示す。

体分子を直接マイクロアレイすること（1995年にスタンフォード大学のBrownらがDNAマイクロアレイを初めて作成したためスタンフォード型と呼ばれる）も行われるようになり，現在のマイクロアレイバイオチップの二大作成法になっている。マイクロアレイ固定化方法はさまざまな方法が考案されており，通常のマイクロピッティングの延長のものから，ペン法，インクジェット法，キャピラリー法，ペン&リング法，さらにエレクトロスプレイ法などが開発され自動化が進められている（図13.9）。さらに同じペンでも，先割れペン，ソリッドペンなどと工夫も凝らされている。

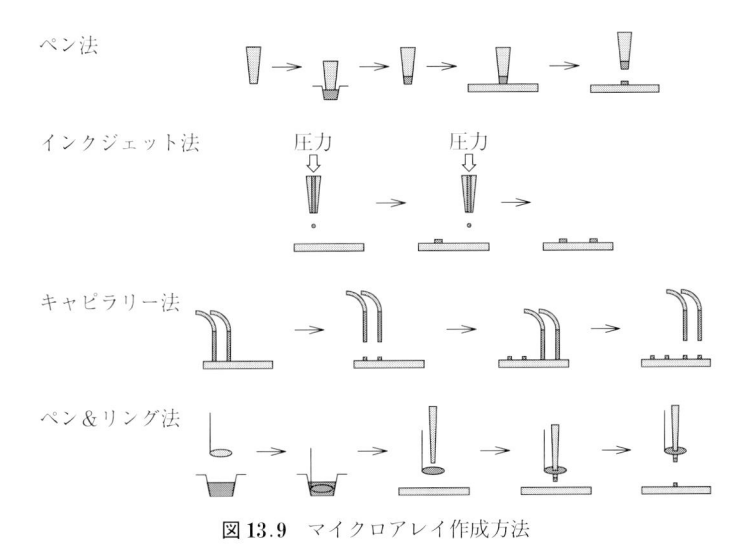

図13.9 マイクロアレイ作成方法

ナノレベルのアレイとしては，Dip-penを用いたナノリソグラフィ（Dip-pen nanolithography：DPN）が注目を集めている[10]。これは，原子間力顕微鏡（atomic force microscope：AFM）のチップを用いて，化学物質をサブミクロン領域へ直接書き込むものである。当初は，マイクロコンタクトプリンティング法と同様，自己集積性のあるアルカンチオールを金基板上にパターニングしたものであったが，最近ではさまざまな化合物が，さまざまな基材上にパターニングされ，多元パターニングすなわちマイクロアレイ（ナノアレイ）にまで発展してきている。

## 13.4 生体成分のマイクロパターン化とその応用

マイクロパターン化は当初，凹凸や親水・疎水のような物理的あるいは物理化学的パターン化だけであったが，1990年代中半からはさまざまな分子のマイクロパターン化が一般的に行われるようになってきた[3]。特にマイクロアレイチップは，いまや生命科学研究になくてはならない存在になってきている。

### 13.4.1 核 酸 固 定 化

図 13.10 に，一般に用いられる生体分子の固定化の方法を示す．スタンフォード型は，当初は正電荷をもつ基板表面に DNA の負電荷を使って DNA を静電的に固定化するだけであったが，DNA 末端に官能基を導入して，「立った」状態を保って共有結合で固定化できるようになった．これにより，DNA どうしのハイブリダイゼーション効率が高まり，分析の正確性が向上した．

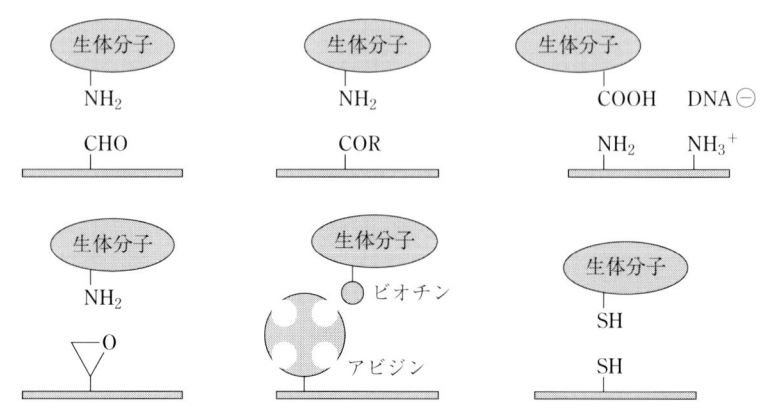

**図 13.10** 生体分子の化学的固定化法の例

DNA マイクロアレイでは，アレイされている DNA のサンプル中の DNA が，調べたいサンプルから作成した溶液中の DNA とハイブリッドしたかどうかを調べて，どのような遺伝子がサンプル中で発現されているかと調べる．最も一般的な例は，サンプルとなる核酸を蛍光ラベル化し，チップ上の核酸とハイブリッドしたかどうかをレーザースキャニングで検出する方法である．チップ上のあらかじめ配列のわかっている，どの核酸に結合したかを調べることによりサンプルにどのような DNA が発現されているか調べることができる．このほかにも微細加工した電極に DNA を固定化して，二重らせん構造形成に伴う電気信号の変化を検出する方法も考案されている．少数のある程度決まった種類の DNA を固定化して検出を行う場合には，電気化学的分析が有効と考えられている．また，非標識で DNA 検出が効率よく行うことができれば，利便性も高い．

これまでは，DNA マイクロアレイはゲノミクスのような学術研究に用いられるだけであったが，2004 年に初めてヨーロッパで診断用チップが認可を受け，日本でも臨床応用へ向けた取組みが積極的に行われている．

また，核酸固定化は，ハイブリダイズによる相補鎖検出用ばかりでなく，抗体のように分子認識能をもつ核酸アプタマーにも応用でき，開発が進められている．これは，捕捉するタンパク質と核酸を別々に染色することができ，新しいタイプの抗体マイクロアレイとして注目されている．

### 13.4.2 タンパク質固定化

タンパク質のマイクロパターン化の先駆的な研究は，光リソグラフィを用いて行われた[11]。細胞接着性のゼラチンに直接光反応性基を導入することで光反応性高分子として，光リソグラフィでのマイクロパターン化が行われ，ゼラチンをマイクロパターン状に固定化した表面で細胞のマイクロパターン接着が可能となった。この方法は，細胞成長因子の固定化にも用いられ，マイクロパターン化基板で細胞の成長や分化を制御できることが示された（図 13.11）。この光リソグラフィ法は，有機分子であればどのような分子の固定化も可能となり，これからのマイクロアレイチップ調製全般に有用な方法となることが期待される。

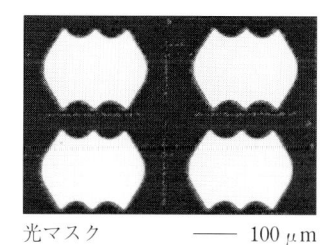

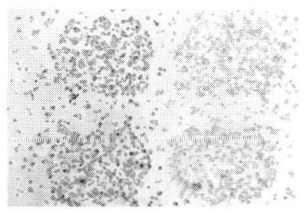

光マスク　　　―― 100 μm　　培養3日後

（a）光マスクの白部分にインシュリンを固定化しインシュリンレセプター過剰発現細胞を培養すると，インシュリン固定化領域でのみ細胞の増殖を観測できた。

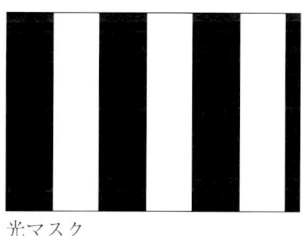

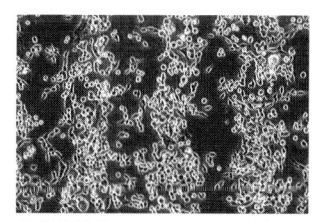

光マスク　　　　　培養3日後　　　―― 100 μm

（b）光マスクの白部分にエリスロポエチンを固定化しエリスロポエチン依存性細胞を培養すると，エリスロポエチン固定化領域でのみ細胞増殖が観察され，そのほかの領域の細胞はアポトーシスを受けた。

図 13.11　固定化成長因子上での細胞培養

そして，タンパク質の基材上への多元固定化は，2000年から報告されるようになってきた。固定化されたタンパク質と溶液中のタンパク質の相互作用を調べることで，生体内での複雑なタンパク質間相互作用を一つひとつ明らかにするために用いられる。固定化には，最初はアルデヒド基導入基板が行われた。また一方で，固定化されるタンパク質に基材接着性を付与（タンパク質にポリヒスチジンタグをつけるとニッケルへ結合する性質を利用）するタンパク質工学的手法も応用されるようになっている。

ポストゲノム解析は，プロテオーム解析ということで，タンパク質マイクロアレイ基板を

用いたタンパク質相互作用解析が盛んに研究されている。2003年には，約500種類の抗体をマイクロアレイしたチップ，2004年には約5 000種類のタンパク質をマイクロアレイしたチップなどが開発され市販されるようになってきている。まだ，研究用のチップしかないものの，疾病の診断には，患者自身がそのとき発現しているタンパク質を調べることが必要となるため，将来はさまざまなプロテインチップが実現されてくるものと思われる。

### 13.4.3 そのほかの分子のパターニング

ペプチド，糖，低分子化合物などさまざまな分子の固定化についても数々の方法が開発されている。低分子化合物固定化法としても上述の光固定化法が用いられ，従来は固定化が困難であった分子が固定化可能となり，注目を集めている。

そのほかに，温度や光に応答して性質が変化する材料をマイクロパターン化して，細胞の接着や脱着をマイクロパターン状に制御することも報告されている。自由自在にマイクロレベルの細胞シートを作ることができる（後述）。

研究用も含めDNA以外では，まだ実用的なマイクロアレイチップは開発されていないが，図13.12に示すように，さまざまなプローブキャプチャーをマイクロアレイして，分析物（アナライト）との相互作用を調べる研究がこれまでに行われている。

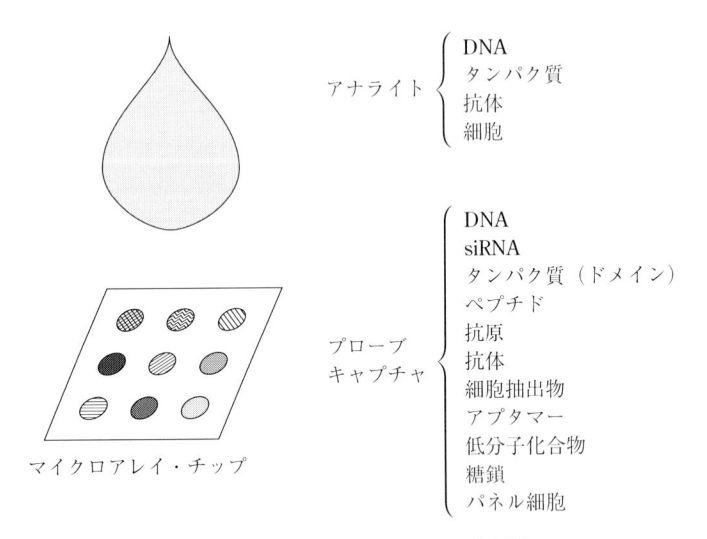

図13.12 マイクロアレイによる分析例

図13.13に，マイクロアレイチップの歴史を示す。コンピュータチップの集積度の上昇は，「ムーアの法則」と呼ばれるが，マイクロアレイバイオチップも，それに劣らない集積度の向上がなされている。今後さまざまなマイクロアレイバイオチップが上市され，ハイスループットスクリーニング（HTS）が展開されてくるものと期待される。

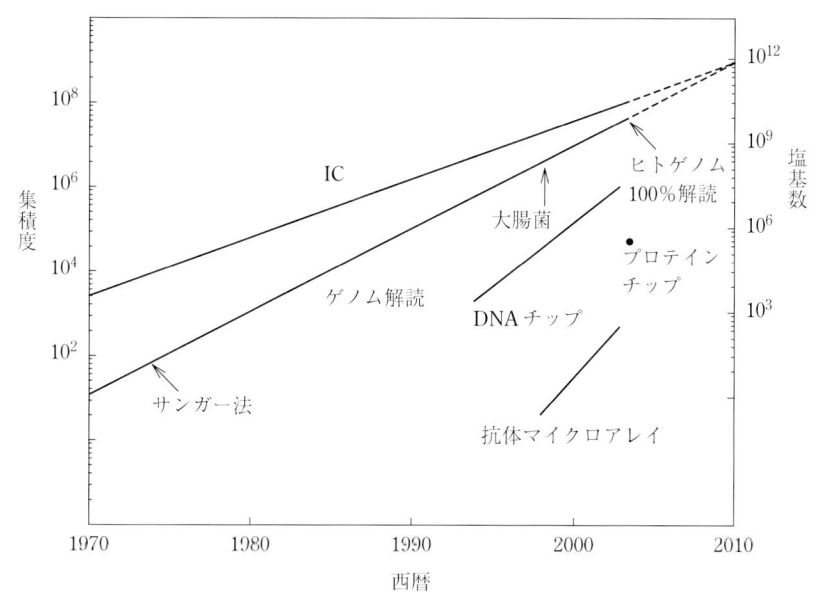

**図 13.13** マイクロアレイの集積度

### 13.4.4 細胞マイクロパターン

〔1〕 マイクロパターン上での細胞

　さまざまにマイクロパターン化された表面での細胞挙動の観察は，比較的古くから行われている[12)〜14)]．細胞は，中程度の親水性表面に接着しやすく，表面が負電荷を帯びているため，正電荷をもつ基材に接着しやすいこと，さらに，細胞外基質として知られるタンパク質が接着因子としてはたらくことが知られている．そこで，表面にマイクロメートルサイズの親水・疎水，正電荷・負電荷のパターン，接着因子タンパク質のパターンを形成させると，細胞接着がマイクロパターン状に起こることが知られており，数々の例が報告されている．

　そしてこのマイクロパターンで，細胞接着より高次な機能が顕著に制御されることもいくつか知られている．最も有名な報告例は，海（疎水性領域）に島（親水性領域）を形成させるようなマイクロパターン上で細胞を培養すると，細胞が十分に伸展しないような島サイズでは，アポトーシスが誘起されることである．最近ではナノメートルサイズの凹凸が，細胞内部の細胞骨格系タンパク質に影響を与え，細胞の接着や伸展，さらに運動性などが変化することが明らかにされてきている．

　細胞より小さいパターン化の細胞への効果は，細胞への局所的な層流刺激や局所的な放射線刺激，あるいは成長因子を固定化した微小領域や微小粒子による刺激によっても検討されている．例えば，上皮成長因子（EGF）を固定化して細胞を刺激すると，刺激された領域でのみ EGF レセプターを含む情報伝達タンパク質が活性化されることが示されている（**図13.14**）．

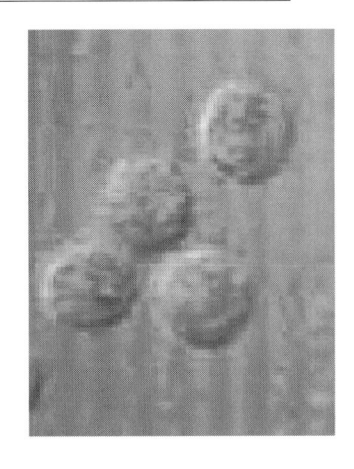

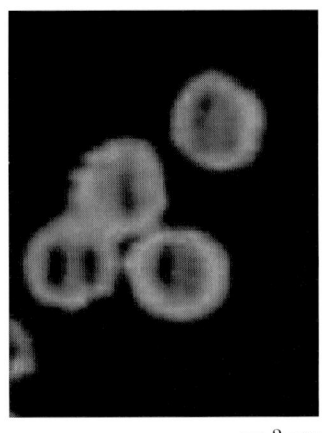

**図13.14** 細胞より微細な領域にEGFを固定化し，EGFレセプター過剰発現細胞を培養し，抗体チロシンリン酸化抗体で染色すると，固定化EGFで活性化された領域のみ（2マイクロメートルのストライプ）と細胞周辺（輪郭）でのみリン酸化が観察され，情報伝達が部位特異的に起こっていることがわかる（口絵15参照）

刺激応答性表面での細胞挙動もマイクロパターンで観察すると，その効果を顕著に観察することができる。温度応答性や光応答性の高分子でマイクロパターンを形成し，その上で細胞を培養するとまんべんなく増殖するが，温度変化や光照射を加えることにより，刺激応答性高分子上の細胞だけが脱着することが報告されている（図13.15）。

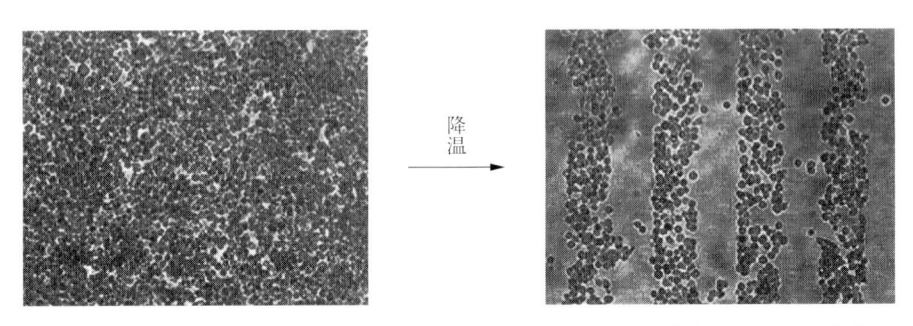

**図13.15** 温度感受性高分子をマイクロパターン（ストライプ）状に固定化し，その上で細胞を培養して満杯にしたあと降温すると感受性高分子固定化領域の細胞だけが脱着する。

一方，タンパク質をマイクロパターン固定化した表面での細胞の挙動を観察する研究手法が開発されている。抗体をマイクロアレイしてその上への細胞の接着をもとに，フローサイトメトリーの代わりに細胞表面の抗原性のプロファイリングを行う方法が報告されている。フローサイトメトリーでは，数種類の抗原へ蛍光ラベル化抗体を反応させて調べるのが限度であるが，抗体マイクロアレイを用いれば原理的には，マイクロアレイしただけの抗体に対する抗原性を一度に検索可能になる。多元系マイクロパターンでは，固定化したDNAではなく，徐放性のDNAマイクロアレイを作成し，その上で細胞を培養し，遺伝子の細胞への

作用を調べるトランスフェクションマイクロアレイシステムがいくつかのグループで開発されてきている。

〔2〕**細胞のマイクロパターン化**　細胞そのものを直接マイクロパターン化する例も報告されている。そこでは，細胞プリンティング法として，DNAのパターニングとして使われるインクジェットプリンティングが細胞に応用される。これまでに，普通のサーマルプリンターを改造して生きた細胞をプリントできることが報告されている[15]。複数の細胞をおのおのプリントすることも可能であることから，この技術を展開すればコンピュータ制御で臓器の形を模倣できるのではないかと期待されている。

一方，細胞をマイクロアレイ固定化してタンパク質（おもに抗体）との相互作用を研究する例が報告されている。細胞の固定化方法としては，細胞表面が負に帯電していることを利用して，正に荷電した表面（例えば，ポリ L-リシン吸着表面）に静電的相互作用に固定化して，抗体を反応させて解析を行うものである[16]。

〔3〕**細胞マイクロパターンの応用**　このような細胞のマイクロパターン化により，いくつかの応用研究も行われている。まず一つは，マイクロレベルからの組織再生を目指した研究がいくつか行われている。バイオエレクトロニクス，あるいはバイオセンサーとして神経細胞のニューロサイトの方向づけを行うものである。まだ，直接の応用が開発されているわけではないが，潜在的な用途が考えられている。

また，生体組織は何種類もの細胞が組織立って機能している。そこで，2種類以上の細胞をマイクロパターン化して，より生体組織に近い構造を得ようとする試みもある。最初は線維芽細胞と肝臓細胞で行われ，現在では血管細胞をマイクロパターン化して毛細血管様に構築し，その間に肝臓細胞を培養して培養組織全体に血管を張り巡らし，栄養や酸素の補給ができるような組織作りも研究されている。

細胞アレイは，薬物のハイスループットスクリーニングの一環としても注目を集めている。動物実験の回避，環境に配慮した研究のために，少量で短時間でより多くの結果を得ようとすると培養細胞を用いたマイクロシステムは必須である。

そのほか，多種類の細胞を基板上に固定化したマイクロアレイを作成し，血液型抗体検査を行う方法も考案されている[11]。ABO型のパネル血球を固定化して，血液を反応させると，A型血球にはA型血清は反応しないが，B型血球には反応する。これにより血液型抗体の検出が可能になる。組織マイクロアレイもすでに広く用いられるようになっている。このようにマイクロアレイ（マイクロパターン化）されるのは，もはや分子だけでなく，細胞やさらには組織にまでにも展開が始まっている。

## 13.5 立体的パターニングの応用例

いわゆるバイオチップは，上述の生体分子パターン化マイクロアレイ型のほかに，2元系の代表的なパターンである凹凸マイクロパターンを形成させた基材があり，これはマイクロ流路を作成したチップとして，現在広く研究されている[17]。このデバイスを用いた分析法は，マイクロ総合分析システム（micro total analysis system：$\mu$TAS）あるいは，Lab-on-a-chipと呼ばれ，すべての分析過程を1チップ上でできるように設計することを目標としている。例えば，① 生体組織を分解して核酸を抽出し，② PCRで核酸を増幅し，③ 核酸の配列解析を行う，という一連の過程が1チップ上でできるように工夫される。このシステムにより，少量の試料から短時間で分析ができるようになる。また，チップ内で肝臓細胞を組織的に培養して，人工肝臓モジュールを作成しようとする試みも行われている。

分析のほかにも，化学反応を行う容器，マイクロリアクターとしても期待されている。化学反応をマイクロ領域で行うことにより，体積当りの接触界面が大きくなり，界面を介した物質移動や熱交換の効率が高くなり，反応速度を高め，爆発性の化学反応も制御しながら行うことが可能になる。

システムの設計のためには，50～200 $\mu$m幅のマイクロチャネルを流れる層流を操作できるマイクロポンプ，マイクロコネクター，マイクロバルブ，マイクロミキサーが必要となる。これらのコンポーネントは，初期はシリコンで，のちにガラスを微細加工して用いられるようになり，現在では水系反応や分析には高分子材料を用いることも可能になってきており，応用範囲は拡大している。

## 13.6 おわりに

マイクロパターニング技術は半導体加工の2元系から，マイクロアレイバイオチップの多元系へと進歩してきた。工学と生命科学をつなぐ典型的な研究手段であったのが，現在では生命科学にはなくてはならない技術となっている。ただ，まだ現状では，研究用に用いられるのが主で，産業として社会で用いられるまでには至っていない。しかし，今後は，まずは臨床診断などの分野で大きな発展が期待される。そして，再生医工学においても重要な技術として，展開していくものと思われる。

## 引用・参考文献

1) Ito, Y. : Surface micropatterning to regulate cell functions, Biomaterials, **20**, pp.2333-2342 (1999)
2) 伊藤嘉浩:細胞工学材料,高分子材料・技術総覧,高分子材料・技術総覧編集委員会,p.615-622,産業技術サービスセンター (2004)
3) 伊藤嘉浩:マイクロアレイ概説,マイクロアレイ作成法,コンビナトリアル・バイオエンジニアリングの最前線,植田充美 監修,p.252-272,シーエムシー出版 (2004)
4) Voldman, J., Gray, M. L., Schmidt, M. A. : Microfabrication in biology and medicine, Ann. Rev. Biomed. Eng,. **1**, pp.401-425 (1999)
5) Park, T. H., Shuler, M. L. : Integration of cell culture and microfabrication technology, Biotechnol. Prog., **19**, pp.243-253 (2003)
6) Whitesides, G. M., Otsuni, E., Takayama, S., Jiang, X. and Ingber, D. E. : Soft lithography in biology and biochemistry, Annu. Rev. Biomed. Eng,. **3**, pp.335-373 (2001)
7) Shim, J., Bersano-Begey, T. F., Zhu, X., Tkaczyk, A. H., Linderman, J. J. and Takayama, S., Micro- and nanotechnologies for studying cellular function, Curr. Top. Med. Chem,. **3**, pp.687-703 (2003)
8) Li, N., Tourovskaia, A. and Folch, A. : Biology on a chip : microfabrication for studying the behavior of cultured cells, Crit. Rev. Biomed. Eng,. **31**, pp.423-488 (2003)
9) マイクロマシン技術総覧編集員会:マイクロマシン技術総覧,産業技術サービスセンター (2003)
10) Ginger, D. S., Zhang, H. and Mirkin, C. A. : The evolution of dip-pen lithography, Angew. Chem. Int. Ed,. **43**, pp.30-45 (2004)
11) 伊藤嘉浩,山内哲也,人村 馨:光固定化法を用いたマイクロアレイ・チップの創製,高分子論文集,**61**, 11, pp.501-510 (2004)
12) Folch, A., Toner, M. : Microengineering of cellular interactions, Ann. Rev. Biomed. Eng,. **2**, pp.227-246 (2000)
13) Jung, D. R., Kapur, R., Adams, T., Giuliano, K. A., Mrksich, M., Craighead, H. G. and Taylor, D. L., Topological and physicochemical modification of material surface to enable patterning living cells, Crit. Rev. Biotechnol,. **21**, pp.111-154 (2001)
14) Curtis, A. S. G. : Small is beautiful but smaller is the aim : review of a life of research, Euro. Cells Mater,. **8**, pp.27-36 (2004)
15) Xu, T., Jin, J., Gregory, C., Hickman, J. L. and Boland, T. : Inkjet printing of viable cells, Biomaterials, **26**, pp.93-99 (2005)
16) Schwenk, J. M., Stoll, D., Templin, M. E. and Joos, T. O. : Cell microarrays : an emerging technology for the characterization of antibodies, Biotechniques, **33**, S 54-S 61 (2002)
17) 北森武彦:インテグレーテッド・ケミストリー ――マイクロ化学チップが拓く科学と技術――, シーエムシー出版 (2004)

# 14 表面改質

## 14.1 バイオマテリアルにおける表面改質の位置づけ

バイオマテリアルとしては，金属，セラミックス，高分子，生体由来の材料など，多種多様な材料が広範囲に用いられている。再生医療に現時点で用いられているバイオマテリアルは限られているが，今後，再生医療の広がりとともに用いられるバイオマテリアルの種類も拡大していくと考えられるため，本章では特に材料の範囲を限定せずに記述する。

材料科学の進歩により，これまでに優れた特性をもつバイオマテリアルの候補材料が開発されている。それらの材料を実際にバイオマテリアルとして応用しようとする場合に必須の条件が，非毒性と生体機能の代行能力である。毒性の原因には，材料自身からの溶出物や分解産物によるものが多く，これは直接生体に悪影響を及ぼすために，薬事法によってガイドラインが示されている。また生体機能の代行とは，例えば，人工腎臓用膜における透析能力のようにその材料を医療目的に応用できるための最低限の機能である。

一方，生体適合性については法律的な規制もなく，また臨床家や研究者の間でもいろいろと意見が分かれている。すなわち，救命のための使用や手術時などの短時間であれば，例えば抗血栓性などの生体適合性はヘパリンなどの抗凝固剤を使用すれば特に必要ない。しかし，完全埋込型人工心臓など長期の使用を目指すものについては，抗血栓性は必要な機能の一つとなる。生体適合性の付与によって患者の QOL（quality of life，生活の質）が向上することが最も重要な点である。生体適合性を整理すると**表14.1**に示すように，界面的適合性と力学的適合性に分類される。これは再生医療における再生後の組織にも適応するものである。

現在用いられているバイオマテリアルは，力学的適合性は十分とはいえないまでも，一時的な代行についてはほぼ問題はない。しかし界面的適合性については，これを欠いているものがほとんどである。しかしながら現実には，多くの材料がバイオマテリアルとして用いられている。これは，界面的適合性が不必要であるということではなく，材料科学の立ち遅れを別の手段によって補っているに過ぎない。上述したように，人工心臓，人工肺，人工腎臓

表 14.1 生体適合性の分類

| 種類 | 細分類 | 例 |
|---|---|---|
| 界面的適合性 | ・接着性 | |
| | 　硬組織 | 人工骨，歯科修復材 |
| | 　軟組織 | 経皮デバイス |
| | ・非異物性 | |
| | 　抗血栓性 | 人工心臓，人工血管，人工肺ほか |
| | 　補体非活性 | 透析膜，人工血管 |
| | 　非カプセル化性 | 人工乳房 |
| | ・粘膜非障害性 | コンタクトレンズ |
| 力学的適合性 | ・デザイン調和性 | 人工関節，人工歯根 |
| | ・力学的整合性 | 人工血管，人工気管 |

など多くの人工臓器が臨床応用されて多大な成果を収めているが，これらの人工臓器は抗血栓性を欠いているため，抗凝固剤を使用して血栓の生成を防いでいる。この抗凝固剤の過剰な使用は，時として人の命を奪うことがあるので，人工臓器の適用が制限されたり，使用中の管理が繁雑になったりする。このように，バイオマテリアルに界面的生体適合性を付与することは，医療用具や人工臓器の開発・適用における重要な問題となっている。再生医療についても，細胞の採取，細胞培養，scaffoldへの組込み，バイオリアクターでの培養などバイオマテリアルと接触し，表面からの影響を受ける場面は数多い。

材料に界面的適合性を付与する試みは，大きく分けて二つの方法がある。一つは材料のバルクの特性を損なうことなく界面を変化させるための表面改質であり，もう一つはバルクの材料を目的の界面特性が得られるように設計する方法である[1),2)]。どちらの方法も，界面特性を主眼に研究されているということで，ここでは特に分けずに記述する。

## 14.2 バイオマテリアルと生体成分との相互作用の基礎

### 14.2.1 はじめに

ここでは，再生医療用バイオマテリアルの表面改質の基礎となるバイオマテリアルと生体成分との相互作用について，主として高分子材料を取り上げて解説する。一般に材料が生体と接触した場合，初めにタンパク質，つぎに細胞成分との相互作用が起こる。長期にわたって生体と接触する場合には，材料周辺での創傷治癒過程を経て生体組織と接触する。人工血管など血液と接触する場合には，血液凝固反応や補体の活性化などの酵素反応が起こり，長期的には仮性内膜が形成される。臨床に用いられるバイオマテリアルや人工臓器の場合には，軟組織・硬組織のいずれの組織に用いられる場合にも，まず血液と接触して血漿タンパク質が吸着し，マクロファージが浸潤して炎症反応が起こり，その後に治癒過程に移行する。バイオマテリアルや人工臓器の性能を決定する大きな要因が界面物性であり，なかでも

血液適合性および組織接着性が重要である。ここでは，材料と生体が接触した場合の比較的初期における相互作用について説明する。

### 14.2.2 タンパク質との相互作用

〔1〕 **基本因子** バイオマテリアルへのタンパク質吸着を支配する基本因子には，表面自由エネルギー，材料の表面電荷がある。タンパク質吸着を物理化学的に解析する試みが行われている[3]。これはコロイド化学における付着の理論を適用し，タンパク質をコロイド（バイオコロイド）と捉える考え方である。**図14.1**に種々の材料への免疫グロブリンの吸着挙動を示す[4]。材料表面とタンパク質の界面自由エネルギーと接着仕事の解析によれば，このようなパラボリックな吸着挙動は理論曲線とよく一致することが明らかになっている。すなわち，親水性表面と疎水性表面においてはタンパク質吸着が抑制され，水に対する接触角（濡れ性）は70°付近で最大値をとる。この考え方は，現在においてもバイオマテリアルの分子設計における指導的原理の一つであり，タンパク質吸着の初期においては，実際の現象とよく一致する。

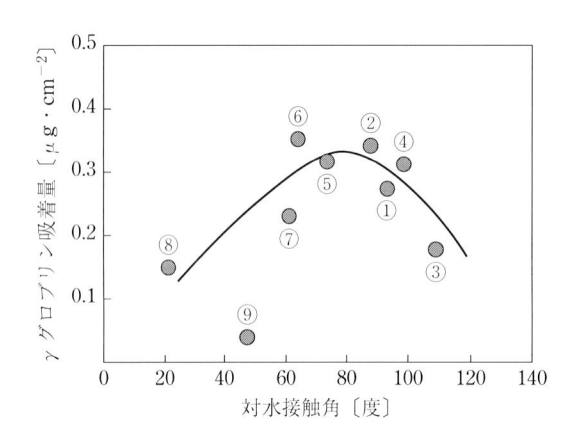

① ポリエチレン，② ポリプロピレン，③ テフロン，④ シリコーン，⑤ ポリスチレン，⑥ ポリエチレンテレフタレート，⑦ エチレン-ビニルアルコール共重合体，⑧ セルロース，⑨ ポリビニルアルコール

**図 14.1** 種々の表面上への γ-グロブリンの吸着量

静電的相互作用は，タンパク質吸着現象において遠距離相互作用としてはたらく。したがって，材料表面の電荷はタンパク質吸着の初期において大きな影響を及ぼすが，生体に存在するタンパク質は数多く，それぞれに異なったpKaを有している。また，どのタンパク質においても，その表面にはそれぞれのアミノ酸組成による正電荷および負電荷を有する残基が存在し，複雑な構造を有しているため統一的な研究は少ない[5]。ポリイオンコンプレックス表面へのアルブミンの吸着[6]および各種の物質の単層表面へのリゾチームの吸着の研究[7]では，同荷電のタンパク質と材料では初期吸着速度が小さく，反対荷電の組合せの場合には吸着量・吸着速度ともに大きくなることが示されている。

しかし，これらの物理化学的な観点より分子設計され合成されてきた高分子は，血液適合

性の獲得に必ずしも成功したとはいえない。これらの概念は，血栓形成の初期過程の解釈には有効であるものの，動的な状態にある血液中においてタンパク質吸着が生じたあとについては，材料表面が高分子の化学構造で規定できなくなるため，現象との不一致が生じてくる。さらに吸着したタンパク質の種類が時間とともに変化するいわゆる Vroman 効果[8),9)]の影響や吸着タンパク質の構造変化も起こる[10)～12)]。これらの現象をすべて説明・予測できるような物理化学的解釈はなく，実際の臨床応用を目指す材料設計の障害となっている。

〔2〕 **生体反応** 材料表面の官能基に対する生体反応が報告されている。血液中の液性免疫物質である補体は，その第3成分（C3）が材料表面の水酸基と反応し，活性化することが知られている[13)]。透析器（人工腎臓）に用いられている再生セルロース膜が，補体系の活性化による白血球の一過性現象を引き起こすことから明らかになった[14)]。この現象は，表面の水酸基をほかの物質と反応させることによって回避することができるが[15),16)]，同時にセルロース膜の有する血液適合性（血栓非付着性）や物質透過性に影響を与える可能性もある。

〔3〕 **動的因子** 生体の体液は脂質，タンパク質を含む混合液であり，またタンパク質自体も親水-疎水部，電荷などを表面に複合的に有している。また，タンパク質は吸着によりその立体構造を変化させることもあり，タンパク質吸着は時間的な要素を抜きにしては考えられない。これまでに観察されている結果からは，材料が血液に接触した場合には，血漿タンパク質の吸着・脱離・交換吸着が起こり，引き続いて吸着タンパク質の構造変性，活性化が起こる。血液凝固に必要な時間は，一般的に約15分程度である。初期の血液凝固が軽微であった材料については，時間経過とともにタンパク質の重層化吸着が起こる[17)]。

### 14.2.3 細胞との相互作用

再生医療用バイオマテリアルにとって最も重要な機能の一つが細胞接着性である。細胞接着に関してはタンパク質吸着が支配的になる場合が多い。すなわち，接着活性を有するタンパク質が吸着した場合には接着が促進され，非接着性のタンパク質が吸着した場合には阻害される。細胞の基質への接着に関しては，接着性タンパク質の材料への吸着が生理的メカニズムとして存在する。一方，細胞も一種の生体コロイドと考えられ，物理化学的現象として理解することもできる。

〔1〕 **接着タンパク質の関与** 接着依存性細胞は，一般的にフィブロネクチン，フィブリノーゲン，コラーゲンなどの接着性タンパク質を介して基質に接着する。初期接着については必ずしも接着性タンパク質の関与は必須ではないが，形態変化・移動・増殖などの機能発現についてはこれらのタンパク質の存在が必要である。細胞の機能を制御するためには，接着タンパク質の吸着の量・形態・変性等について検討する必要がある。

〔2〕 **物理化学的因子** 細胞-基質間の相互作用については，接着初期に限ってタンパ

ク質と同様の物理化学的解釈が成立する[18),19)]。すなわち，表面自由エネルギーによる解釈では界面自由エネルギーによる接着の最大値が存在し（**図 14.2**），また細胞表層は，一般にシアル酸等によって負に帯電していることから，タンパク質が存在しない場合には正電荷を有する表面には高い接着性を示し，負電荷を有する表面にはポテンシャルエネルギー障壁の存在により，接着は阻害あるいは不安定になる。一方，タンパク質が培養液中に存在する場合には，電荷に対するタンパク質の吸着が細胞接着を制御するため，電位の高い表面に接着する現象がみられる（**図 14.3**）。

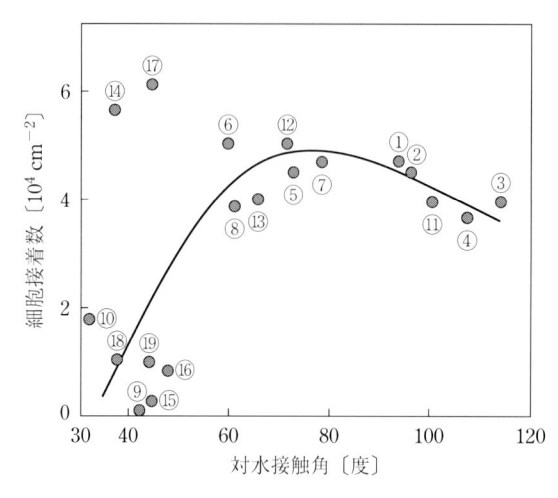

① ポリエチレン，② ポリプロピレン，③ テフロン，④ 4フッ化ポリエチレン-6フッ化ポリプロピレン共重合体，⑤ ポリエチレンテレフタレート，⑥ ポリメチルメタクリレート，⑦ ナイロン6,6，⑧ エチレン-ビニルアルコール共重合体，⑨ ポリビニルアルコール，⑩ セルロース，⑪ シリコーン，⑫ ポリスチレン，⑬ 培養用プラスチックシート，⑭ ガラス，⑮ ポリアクリルアミド-グラフト化ポリエチレン，⑯ ポリアクリル酸-グラフト化ポリエチレン，⑰ フィブロネクチン固定化ポリエチレン，⑱ コラーゲン固定化ポリエチレン，⑲ アルブミン固定化ポリエチレン

**図 14.2** 種々の表面上への L 929 細胞の接着（60 分後）

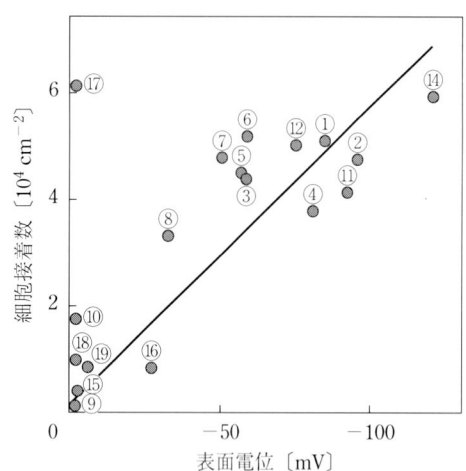

**図 14.3** L 929 細胞の接着に及ぼす材料のゼータ電位の影響（サンプルコードは図 14.2 を参照）

〔3〕**複合因子** 細胞は種々の表面特性に対して，タンパク質吸着に依存した接着挙動をとる。一方，細胞のサイズは 2〜100 m とタンパク質と比較して非常に大きいため，巨視的な表面構造の違いが接着に影響を与える。表面の凹凸の影響については多くの研究があるが，一般則は見いだされていない[20),21)]。凹凸の認識にも，その表面に吸着したタンパク質

や基材との相互作用が影響するため，統一的な研究が困難なためである．近年発達した，表面の2次元微細加工技術を用いた接着-非接着領域のパターンが細胞に与える影響が，Whitesidesらによって報告された[22),23)]．それによると，適当な足場が提供されない場合，細胞はプログラム死（アポトーシス）を起こすと報告されており，接着界面の2次元的因子も重要であることが示された．また，細胞表面の接着レセプター以外のレセプターに対するリガンドを材料表面に固定化することで，生体細胞の機能を損なわずに培養できることが肝細胞を用いて示された[24),25)]．

〔4〕 **接着細胞の活性** 細胞が材料と相互作用した場合には，これまで接着・増殖の観察，物質産生の定量などによって評価されてきた[26)]．一方，分子生物学の進歩により，遺伝子レベルでの細胞や生体の反応が容易に解析できるようになってきている．筆者らは材料と接触した細胞の詳細な検討を遺伝子レベルで行うために，材料と接触した細胞のメッセンジャーRNA（mRNA）の発現を評価している[27)]．図14.4に各高分子材料上で24時間培養後の熱ショックタンパク質（HSP 70 B）の相対的な発現量を示す．図より疎水性の材料で発現が低く，親水性の材料で発現が高いことがわかる．ストレスシグナル発現のパターンは，図14.1～14.3で示した物理化学的な要因のいずれとも相関せず，材料-タンパク質-細胞の3者の相互作用に未知の因子が含まれていることを示している．

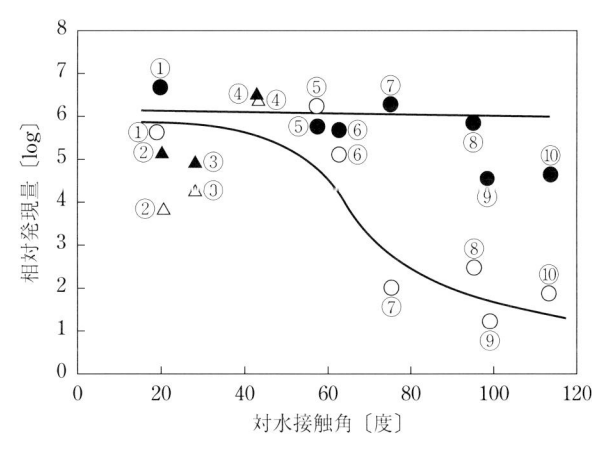

○：固体表面，△：散漫層表面，●：固体表面＋接着後細胞を熱処理（42℃，15分），▲：散漫層表面＋接着後細胞を熱処理（42℃，15分）

①セルロース，②ポリアクリル酸-グラフト化ポリエチレン，③ポリスチレンスルホン酸-グラフト化ポリエチレン（アニオン性），④ジメチルアミノプロピルアクリルアミド-グラフト化ポリエチレン（カチオン性），⑤エチレン-ビニルアルコール共重合体，⑥ナイロン，⑦組織培養用ポリスチレン，⑧ポリエチレン，⑨シリコーン，⑩4フッ化ポリエチレン-6フッ化ポリプロピレン共重合体

**図14.4** 種々の表面上でのHSP 70 B mRNAの発現量（HeLa細胞）

### 14.2.4 まとめ

材料と生体成分の相互作用については上述したように種々の観点からの研究があるが，すべての現象を説明するにはまだ知見が不足している。材料表面のテーラーメイド合成の進展と生体成分の構成要素（脂質，タンパク質，細胞）のより深い理解のうえに新しい理解が得られると考えられる[28),29)]。

## 14.3 バイオマテリアルの表面改質

### 14.3.1 表面改質の基礎

一般的な表面改質には大きく分けて二つの方法がある。表14.2にまとめたように，一つは成型済みの材料の表面を改質する方法，もう一つは希望する表面が得られるようにバルク材料を改良する方法である。

**表14.2 表面改質法**

| | | |
|---|---|---|
| 成型後 | 物理的方法 | 外部エネルギー注入法<br>　紫外線，γ線，電子線，オゾン，<br>　プラズマ，コロナ放電<br>コーティング法 |
| | 化学的方法 | 酸・アルカリ処理（加水分解反応）<br>官能基修飾法<br>表面グラフト（重合法，反応法） |
| 成型前 | ブレンド法<br>共重合法 | |

〔1〕 **表面改質法について**　成型後の材料の表面改質法には，物理的方法と化学的方法がある。いずれも材料のバルク特性と関連しており，すべての材料に共通に有効であるわけではない。

　物理的方法とは，光や電子線など外部からエネルギーを注入する方法である。この方法により，表面にエネルギー活性種を付与し，それを用いて，酸化，官能基導入，表面グラフト重合，化学架橋などの二次的改質を行う。均一性が高く，表面層に限定されるため，バルク特性がさほど変化しない利点がある反面，効果が一時的，特殊な処理装置が必要などの欠点もある。また，目的の表面が得られる異種材料を表面にコーティングする方法も物理的方法に分類できる。この場合には，コーティング材料と基盤材料との接着・接合性が問題となり，そのための表面処理も実施される。

　化学的方法とは，酸・アルカリなどの化学薬品を用いて表面を改質する方法である。このほかに，材料表面の官能基を用いた化学反応や重合を行い目的の表面を得る。バルク中での反応を制御するために溶媒や反応試薬の選択が重要である。

〔2〕 **バルク材料の改良**　目的の表面性状を得るためにバルク材料自体を改良する方法がある。一般に，この方法の利点はコストの優位性にあるが，複雑な成型が必要な場合などにも適用される。多くの場合，成型時に目的の官能基や分子団が表面に存在するように分子設計を行うが，バルクの特性を損なわないためには，多くの工夫が必要である。後述するように，バイオマテリアル関係では，セグメント化ポリウレタンに関する研究が多く知られている。また，単一材料で実現が困難な場合，あるいはより簡単に目的の表面性状を得るためには，異種の材料を混合するブレンド法が用いられる。基盤の材料と相溶性があり，かつ異なった分子団を有する材料を用いることで，表面に異なった官能基などを現出させることができる。

### 14.3.2　機能別のバイオマテリアルの表面改質

再生医療用バイオマテリアルに限らず，一般の医用材料，生化学研究用材料，細胞生物学研究用材料，および民生用の衛生用材料など，生体あるいは生物に関係のある材料においては，材料の物性だけでなく，その表面の性質が重要であり，必要な表面性状を得るために表面改質を行う。その目的はさまざまであり，例えば再生医療に用いる細胞を増殖させるための表面改質もあれば，逆に細胞接着を阻止するための表面改質もある。ここでは，生体的機能が不可欠であるバイオマテリアルを中心に，生体的機能とそれを実現するためのさまざまな表面改質の手法と，その基礎概念の例を紹介する。

〔1〕 **表面改質による血液適合性の獲得**　血液のもつ精密で巧妙な止血機構は生命を維持するうえで必須のものであるが，これを裏返せば血液が異物と触れた場合の血栓形成につながる。この生体防御の機構に対抗して抗血栓性を獲得するために，これまでにさまざまな試みがなされており，データも豊富である。これを裏返して考えると，再生医療に必要な血管新生の促進，細胞の接着のための表面改質のためのヒントが得られると考えられる。

材料表面と血液との相互作用は，きわめて複雑な分子レベルから細胞レベルに至る階層性を有するシステムである。抗血栓性を高めるための方法として

① 血管内皮のもつ多様な物理化学的性質（表面自由エネルギー，表面電位，親水性/疎水性バランス，ゾル/ゲル構造，ミクロ不均質構造など）の一部をまねて，材料表面に発現させて血液成分との相互作用を弱める。
② 血栓形成を阻害する生理活性物質を固定化する。
③ 生体自身を利用して内皮細胞層を形成させる。

などが考えられている。③ の考え方は再生医療のコンセプトそのものである。ここでは表面改質技術の例として ① の物理化学的アプローチについて述べる。

**1）水和溶解鎖表面の分子設計**　タンパク質を吸着させない水和層形成による抗血栓

性表面は，Andradeらによって提唱され，これは血管内壁がヒドロゲル構造を有していることに基づいている[30]。水和溶解鎖を表面に形成させる技術には，(a) 素材表面の反応性官能基を利用してカップリング反応によって水溶性高分子を結びつける方法，および (b) 材料表面に重合開始基のペルオキシド基を生成させて，水溶性ビニルモノマーのグラフト重合反応を行う方法に大別される。(a) の方法は，材料表面が水酸基やアミノ基などの官能基を有することが必要である。例えばエチレンビニルアルコール共重合体の水酸基をジイソシアナートでウレタン化し，この未反応末端イソシアナート基を有するスペーサーを利用して，デキストラン，ポリビニルアルコール，アルブミンやゼラチンを化学結合できる[31]。またアゾ化合物を表面水酸基と反応させて，表面に化学結合した重合開始基からの水溶性モノマーのラジカルグラフト重合を行って，表面に溶解鎖層を形成できる[32]。また親水性表面であるセルロース表面の水酸基の生体活性化能（補体活性化）を減弱するために，ポリエチレングリコール（PEG）の末端カルボン酸物をエステル結合でグラフトした報告もある[33]。一方，(b) の方法は，γ線，電子線，イオンビームなどを前照射して分子を切断，ラジカルを生じさせて，空気中の酸素の付加反応によってペルオキシド基を形成させ，ついで水溶性モノマーをラジカルグラフト重合するもので（**図14.5**），前処理方法には，① γ線処理，② 電子線処理，③ コロナ放電処理，④ グロー放電処理，⑤ イオンビーム処理などがある。このうち，① および ② は表面層だけでなくバルク層にも処理が及ぶが，前処理だけ

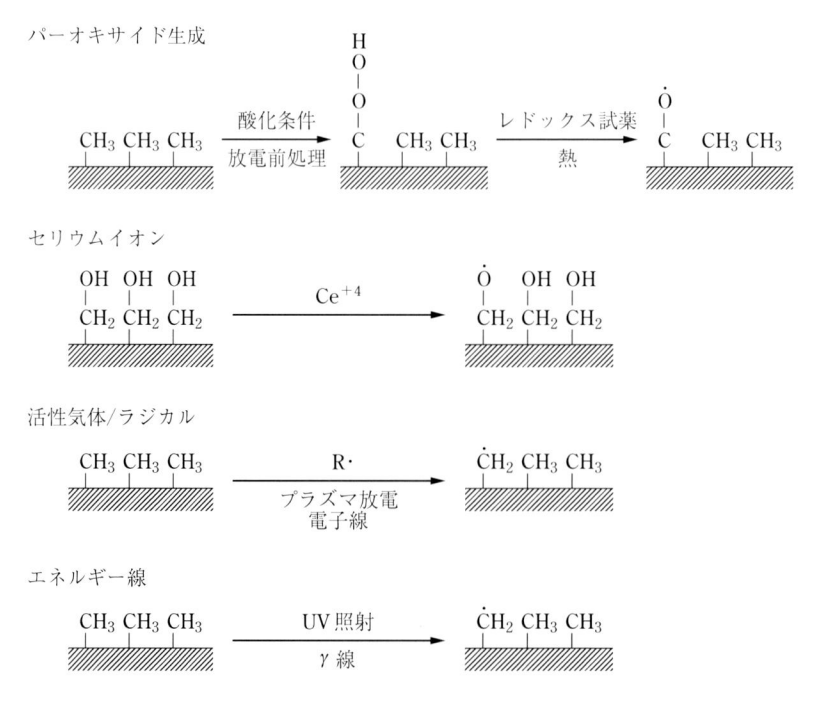

**図14.5** 高分子表面への重合活性種の導入法

でなく in situ の重合も可能である。また ③〜⑤ のうち，特にグロー放電処理は表面層に局限した処理方法である。放電処理による親水性高分子の表面グラフト重合では，タンパク質の吸着が少なく，また脱着が容易な表面が得られる[34)~36)]。親水性マクロマーであるメトキシポリエチレングリコールを側鎖に有するメタクリレートマクロマーを光反応を用いてグラフト重合すると，グラフト率の増加およびポリエチレングリコールの重合度の増加とともに含水率は増加し，血小板および血漿タンパク質の吸着も大幅に抑制される[37),38)]。

**2） 多相系高分子の表面設計**　ホモポリマーからなる均一材料表面による抗血栓性獲得は，1970年代半ばまでに均一材料のみではなし得ないことが結論づけられ，2種類以上の異なるポリマー鎖を有する，いわゆる多相性高分子材料の研究が盛んになった。多相系材料として最初に見いだされ，かつ実際に血液接触面を有する人工臓器に使用されているポリマーは，セグメント化ポリウレタンである。この材料は，エラストマーとしての優れた弾性係数に加えて高い耐疲労性を示し，現在でも最も優れたバイオマテリアルの一つである[39)]。この特性は，分子中のハードセグメントが凝集してクラスターを作り，それがソフトセグメントの連続相に分散した構造をとるミクロ相分離構造によって発現されている[40)]。セグメントの成分として，比較的疎水性のポリテトラメチレングリコールがよく用いられるが，ほかに，わずかに親水性度の強いポリプロピレングリコール（PPG）[40)] や，きわめて親水性の高いポリエチレングリコールによって親水性表面が形成される[41),42)]。一方，両末端にアミノ基や水酸基を有する反応性ポリジメチルシロキサン（シリコーン：PDMS）をソフト成分として使用すると，より高い疎水性のセグメント化ポリウレタンが合成できる[43)]。

アルブミンの選択的吸着による passivation 機構によって，セグメント化ポリウレタンの抗血栓性が説明されているが，ポリウレタンの表面化学修飾によって長鎖アルキル基を導入し，アルブミンのもつ疎水ポケットと相互作用させてアルブミンの大量吸着を可能にする方法も開発されている[43)]。

セグメント化ポリウレタンのほかにも種々の多相系ポリマーが開発されている。HEMA-ST（スチレン）-HEMA や HEMA-PDMS-HEMA からなるブロック共重合体[44),45)] などである。これらは親水性-疎水性の2相構造を有し，ドメインの大きさは 20〜30 nm であると報告されている。

ポリアミドを一成分とする，ミクロ相分離構造を有する多相系高分子材料も合成されている。PPG を含むセグメント化ポリアミド，ポリスチレン-ポリアミドのブロック共重合体や，メタクリレート系ポリマーをグラフトしたポリアミドなどである[46)]。

〔2〕 **細胞接着性と軟組織接着性**　再生医療用のスキャホールドの開発において，細胞の接着性が必要とされる場合がある。一般的には，メッシュ，スポンジ状構造，不織布など比表面積を高くすることで，細胞と接触する面積を増加させて，接着性を確保する場合が多

い。フィブロネクチンやプロネクチン™などの接着性タンパク質のコーティングも行われている。

再生医療用スキャホールドの表面改質ではポリ乳酸の研究例が数多い。ポリ乳酸自体の表面特性は，物理化学的には細胞接着性は組織培養用シャーレの半分程度であり，また，表面に化学結合に用いることができる官能基がない。また，生分解性のため表面グラフトや表面反応のために水溶液に浸漬することも困難である。このため，ポリ乳酸の表面改質法としては，官能基を有するモノマーとの共重合，コーティング，ブレンド法などが用いられている[47)～56)]。

一方，再生医療に限らず臨床において，細胞接着性および軟組織接着性が必要とされているのは，人工心臓などの体内人工器官へのエネルギー供給，腹膜透析，外シャントなどのように，体内と体外を連絡するいわゆる経皮デバイスや，人工腱，人工靱帯，人工気管，人工角膜などである。軟組織接着性の研究は硬組織接着性に比べて数少なく，これからの研究の進展が期待されている。そのなかでも比較的研究が進んでいるのは，経皮デバイスである[57)]。現在研究されている経皮デバイスは，組織との接触面積を増やすという考えのもとに，カーボン多孔体[58)]，ダクロンベロア[59)]，テフロン多孔体[60)]，ポリウレタン多孔体[61)]などによる投錨効果をねらった表面が考案されている。一方，生体の組織を構築している線維芽細胞に親和性の高い表面が，軟組織接着性に必要であるといわれている。歴史的には，シリコーン表面上にコラーゲンをコーティングあるいは化学固定化した材料が端緒である[62)～65)]。また，セラミックスであるハイドロキシアパタイトと，線維芽細胞や生体組織との親和性が高いことに着目して開発されたハイドロキシアパタイト製の経皮デバイスが，良好な成績を収めていることが報告されている[66),67)]。さらにこれら両者を組み合わせ，化学結合によって表面にハイドロキシアパタイトのナノ粒子を固定化したモデルも提案されている[68),69)]。このように，軟組織接着性材料を作成するには，① 死腔を生ぜず上皮のダウングロウスを起こさないために，線維芽細胞が付着しやすい表面であること，② 十分な接着強度を得るために接触面積が大きいこと，の2点が重要である。

〔3〕 **硬組織接着性** 骨と結合する材料は，数多く報告されている[70)]が，それらの接着機構は，生体内でその材料表面に骨類似のアパタイト層を形成するためであることが小久保らにより報告されている[70)]。小久保らは，またこの機構に注目して，*in vitro* で材料と骨が結合するかどうかを調べる方法を提出している。また，歯質への接着については，中林らの研究がある[71)]。

〔4〕 **抗菌作用** 医用材料の分野だけでなく，人間や動物などに有害な細菌やカビなどの繁殖を防ぐためにさまざまな抗菌剤が研究開発されているが，これを材料表面に応用し，抗菌効果を付与する研究がされている[72)]。これはおもに材料表面に四級アンモニウム塩

化合物などのカチオン性化合物を固定化したもので[73]，水道水の殺菌や，肌着，靴下，シーツなどの防菌加工に用いられている。

### 14.3.3 ま　と　め

バイオマテリアルの表面改質については，このほかにも交互吸着法[74]，高密度ブラシ表面[75]など，つぎつぎと新しい技術が開発されつつある。実際の臨床に至るまでには，安全性の確認や規制の適合など解決しなければならない問題点も数多い。本章では，すでに臨床に応用されつつある技術を中心に解説したが，この分野は今後もますます進展していくと考えられる。

## 引用・参考文献

1) Ratner, B. D. and Bryant, S. J.：Biomaterials：where we have been and where we are going, Annu Rev Biomed Eng, **6**, pp.41-75（2004）
2) Poncin-Epaillard, F. F. and Legeay, G.：Surface engineering of biomaterials with plasma techniques, J Biomater Sci Polym Ed, **14**, pp.1005-1028（2004）
3) Andrade, J. D. ed.：Surface and Interfacial Aspects of Biomedical Polymers, Protein Adsorption. Plenum Press, **2**, p.1（1985）
4) Tamada, Y. and Ikada, Y.：In Polymers in Medicine II, Chiellini, E., Giusti, P., Migliaresi, C., Nicolais, L., Eds., p.101, Plenum Press（1986）
5) MacRitchie, F.：Proteins at Interface, Adv. Protein. Chem., **32**, p.283（1978）
6) 赤池敏宏，桜井靖久，宮田清蔵，片岡一則，鶴田禎二ほか：高分子論文集，**36**, p.217（1979）
7) Bernath, F. R., Vieth, W. R.：Biotechnol. Bioeng., **14**, p.737（1972）
8) Leonard, E. F., Vroman, L.：Biomater, J., Sci. Polym. Edn., **3**, p.95（1991）
9) Vroman, L., Leonard, E. F. eds：The behavior of blood and its component at interface, Ann. N. Y. Acad. Sci., p.283（1997）
10) McMillin, C. R., Walton, A. G., Colloid, J.：Interface Sci., **48**, p.345（1974）
11) Walton, A. G., Maenpa, F. C., Colloid, J.：Interface Sci., **72**, p.265（1979）
12) Sordequist, M. E., Walton, A. G., Colloid, J.：Interface Sci., **75**, p.386（1980）
13) Raw, S. K. A., Reid, K. B., 藤田禎三 訳：補体の分子生物学，南江堂（1990）
14) Craddock, P. R. et al.：Clin, J.：Invest., **59**, pp.879-888（1977）
15) Chenoweth, D. E.：Artificial Organs, **8**, pp.281-287（1984）
16) Falkenhagen, D. et al.：Kidney International, **28**, p.331（1985）
17) Matsuda, T.：Trans. ASAIO, **30**, p.354（1984）
18) Grinnell, F.：Biochem. Med., **7**, p.87（1987）
19) Maroudas, N. G.：Nature, **244**, p.353（1973）
20) Anselme, K. et al.：J. Biomed. Mater. Res., **49**, pp.155-166（2000）
21) con Recum, A. F., van Kooten, T. G.：J. Biomater. Sci. Polym. Ed., **7**, pp.181-198（1995）

22) Mrksich, M., Whitesides, G. M.：Annu. Rev. Biophys. Biomol. Struct., **25**, pp.55-78（1996）
23) Chen, C. S., Mrksich, M., Huang, S., Whitesides, G. M., Ingber, D. E.：Science, **276**, pp.1425-1428（1997）
24) Kobayashi, K., Tawada, E., Akaike, T., Usui, T.：Biochim. Biophys. Acta, **1336**, pp.117-122（1997）
25) Cho, C. S., Goto, M., Kobayashi, A., Kobayashi, K., Akaike, T.：J. Biomater. Sci. Polym. Ed., **7**, pp.1097-1104（1996）
26) Kirkpatrick, C. J. et al.：Peoc. Instn. Mech. Engrs., **212**, pp.75-84（1998）
27) Kishida, A., Kato, S., Ohmura, K., Sugimura, K. and Akashi, M.：Biomaterials, **17**, p.1301（1996）
28) Nagayama, K.：Adv. Biophys., **34**, pp.3-23（1997）
29) Hoffman, A. S.：J. Biomater. Sci. Polym. Ed., **10**, pp.1011-1014（1999）
30) Andrade, J. D.：Med Instrm, **7**, p.110（1970）
31) Ikada, Y.：Adv Polym Sci, **57**, p.103（1984）
32) Samal, R. K., Iwata, H. and Ikada, Y.：Physicochemical Aspects of Polymer surfaces, Mittal, K. L. ed, Plenum Press, **2**, p.801（1983）
33) Corretge, E. et al.：Polymers in Medicine Ⅲ, Migliaresi, C. et al eds., Elsevier, p.61072（1988）
34) Hoffman, A. S.：Polymers in Medicine, Advances in Polymer Science, Springer-Verlag, **57**, pp.142-157（1984）
35) Ikada, Y., Iwata, H., Horii, H., Matsunaga, T., Taniguchi, M., Suzuki, M., Taki, W., Yamagata, S., Yonekawa, H. and Handa, H.：J Biomed Mater Res, **15**, p.697（1981）
36) 岸田晶夫，筏 義人：日本化学繊維研究所講演集，**44**，p.15（1986）
37) 森 有一，長岡昭二ほか：人工臓器，**11**，p.971（1982）
38) 長岡昭二，森 有一ほか：人工臓器，**11**，p.201（1982）
39) Zdrahala, R. J., Zdrahala, I. J.：Biomedical applications of polyurethanes：a review of past promises, present realities, and a vibrant future, J Biomater Appl, **14**, pp.67-90（1999）
40) Lyman, D. J., Knuston, K. and McNeil, B.：Trans ASAIO, **21**, p.49（1975）
41) Sa da Costa, V., Brier-Pusell, D., Saltzman, E. W., Merrill, E. W.：J Colloid Interface Sci, **80**, p.445（1980）
42) Matsuda, T. and Akutsu, T.：ACS Preprints（Polymer Materials Science and Technology）, **48**, p.498（1983）
43) Munter, M. S., Everhart, R. C., Maki, N. J., Brink, B. E. and Fry, W. J.：ASAIO J, **6**, p.65（1983）
44) Okano, T., Shimada, M., Shinohara, I., Kataoka, K., Akaike, T. and Sakurai, Y.：Advances in Biomaterials（Winter, G. D. and Gibbons, D. F. eds）, **3**, p.445（1982）
45) 岡野光夫，片岡一則：バイオマテリアルサイエンス（鶴田禎二，櫻井靖久 編），第2集，p.57，南江堂（1982）
46) Yui, N., Sanui, K., Ogata, N., Kataoka, K., Okano, T. and Sakurai, Y.：J Biomed Mater Res, **17**, p.383（1983）
47) 山岡哲二，岩田博夫：Tissue Engieeringにおける生分解性スキャフォールド，細胞，**32**，

pp.343-346(2000)

48) Yoon, J. J., Nam, Y. S., Kim, J. H. and Park, T. G.：Surface immobilization of galactose onto aliphatic biodegradable polymers for hepatocyte culture, Biotec Bioeng, **78**, pp.1-10 (2002)

49) Hacker, M., Tessmar, J., Neubauer, M., Blaimer, A., Blunk, T., Gopferich, A. and Schulz, M. B.：Towards biomimetic scaffolds：anhydrous scaffold fabrication from biodegradable amine-reactive diblock copolymers, Biomaterials, **24**, pp.4459-4473 (2003)

50) Cui, Y. L., Hou, X., Qi, A. D., Wang, X. H., Wang, H., Cai, K. Y., Yin, Y. J. and Yao, K. D.：Biomimetic surface modification of poly (l-lactic acid) with gelatin and its effects on articular chondrocytes in vitro, J Biomed Mater Res, **66A**, pp.770-778 (2003)

51) Muller, M., Voeroes, J., Csucs, G., Walter, E., Danuser, G., Merkle, H. P., Spencer, N. D. and Texter, M.：Surface modification of PLGA microspheres, J Biomed Mater Res, **66A**, pp.55-61 (2003)

52) Hu, Y., Winn, S. R., Krajbich, K. and Hollinger, J. O.：Porous polymer scaffolds surface-modified with arginine-glycine-aspartic acid enhance bone cell attachment and differentiation in vitro, J Biomed Mater Res, **64A**, pp.583-590 (2003)

53) Nobs, L., Buchegger, F., Gurny, R. and Allemann, E.：Surface modification of poly (lactic acid) nanoparticle by covalent attachment of thiol groups by means of three methods, Intern J Pharm, **250**, pp.327-337 (2003)

54) Croll, T. I., Connor, A. J. O., Stevens, G. W. and Cooper-White, J. J.：Controllable surface modification of poly (lactic-co-glycolic acid) (PLGA) by hydrolysis or aminolysis Ⅰ：physical, chemical, and theoretical aspects, Biomacromolecules, **5**, pp.463-473 (2004)

55) Saulnier, B., Ponsart, S., Coudane, J., Garreau, H. and Vert, M.：Lactic acid-based functionalized polymers via copolymerization and chemical modification.

56) Lieb, E., Hacker, M., Tessmar, J., Kunz-Schughart, L. A., Fiedler, j., Dahmen, C., Hersel, U., Kessler, H., Schulz, M. B. and Gopferich, A.：Mediating specific cell adhesion to low-adhesive diblock copolymers by instant modification with cyclic RGD peptides, Biomaterils, **26**, pp.2333-2341 (2005)

57) Gross-Siestrup, C. et al.：J Biomed Mater Res, **18**, p.357 (1984)

58) Krouskop, T. A. et al.：Biomaterials, **9**, p.398 (1988)

59) Feldmann, S. D. et al.：Biomaterials, **6**, p.352 (1985)

60) Dasse, K. A. et al.：J Biomed Mater Res, **18**, p.403 (1984)

61) Daly, B. D. T. et al.：Trans ASAIO, **33**, p.664 (1987)

62) Hino, T. et al.：Biocompativbility of Tissue Analogs, Williams, D. F. ed, CRC Press, Inc. p.71 (1985)

63) Shimizu, Y. et al.：Biomed Med Dev Art Org, **5**, p.49 (1977)

64) Okada, T. et al.：Biomaterials and clinical applications, Elsevier, p.465 (1987)

65) Okada, T. et al.・Polym Mater Sci Eng, **59**, p.548 (1988)

66) 吉山直樹，千田佳子，秋葉　隆，飯野晴彦，丸重文昭，青木秀希，秦　美治：ハイドロキシアパタイト（HAp）経皮端子の臨床応用について，人工臓器，**18**, pp.1097-1100 (1989)

67) 谷口正哲，竹山廣光，水野　勇，品川長夫，吉山直樹，青木秀希，由良二郎：ハイドロキシ

アパタイト製皮膚端子付き静脈内留置カテーテルの開発，人工臓器，**19**，pp.1202-1205 (1990)

68) 古薗 勉，岸田晶夫，田中順三：シリコーン樹脂とアパタイト複合の経皮デバイス材料，工業材料，**50**，pp.76-80（2002）

69) Furuzono, T., Yasuda, S., Kimura, T., Tanaka, J., Kishida, A.：Nano-scaled hydroxyapatite/polymer composite Ⅳ：Fabrication and cell adhesion of a 3D scaffold made of composite material with a silk fibroin substrate to develop a percuataneous device, J Artif Org, **7**, pp.137-144（2004）

70) 小久保正ほか：バイオマテリアルの最先端，pp.189-202，シーエムシー（1989）

71) 中林宣男：高分子と医療，pp.362-391，三田出版会（1989）

72) Watanabe, S. et al.：Implant Materials in biofunction, Advances in Biomaterials, Elsevier, **8**, pp.31-36（1988）

73) Nakagawa, Y. et al.：Appl Environ Microbiol, **47**, pp.513（1984）

74) Serizawa, T., Yamaguchi, M., Kishida, A. and Akashi, M.：Alternating gene expression in fibroblasts adhering to multilayers of chitosan and dextran sulfate, J Biomed Mater Res, **67A**, pp.1060-1063（2003）

75) Iwata, R., Suk-In, P., Hoven, P., Takahara, A., Akiyoshi, K. and Iwasaki, Y.：Control of nanobiointerfaces generated from well-defined biomimetic polymer brushes for protein and cell manipulations, biomacromolecules, **5**, pp.2308-2314（2004）

# 索　　　引

## 【あ】

アクティブターゲティング　181
足　場　　　　　　　　　86, 122
足場材料　　　　　4, 57, 96, 174
アドリアマイシン
　　　　　　　　194, 195, 198
アドレノメジュリン　　　　175
アパタイト　　　　　　　　75
アフィニティビーズ　　　　211
編　物　　　　　　　　　　111
アルカリフォスファターゼ　98
アルギン酸　　　　　　44, 139
安全性試験　　　　　　　　154
安定化　　　　　　　179, 196
アンホテリシンB　　　　　199

## 【い】

イオントフォレシス　　　　166
移植医療　　　　　　　　　2
Ⅰ型糖尿病　　　　　　　　153
1次放出　　　　　　　　　161
遺伝子-細胞ハイブリッド治療
　　　　　　　　　　　　　16
遺伝子の徐放化　　　　　　16
イムノアッセイ　　　　　　210
インクジェットプリンティング
　　　　　　　　　　　　　233
インターフェロン　　196, 198
インテグリン $\alpha_5\beta_1$　　137

## 【う】

ウォラストナイト　　　　　78
埋込み型バイオ人工膵臓　　153

## 【え】

液-液相分離　　　　　　　109
液性免疫　　　　　　　　　153
液相法　　　　　　　　　　129
液中乾燥法　　　　　　　　207
エマルション　　　　　　　189
エマルション法　　　　　　133
エレクトロスピニング　　　112
エレクトロスピニング法　　134
塩基性線維芽細胞増殖因子
　　　　　　　　　　　12, 172

## 【お】

織　物　　　　　　　　　　111

## 【か】

界面自由エネルギー　　　　238
界面的適合性　　　　　　　236
化学塞栓療法　　　　　　　211
化学的耐久性　　　　　　　64
核　酸　　　　　　　　21, 44
核酸アプタマー　　　　　　228
下限臨界溶解温度　　　　　165
化合物寿命　　　　　　　　40
カードラン　　　　　　　　44
カリックスアーレン　　　　206
カルボニル基　　　　　　　93
幹細胞　　　　　　　　　　87
肝細胞増殖因子　　　　　　175
間葉系幹細胞　　　　　　　14

## 【き】

機能性高分子固定化　　　　72
吸収速度　　　　　　　　　40
吸収性縫合糸　　　　　　　51
吸着法　　　　　　　　　　131
共重合体　　　　　　　　　23
共有結合法　　　　　　　　132
局所投与　　　　　　　　　180
巨細胞　　　　　　　　　　36
金属アレルギー　　　　　　69
金属材料　　　　　　　　　57

## 【く】

空隙率　　　　　　　　　　108
グラフト重合　　　　　　　244
グリコサミノグリカン　　　122
グリコリド　　　　　　　　46

## 【け】

傾斜パターン化　　　　　　224
経皮デバイス　　　　　　　246
血液循環性　　　　　　　　196
血液適合性　　　　　　　　243
血管新生治療　　　　　　　12

血管内皮前駆細胞　　　　　175
血管内皮増殖因子　　　　　174
血小板由来増殖因子　　　　174
血中半減期　　　　　196, 197

## 【こ】

高圧ガスフォーミング法　　134
合　金　　　　　　　　　　58
抗菌作用　　　　　　　　　246
抗原性　　　　　　　　　　197
合成高分子　　　　　　　　167
構造タンパク質　　　　　　122
硬組織接着性　　　　　　　246
酵素分解型　　　　　　　　39
酵素分解型生体吸収性高分子　41
抗　体　　　　　　　181, 182
抗体マイクロアレイ　　　　228
高分子医薬モデル　　　　　184
高分子ミセル　　　　189, 194
固-液相分離　　　　　　　109
固相合成　　　　　　　　　212
固相法　　　　　　　　　　129
固体自由形成法　　　　　　114
骨芽細胞　　　　　　　　　81
骨形成因子　　　　　　　　172
骨　髄　　　　　　　　　　86
骨折固定材　　　　　　　　52
骨組織の再生誘導　　　　　12
骨補てん材料　　　　　　　100
骨誘導再生法　　　　　　　91
骨リモデリング代謝　　　　100
コポリマー　　　　　　　　22
コラーゲン　　　　　　42, 90

## 【さ】

再建外科医療　　　　　　　2
再　生　　　　　　　　　　87
再生医学　　　　　　　　　1
再生医工学　　　　　　　　123
再生医療　　　　　　　1, 147
再生誘導の場　　　　　　　3
再生誘導療法　　　　　　　148
サイトカイン　　　　　　　86
細胞-遺伝子ハイブリッド治療
　　　　　　　　　　　　　175

| 細胞医療 | 148 |
| --- | --- |
| 細胞外マトリックス | 4, 122 |
| 細胞性免疫 | 153 |
| 細胞接着 | 64, 231 |
| 細胞接着性 | 97 |
| 細胞接着性タンパク質 | 122, 125 |
| 細胞接着性ペプチド | 127 |
| 細胞選択能 | 151 |
| 細胞増殖因子 | 170 |
| 細胞培養技術 | 7 |
| 細胞分離フィルター | 151 |
| 細胞膜類似表面 | 28 |
| 材料寿命 | 40 |
| 殺菌 | 150 |
| 3次元加工技術 | 6 |
| 3次元多孔質材料 | 105 |
| 3次元プリント法 | 115 |
| 酸素・栄養の供給 | 13 |

【し】

| 刺激応答 | 163 |
| --- | --- |
| 刺激応答性表面 | 232 |
| 自己組織化 | 136 |
| 歯周組織 | 156 |
| 歯周病 | 156 |
| 磁性粒子 | 212 |
| 自然分解型 | 39 |
| シード重合 | 207 |
| 脂肪前駆細胞 | 14 |
| シャペロン | 213 |
| 獣医学領域 | 17 |
| 重縮合 | 33 |
| 重量平均分子量 | 32 |
| 酒石酸耐性酸性フォスファターゼ | 98 |
| 消毒 | 150 |
| 上皮成長因子 | 231 |
| 上皮性付着 | 156 |
| 徐放 | 8 |
| 徐放化 | 160 |
| 神経再生材料 | 95 |
| 人工硬膜 | 53 |
| 人工骨 | 149 |
| 人工細胞外マトリックス | 135 |
| 人工靱帯 | 52 |
| 靱性 | 66 |
| 新生血管 | 13 |
| 浸透圧ポンプ | 162 |

【す】

| 水酸アパタイト | 90 |
| --- | --- |
| 水溶性高分子 | 188 |
| 水和溶解鎖表面 | 243 |
| 数平均分子量 | 32 |
| スキャホールド | 86, 122 |
| ステルスリポソーム | 193 |
| ステント | 52 |
| ステンレス鋼 | 58 |
| スペース確保 | 8 |
| スペース確保膜 | 14 |
| スポンジ | 100, 109 |
| スマンクス | 190, 198 |

【せ】

| 生体安全性 | 64, 149 |
| --- | --- |
| 生体外アプローチ | 3 |
| 生体活性 | 90 |
| 生体吸収性 | 105 |
| 生体吸収性合成高分子 | 105 |
| 生体吸収性高分子 | 105 |
| 生体吸収性高分子材料 | 167 |
| 生体吸収性材料 | 38 |
| 生体吸収性天然高分子 | 105 |
| 生体材料 | 158 |
| 生体親和性 | 79 |
| 生体組織工学 | 1 |
| 生体組織の再生誘導 | 3 |
| 生体適合性 | 24, 147, 149, 236 |
| 生体内アプローチ | 3 |
| 生体内分解吸収性材料 | 38 |
| 赤方偏移 | 93 |
| セグメント化ポリウレタン | 245 |
| 石灰化 | 150 |
| 接着・接合用材料 | 53 |
| 接着タンパク質 | 239 |
| ゼラチン | 10, 138 |
| 0次放出 | 161 |
| 零電荷点 | 62 |
| 繊維質膜 | 145 |
| 全身投与 | 180 |
| 選択的吸着 | 245 |

【そ】

| 臓器機能の代替 | 3 |
| --- | --- |
| 造血幹細胞 | 151 |
| 相乗効果 | 13 |
| 創傷被覆材 | 52 |
| 相分離法 | 108 |
| 相変化ジェットプリンティング | 115, 117 |
| 相変態 | 57 |
| 組織工学 | 85, 91 |
| 組織再生 | 215 |
| 組織再生用スキャホールド | 53 |
| 組織プリンティング | 118 |
| 組織誘導再生法 | 91 |
| ソフトリソグラフィ法 | 223 |

【た】

| 体外循環型バイオ人工臓器 | 148 |
| --- | --- |
| 体外循環治療器 | 152 |
| 第3の治療法 | 2 |
| 耐食性 | 60, 64 |
| 多核白血球 | 36 |
| ターゲティング | 179 |
| 多孔性膜 | 145 |
| 多相系高分子 | 245 |
| 多糖類 | 43 |
| 炭酸アパタイト | 83 |
| タンパク質 | 21 |
| タンパク質吸着 | 25, 238 |

【ち】

| 逐次重合反応 | 33 |
| --- | --- |
| チタン合金 | 68 |
| 緻密膜 | 145 |
| 超微粒子 | 204 |

【て】

| デキストラン | 44 |
| --- | --- |
| テンセグリティ | 215 |
| デンドリマー | 206 |
| 天然高分子 | 167 |
| 天然の足場 | 4 |

【と】

| 凍結乾燥法 | 107 |
| --- | --- |
| 毒性 | 64 |
| ドライプロセス | 70, 71 |
| ドラッグデリバリーシステム | 7, 160, 214 |
| トランスフォーミング増殖因子-$\beta$ | 172 |
| トリメチレンカーボネート | 47 |

【な】

| 内科的再生医療 | 16 |
| --- | --- |
| ナノインプリント法 | 225 |
| ナノ構造 | 97 |
| ナノスフィア | 189 |
| ナノリソグラフィ | 227 |
| ナノ粒子 | 207 |
| 軟組織接着性 | 245 |

| | | |
|---|---|---|
| 難治性慢性疾患の治療 16 | 表面形態 71 | ポリグリコール酸 34,45 |
| **【に】** | 表面構造 60 | ポリジオキサノン 48 |
| 2次元微細加工技術 241 | 表面処理 70 | ポリジオキセパノン 48 |
| ニットメッシュ 111 | 表面積 108 | ポリジメチルシロキサン 34 |
| ニードルパンチング 112 | 微粒子 204 | ポリデプシペプチド 49 |
| 2-メタクリロイルオキシエチル | 微粒子単層膜 216 | ポリ(2-ヒドロキシプロピル) |
| ホスホリルコリン 28 | 疲 労 65,67 | メタクリルアミド 192 |
| 乳化重合 207 | **【ふ】** | ポリ乳酸 34,45 |
| 乳濁液 110 | ファイバー融着法 111 | ポリ乳酸系共重合 92 |
| 乳濁液凍結乾燥法 110 | フィブロネクチン 125 | ポリホスファゼン 49 |
| **【ぬ】** | フォトレジスト 224 | ポリラクチド 46 |
| ヌクレオチド 22 | 不活性化の抑制 198 | ボールアンドソケット 79 |
| **【ね】** | 複合化技術 118 | ポローゲン 106 |
| ねじり強さ 66 | 複合材料 90 | ポローゲンリーチング法 106 |
| **【は】** | 複合紐 119 | **【ま】** |
| バイオ人工肝臓 152 | 複合メッシュ 119 | マイクロアレイ 226 |
| バイオ人工膵 153 | 腐 食 65 | マイクロアレイチップ 230 |
| バイオ人工臓器移植治療 148 | 不織布 111,112 | マイクロカプセル 155 |
| バイオセラミックス 75 | 不動態 61 | マイクロ総合分析システム 234 |
| バイオセンサー 233 | 不動態皮膜 61 | マイクロリアクター 234 |
| バイオマテリアル 158 | プラズマ溶射 71 | 膜 145 |
| バイオリアクタ 7 | プラスミドDNAと | 魔法の弾丸 183 |
| 配向性キトサン 95 | ポリエチレンイミン 175 | 摩 耗 67 |
| ハイスループットスクリーニング | プラズモン吸収 210 | 摩耗粉 67 |
| 233 | フラーレン 206 | **【み】** |
| ハイドロキシアパタイト | プルラン 44 | ミクロ相分離構造 245 |
| 49,76,150 | フレッティング疲労 65,67 | ミクロドメイン構造 27 |
| ハイドロゲル 9,164 | プログラム放出 161 | **【む】** |
| ハイドロプロセス 71 | プロテインチップ 230 | 無機材料 169 |
| 破骨細胞 81 | プロテオーム解析 230 | 無機微粒子 204 |
| パッシブターゲティング 181 | ブローマン効果 26 | **【め】** |
| 発泡法 113 | **【へ】** | 滅 菌 150 |
| パルス放出 161 | 平衡状態図 58 | **【も】** |
| 半球状 169 | **【ほ】** | モノマ 21 |
| 半減期 51 | 縫合補強材 52 | **【や】** |
| **【ひ】** | 補 体 239 | 薬 物 8 |
| ヒアルロン酸 44 | ポリ($\alpha$-オキシ酸) 45 | ――の吸収促進 8 |
| 光造形法 115,116 | ポリ(エステル-エーテル) 48 | ――のターゲティング 8 |
| 光リソグラフィ法 222 | ポリ(エステル-カーボネート) | ――の長寿命化 8 |
| 非吸収性高分子材料 163 | 47 | 薬物送達システム 8 |
| 微細加工 221 | ポリエチレン 22 | **【ゆ】** |
| 非自己 153 | ポリエチレングリコール | 有機微粒子 206 |
| 非晶質アパタイト 76 | 72,193 | 癒着防止材 52 |
| 氷微粒子 108 | ポリ-$\omega$-ヒドロキシカルボン酸 | |
| 表面改質 242 | 49 | |
| 表面グラフト重合 245 | ポリグラクチン 47 | |
| | ポリグリカプロン 48 | |
| | ポリグリコリド 46 | |

## 【よ】

| | |
|---|---|
| 溶媒蒸発法 | 170, 214 |
| 溶媒除去法 | 207 |
| 熔融沈着法 | 115, 117 |

## 【ら】

| | |
|---|---|
| ラクチド | 46 |
| ラジカル付加重合 | 31 |
| ラミニン | 125 |

## 【り】

| | |
|---|---|
| リピッドマイクロスフィア | 189 |
| リビングラジカル重合法 | 32 |
| リポソーム | 189, 193 |
| 量子ドット | 204 |

## 【れ】

| | |
|---|---|
| 菱面体格子 | 77 |
| リン酸カルシウム | 61 |
| 臨床研究 | 17 |
| レーザー焼結法 | 115, 117 |

## 【A】

| | |
|---|---|
| Arg-Gly-Asp-Ser | 127 |

## 【B】

| | |
|---|---|
| bFGF | 12, 172 |
| BMP | 86, 172 |

## 【C】

| | |
|---|---|
| CAD | 114 |
| Co-Cr-Mo 合金 | 69 |
| cpTi | 58 |

## 【D】

| | |
|---|---|
| DDS | 8, 160 |
| DDS 用材料 | 53 |
| Doxil | 193 |

## 【E】

| | |
|---|---|
| ECM | 122 |
| EGF | 231 |
| EPC | 175 |
| EPR 効果 | 165, 185 |
| *ex vivo* | 24 |

## 【F】

| | |
|---|---|
| FBGC | 36 |

## 【G】

| | |
|---|---|
| GBR | 91 |
| GTR | 53, 156 |

## 【H】

| | |
|---|---|
| HAp | 90 |
| HAp/Col 自己組織化ナノ複合体 | 98 |
| HAp/Col/多糖類自己組織化ナノ複合体 | 101 |
| HGF | 175 |

## 【I】

| | |
|---|---|
| *in vitro* | 24 |
| *in vivo* | 24 |

## 【L】

| | |
|---|---|
| Lab-on-a-chip | 234 |
| LCST | 165 |
| lysosomotropic agent | 184 |

## 【M】

| | |
|---|---|
| MPC | 28 |
| mRNA | 241 |

## 【N】

| | |
|---|---|
| Ni-Ti 合金 | 69 |
| Ni フリー Co-Cr-Mo 合金 | 69 |
| Ni フリー形状記憶・超弾性合金 | 69 |
| Ni フリーステンレス鋼 | 69 |

## 【P】

| | |
|---|---|
| PDGF | 174 |
| PDMS | 34 |
| PEG | 72 |
| PEG 修飾 | 196 |
| PEI | 175 |
| PLGA コラーゲン複合スポンジ | 119 |
| PMN | 36 |
| p.z.c. | 62 |

## 【R】

| | |
|---|---|
| RGDS | 127, 128, 135, 139 |

## 【S】

| | |
|---|---|
| scaffold | 86, 96, 122 |

## 【T】

| | |
|---|---|
| TGF-$\beta$ | 172 |
| tissue engineering | 1, 85, 123 |
| Ti 合金 | 59 |
| TTS | 165 |
| Tyr-Ile-Gly-Ser-Arg | 128 |

## 【V】

| | |
|---|---|
| VEGF | 174 |
| Vroman 効果 | 26, 239 |

## 【Y】

| | |
|---|---|
| YIGSR | 128, 135 |

| | |
|---|---|
| $\alpha$-TCP | 92 |
| $\alpha$-シアノアクリル酸エステル | 49 |
| $\alpha$-リン酸三カルシウム | 92 |
| $\beta$-TCP | 92 |
| $\beta$ 型合金 | 69 |
| $\beta$-シート | 129, 137 |
| $\beta$-リン酸三カルシウム | 92 |
| $\mu$TAS | 234 |

―― 編著者略歴 ――

1981年　京都大学工学部高分子化学科卒業
1983年　京都大学大学院工学研究科博士前期課程修了
　　　　（高分子化学専攻）
1986年　京都大学大学院工学研究科博士後期課程単位取得認定退学
　　　　（高分子化学専攻）
1988年　工学博士（京都大学）
1988年　京都大学医用高分子研究センター助手
1990〜　米国マサチューセッツ工科大学，米国ハーバード大学医学部
1991年　客員研究員
1996年　京都大学再生医科学研究所助教授
2000年　京都大学再生医科学研究所教授
　　　　現在に至る
2001年　大阪大学大学院教授（併任）
2002年　医学博士（京都大学）
2003年　薬学博士（京都大学）

### 再生医療のためのバイオマテリアル
Biomaterials Science for Regenerative Medicine

© Yasuhiko Tabata　2006

2006年8月25日　初版第1刷発行
2009年7月25日　初版第2刷発行

| | | |
|---|---|---|
| 検印省略 | 編著者 | 田　畑　泰　彦 |
| | 発行者 | 株式会社　コロナ社 |
| | 代表者 | 牛来真也 |
| | 印刷所 | 萩原印刷株式会社 |

112-0011　東京都文京区千石4-46-10
発行所　株式会社　コロナ社
CORONA PUBLISHING CO., LTD.
Tokyo Japan
振替 00140-8-14844・電話(03)3941-3131(代)

ホームページ http://www.coronasha.co.jp

ISBN 978-4-339-07255-6　（大井）　（製本：愛千製本所）
Printed in Japan

無断複写・転載を禁ずる
落丁・乱丁本はお取替えいたします

# バイオテクノロジー教科書シリーズ

(各巻A5判)

■編集委員長　太田隆久
■編集委員　相澤益男・田中渥夫・別府輝彦

| 配本順 | | | 頁 | 定価 |
|---|---|---|---|---|
| 1. | 生命工学概論 | 太田隆久著 | | |
| 2.（12回） | 遺伝子工学概論 | 魚住武司著 | 206 | 2940円 |
| 3.（5回） | 細胞工学概論 | 村上浩紀／菅原卓也共著 | 228 | 3045円 |
| 4.（9回） | 植物工学概論 | 森川弘道／入船浩平共著 | 176 | 2520円 |
| 5.（10回） | 分子遺伝学概論 | 高橋秀夫著 | 250 | 3360円 |
| 6.（2回） | 免疫学概論 | 野本亀久雄著 | 284 | 3675円 |
| 7.（1回） | 応用微生物学 | 谷吉樹著 | 216 | 2835円 |
| 8.（8回） | 酵素工学概論 | 田中渥夫／松野隆一共著 | 222 | 3150円 |
| 9.（7回） | 蛋白質工学概論 | 渡辺公綱／小島修共著 | 228 | 3360円 |
| 10. | 生命情報工学概論 | 相澤益男他著 | | |
| 11.（6回） | バイオテクノロジーのためのコンピュータ入門 | 中村春木／中井謙太共著 | 302 | 3990円 |
| 12.（13回） | 生体機能材料学 —人工臓器・組織工学・再生医療の基礎— | 赤池敏宏著 | 186 | 2730円 |
| 13.（11回） | 培養工学 | 吉田敏臣著 | 224 | 3150円 |
| 14.（3回） | バイオセパレーション | 古崎新太郎著 | 184 | 2415円 |
| 15.（4回） | バイオミメティクス概論 | 黒田裕久／西谷孝子共著 | 220 | 3150円 |
| 16.（15回） | 応用酵素学概論 | 喜多恵子著 | 192 | 3150円 |
| 17.（14回） | 天然物化学 | 瀬戸治男著 | 188 | 2940円 |

定価は本体価格＋税5％です。
定価は変更されることがありますのでご了承下さい。

図書目録進呈◆

# 臨床工学シリーズ

(各巻A5判,欠番は品切です)

- ■監　　　修　(社)日本生体医工学会
- ■編集委員代表　金井　寛
- ■編集委員　伊藤寛志・太田和夫・小野哲章・斎藤正男・都築正和

配本順　　　　　　　　　　　　　　　　　　　頁　定価

| 配本順 | 書名 | 著者 | 頁 | 定価 |
|---|---|---|---|---|
| 1.(10回) | 医学概論(改訂版) | 江部　充他著 | 220 | 2940円 |
| 5.( 1回) | 応用数学 | 西村千秋著 | 238 | 2835円 |
| 6.(14回) | 医用工学概論 | 嶋津秀昭他著 | 240 | 3150円 |
| 7.( 6回) | 情報工学 | 鈴木良次他著 | 268 | 3360円 |
| 8.( 2回) | 医用電気工学 | 金井　寛他著 | 254 | 2940円 |
| 9.(11回) | 改訂 医用電子工学 | 松尾正之他著 | 288 | 3465円 |
| 11.(13回) | 医用機械工学 | 馬渕清資著 | 152 | 2310円 |
| 12.(12回) | 医用材料工学 | 堀内孝・村林俊共著 | 192 | 2625円 |
| 13.(15回) | 生体計測学 | 金井　寛他著 | 268 | 3675円 |
| 19.( 8回) | 臨床医学総論Ⅱ | 鎌田武信他著 | 200 | 2520円 |
| 20.( 9回) | 電気・電子工学実習 | 南谷晴之著 | 180 | 2520円 |

## 以下続刊

- 4. 基礎医学Ⅲ　玉置憲一他著
- 10. 生体物性　多氣昌生他著
- 14. 医用機器学概論　小野哲章他著
- 15. 生体機能代行装置学Ⅰ　都築正和他著
- 16. 生体機能代行装置学Ⅱ　太田和夫他著
- 17. 医用治療機器学　斎藤正男他著
- 18. 臨床医学総論Ⅰ　岡島光治他著
- 21. システム・情報処理実習　佐藤俊輔他著
- 22. 医用機器安全管理学　小野哲章他著

定価は本体価格+税5%です。
定価は変更されることがありますのでご了承下さい。

図書目録進呈◆

# ME教科書シリーズ

(各巻B5判)

- ■(社)日本生体医工学会編
- ■編纂委員長　佐藤俊輔
- ■編纂委員　稲田 紘・金井 寛・神谷 瞭・北畠 顕・楠岡英雄
  戸川達男・鳥脇純一郎・野瀬善明・半田康延

| | 配本順 | | | 頁 | 定価 |
|---|---|---|---|---|---|
| A-1 | (2回) | 生体用センサと計測装置 | 山越・戸川共著 | 256 | 4200円 |
| A-2 | (16回) | 生体信号処理の基礎 | 佐藤・吉川・木竜共著 | 216 | 3570円 |
| B-1 | (3回) | 心臓力学とエナジェティクス | 菅・高木・後藤・砂川編著 | 216 | 3675円 |
| B-2 | (4回) | 呼吸と代謝 | 小野功一著 | 134 | 2415円 |
| B-3 | (10回) | 冠循環のバイオメカニクス | 梶谷文彦編著 | 222 | 3780円 |
| B-4 | (11回) | 身体運動のバイオメカニクス | 石田・廣川・宮崎・阿江・林 共著 | 218 | 3570円 |
| B-5 | (12回) | 心不全のバイオメカニクス | 北畠・堀編著 | 184 | 3045円 |
| B-6 | (13回) | 生体細胞・組織のリモデリングのバイオメカニクス | 林・安達・宮崎共著 | 210 | 3675円 |
| B-7 | (14回) | 血液のレオロジーと血流 | 菅原・前田共著 | 150 | 2625円 |
| B-8 | (20回) | 循環系のバイオメカニクス | 神谷 瞭編著 | 204 | 3675円 |
| C-1 | (7回) | 生体リズムの動的モデルとその解析 ―MEと非線形力学系― | 川上 博編著 | 170 | 2835円 |
| C-2 | (17回) | 感覚情報処理 | 安井湘三編著 | 144 | 2520円 |
| C-3 | (18回) | 生体リズムとゆらぎ ―モデルが明らかにするもの― | 中尾・山本共著 | 180 | 3150円 |
| D-1 | (6回) | 核医学イメージング | 楠岡・西村監修 藤林・田口・天野共著 | 182 | 2940円 |
| D-2 | (8回) | X線イメージング | 飯沼・舘野編著 | 244 | 3990円 |
| D-3 | (9回) | 超音波 | 千原國宏著 | 174 | 2835円 |
| D-4 | (19回) | 画像情報処理（Ⅰ） ―解析・認識編― | 鳥脇純一郎編著 長谷川・清水・平野共著 | 150 | 2730円 |
| D-5 | (22回) | 画像情報処理（Ⅱ） ―表示・グラフィックス編― | 鳥脇純一郎編著 平野・森共著 | 160 | 3150円 |
| E-1 | (1回) | バイオマテリアル | 中林・石原・岩崎共著 | 192 | 3045円 |

| | | | | | |
|---|---|---|---|---|---|
| E-3 | (15回) | 人工臓器（Ⅱ）<br>―代謝系人工臓器― | 酒井清孝編著 | 200 | 3360円 |
| F-1 | (5回) | 生体計測の機器とシステム | 岡田正彦編著 | 238 | 3990円 |
| F-2 | (21回) | 臨床工学(CE)と<br>ME機器・システムの安全 | 渡辺　敏編著 | 240 | 4095円 |

**以下続刊**

| | | | | | | |
|---|---|---|---|---|---|---|
| A | 生体電気計測 | 山本尚武編著 | | A | 生体用マイクロセンサ | 江刺正喜編著 |
| A | 生体光計測 | 清水孝一著 | | B-9 | 肺のバイオメカニクス<br>―特に呼吸調節の視点から― | 川上・西村編著 |
| C-4 | 脳磁気とME | 上野照剛編著 | | D-6 | MRI・MRS | 松田・楠岡編著 |
| E | 電子的神経・筋制御と治療 | 半田康延編著 | | E | 治療工学（Ⅰ） | 橋本・篠原編著 |
| E | 治療工学（Ⅱ） | 菊地眞編著 | | E-2 | 人工臓器（Ⅰ）<br>―呼吸・循環系の人工臓器― | 井街・仁田編著 |
| E | 生体物性 | 金井寛著 | | E | 細胞・組織工学と遺伝子 | 松田武久著 |
| F | 地域保険・医療・福祉情報システム | 稲田紘編著 | | F | 医学・医療における情報処理とその技術 | 田中博著 |
| F | 福祉工学 | 土肥健純編著 | | F | 病院情報システム | 石原謙著 |

# ヘルスプロフェッショナルのための
## テクニカルサポートシリーズ

(各巻B5判)

■編集委員長　星宮　望
■編集委員　髙橋　誠・徳永恵子

| 配本順 | | | | 頁 | 定価 |
|---|---|---|---|---|---|
| 1. | | ナチュラルサイエンス<br>（CD-ROM付） | 髙橋　誠<br>但野　茂<br>和田龍彦 共著<br>有田清三郎 | | |
| 2. | | 情報機器学 | 髙橋　誠<br>永田　啓 共著 | | |
| 3. | (3回) | 在宅療養のQOLとサポートシステム | 徳永恵子編著 | 164 | 2730円 |
| 4. | (1回) | 医用機器Ⅰ | 田村俊世<br>山越憲一 共著<br>村上肇 | 176 | 2835円 |
| 5. | (2回) | 医用機器Ⅱ | 山形　仁編著 | 176 | 2835円 |

定価は本体価格＋税5％です。
定価は変更されることがありますのでご了承下さい。

図書目録進呈◆

## 再生医療の基礎シリーズ
―生医学と工学の接点―

(各巻B5判)

コロナ社創立80周年記念出版
〔創立1927年〕

■編集幹事　赤池敏宏・浅島　誠
■編集委員　関口清俊・田畑泰彦・仲野　徹

| 配本順 | | | 頁 | 定価 |
|---|---|---|---|---|
| 1.（2回） | 再生医療のための**発生生物学** | 浅島　誠編著 | 280 | 4515円 |
| 2.（4回） | 再生医療のための**細胞生物学** | 関口清俊編著 | 228 | 3780円 |
| 3.（1回） | 再生医療のための**分子生物学** | 仲野　徹編 | 270 | 4200円 |
| 4.（5回） | 再生医療のためのバイオエンジニアリング | 赤池敏宏編著 | 244 | 4095円 |
| 5.（3回） | 再生医療のためのバイオマテリアル | 田畑泰彦編著 | 272 | 4410円 |

## バイオマテリアルシリーズ

(各巻A5判)

| | | | 頁 | 定価 |
|---|---|---|---|---|
| 1. | **金属バイオマテリアル** | 塙　隆夫／米山隆之　共著 | 168 | 2520円 |
| 2. | **ポリマーバイオマテリアル**<br>―先端医療のための分子設計― | 石原一彦著 | 154 | 2520円 |
| 3. | **セラミックバイオマテリアル**<br>尾坂明義・石川邦夫・大槻主税<br>井奥洪二・中村美穂・上高原理暢　共著 | 岡崎正之／山下仁大　編著 | 210 | 3360円 |

定価は本体価格+税5％です。
定価は変更されることがありますのでご了承下さい。

図書目録進呈◆